临床超声诊断入门丛书

头颈部疾病超声诊断

TOUJINGBU JIBING CHAOSHENG ZHENDUAN

主　编　富京山　富　玮

副主编　左文莉　张　丽　刘　洁

编　务　张　彬　王亚宁

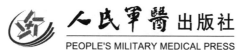

人民军醫出版社

PEOPLE'S MILITARY MEDICAL PRESS

北　京

图书在版编目(CIP)数据

头颈部疾病超声诊断/富京山,富　玮主编．—北京:人民军医出版社,2011.1
（临床超声诊断入门丛书）
ISBN 978-7-5091-4520-3

Ⅰ.①头…　Ⅱ.①富…②富…　Ⅲ.①头部-疾病-超声波诊断②颈-疾病-超声波诊断
Ⅳ.①R651.04②R653.04

中国版本图书馆 CIP 数据核字(2010)第 251983 号

策划编辑:郭　颖　　文字编辑:贾军锁　　责任审读:黄栩兵
出 版 人:石　虹
出版发行:人民军医出版社　　　　　　　　经销:新华书店
通信地址:北京市 100036 信箱 188 分箱　　邮编:100036
质量反馈电话:(010)51927290;(010)51927283
邮购电话:(010)51927252
策划编辑电话:(010)51927300－8153
网址:www.pmmp.com.cn

印刷:潮河印业有限公司　　装订:京兰装订有限公司
开本:787mm×1092mm　1/16
印张:12　彩页 7 面　字数:277 千字
版、印次:2011 年 1 月第 1 版第 1 次印刷
印数:0001～3000
定价:49.00 元

内容提要

　　作者结合多年的临床和超声诊断经验,论述了超声诊断程序和原则、超声诊断物理学基础及超声诊断技术新发展,系统介绍了颅脑、眼科、甲状腺、甲状旁腺及颈部肿物等疾病的超声诊断与鉴别诊断,重点论述了甲状腺各类疾病的超声鉴别诊断,并遴选颈部疑难病例,进行了深入精辟的分析。本书立足临床实践,突出常见及疑难病例的超声诊断分析,反映了超声诊断领域的新进展,内容实用,语言精练,图像清晰,是各级医院超声科医师、影像科医师及临床相关科室医师的理想参考书。

前　言

　　二维超声显像及彩色多普勒超声是 1980 年研发的新技术,近年来发展十分迅速,已经成为临床各科疾病诊断应用最广泛的常规检查。其具有无创、方便、实时和可重复特点,是其他诊断技术无法替代的。

　　超声医师和临床医师一样,正确诊断疾病是最重要的工作。一名优秀超声医师应掌握学术 B 超和科学眼学技能。学术 B 超包括各科疾病(包含疑难疾病)超声首诊一次诊断、系统授课及著书立说。首诊一次诊断能节约时间,使病人尽快得到治疗,甚至挽救生命,并能减少病人费用和麻烦,符合低碳和节约理念,对国家和病人有益。科学眼学是国家级文史专家史树青老先生提出的,做文物鉴定时提倡眼学和科学相结合。超声诊断与医学基础和各科临床相结合,才能提高正确诊断率。超声诊断眼学即从相似中寻找特异(性)的能力——鉴别诊断。以上这些能力需要经过艰苦学习和临床磨炼才能获得。

　　我们总结了多年从事超声诊断实践与研究经验,收集了多种疑难病例的临床与超声检查资料,结合国内外超声领域的最新进展,编著了《头颈部疾病超声诊断》。本书内容包括超声诊断基础、超声诊断技术新发展、颅脑疾病、眼科疾病及颈部疾病,重点论述了甲状腺各类疾病,并挑选了颈部多种疑难病例,进行了深入细致讨论,力求反映现代超声诊断的先进技术和科研成果,特别强调超声诊断与临床结合的重要性,希望能对读者有所裨益。

富京山
于北京

目　录

第二篇　头颈部疾病超声诊断

第一篇

超声诊断基础

1

第1章 超声诊断物理学基础

Chapter 1

目前,临床广泛应用的各种类型超声显像诊断装置(echo camera),包括二维超声显像和彩色多普勒血流显像,以及三维超声显像,都是以人体组织声学界面对入射超声波的反射或散射作为显像原理而设计制造的。因此,学习一些超声学、电子学等有关学科的基础知识,熟悉超声成像原理和特点,有助于了解二维超声显像和彩色多普勒血流显像超声诊断仪的工作原理、仪器性能和操作技术,有助于日常超声诊断工作的开展,同时,对于理解和分析超声诊断图像,也会有很大的帮助。

一、超声波的物理学特性

超声波是频率超过人耳听觉上限(20kHz)的一种振动波,是人耳听不见的声波。超声波和声波本质是一致的,即都是一种机械振动波,属机械能活动,可在弹性介质中以固有的速度传播。超声波在固体中的振动状态有纵波、横波和表面波三种,在液体和气体中只有纵波。医学诊断应用的是超声波的纵波。

超声波有三种物理量,即波长(λ)、频率(f)、声速(c)。下式可表达这三者之间的关系。

$$\lambda = c/f \tag{式 1-1}$$

超声波在弹性介质中传播时,在机械能量的作用下,介质产生压缩、稀疏的过程,压缩区加稀疏区的长度就是波长,即超声波在传播过程中介质的两个相邻和振动周期相同的质点间的距离。其物理量在医学诊断上以 mm 表达。超声波在介质中的传播速度就是声速,声速的快慢与介质的弹性成正比,与介质的密度成反比,其物理量以 m/s 表达。在医学诊断中,超声波在人体组织中的平均传播速度按 1 500m/s 或 1 540m/s 计算。频率是超声波在单位时间内的振动次数,其物理量以 Hz 表达。

超声波在不同介质中传播时,波长、声速会发生不同变化:相同频率的超声波,在不同的介质中传播时,因传播速度不同,其波长也不同;同样,因介质的弹性和密度不同,声速也不同。

超声波和声波在弹性介质中传播,其性质是一种能量传播,所不同的是超声波频率高,波长短,接近于理想的直线传播,具有良好的束射性和方向性。超声波在介质中 传播时介质有一定的声阻抗(Z),介质的声阻抗等于其密度(r)与声速(c)的乘积(Z=ρ·c)。如果两种介质的声阻抗（Z_1，Z_2）相同，超声波可以全部透射过两种介质的分界面；如果两种介质的声阻抗不同，一部分超声波在两种介质的分界面上产生反射，反射声能的大小取决于两种介质声阻抗的差别，声阻抗差别越大，反射的声能越大，一般可用声强反射系数 IR 表达。其公式为：

$$IR = \frac{(Z_2 - Z_1)^2}{Z_2 + Z_1}$$ （式 1-2）

当反射角和入射角相同，超声波垂直入射时，在介质声阻抗差别相同的情况下，用同一超声探头能接收到最大的反射声强。两种介质的声阻抗不同，即超声波传播 的声速不同，因传播速度有差别，在分界面上还可以产生折射，即超声波从第一种介质传播到第二种介质时，超声波入射角度发生了改变。这种改变了的角度称为折射角，其大小决定于声速的比值，其公式为：

$$折射角 = \frac{入射角}{折射角} \frac{\sin\theta}{\sin\theta} = \frac{C_1}{C_2}$$ （式 1-3）

人体各种组织及空气、水的声阻抗值从大到小顺序为：骨骼＞肌肉＞肝、脾＞血液、肾＞乳腺＞水（20℃）＞脂肪＞肺＞空气。人体软组织的平均声阻抗值比肝组织的略小，比肾组织的略大。

超声波在弹性介质中传播时，弹性介质中充满超声能量的空间区域，称为超声场。超声场可分为近场和远场两部分。近探头处的超声束呈狭窄圆柱形，其直径略小于探头压电晶片的直径，此区域被称为近场。在距探头的远区，超声波束扩散变宽为远场。超声探头发射的超声波束呈狭窄的圆柱形，其横向分辨力高，但近场的声强分布不均，远场的超声波束扩散，横向分辨力下降，声强逐渐减小但比较集中。近场还存在旁瓣问题可造成伪差。但只要探头的设计使半扩散角足够小，当探头的压电晶片的半径≥8λ 时，指向性最好。因为此时近场指向性和横向分辨力最好，超声显像诊断主要利用近场区域。

当超声波传播经过不同的声阻抗介质时，若其声阻抗差＞0.1％，就可发生反射。当人体组织器官反射的超声波（界面反射）经过超声仪处理形成图像，这就是超声成像的物理学原理。人体内不同组织具有不同的声阻抗，即人体自体表至体内深层组织为一连续的不同质多界面，这样便产生许多界面反射，当声束扫描时便可获得一幅幅超声断层图像。界面反射的强弱，即回声的强弱与介质之间的声阻抗差大小有关，阻抗差越大，反射越强。例如，胆囊结石为强回声，就是因为结石与胆汁声阻抗差较大。气体和软组织，骨和软组织之间阻抗差更大，因而体内含气的器官，如肺和胃肠与骨骼之间则呈现很强的反射，使其深层结构不能显示，因此超声显像不能检查肺、胃和骨骼等器官。

超声波在介质中传播时，其能量随传播距离增加而减弱的现象称衰减。人体内不同组织和物质的衰减特性不同，超声波经过液体时，几乎不衰减，经过胃、结石和气体时则明显衰减。病灶的衰减特性也不同，一些含纤维结缔组织较多的病灶或某些恶性肿瘤组织衰减较为明显。衰减最为明显的可显示为"声影"，如胆囊结石后方的声影。

二、声源、声束和分辨力

（一）声源（sound source）

能产生超声波的物体称声源。超声波换能器即为超声声源，也就是一般所说的探头，其通常采用压电陶瓷(钛酸钡、锆钛酸钡及钛酸铅等)、压电有机材料(PVDF、PVDF2)或混合压电材料(压电陶瓷和压电有机材料的混合物)组成。发射电脉冲后即可转发超声脉冲。

(二)声束(sound beam)

是指从声源发出的超声波,通常在一定的立体角内做近似直线传播。声束的中心轴线名声轴(soundaxis),它代表超声波传播的主方向。沿声轴作切面,声束两侧边缘之间距离即为束宽,在邻近探头的一段距离内,束宽几乎相等,称为近场区(fresnel zone/near field),远方为远场区(fraanhoffer zone/far field),声束逐渐扩散。近场区和远场区随探头频率和发射时的有效面积变化而改变。就超声显像而言,超声波在传播过程中,波束一般较宽,故而常影响图像质量,因此需加用声束聚焦技术。

(三)分辨力(resolution power)

分辨力是超声显像中极为重要的技术指标,尤其是横向分辨力对图像质量影响最大。分辨力一般又分为以下几种。

1. **基本分辨力** 指在单一声束线上所测出的两个细小目标的能力。基本分辨力又分为3种。

(1)轴向分辨力(axisresolution):指沿声束轴线方向分辨两个细小目标的能力。分辨力佳则为轴向图像点细小、清晰。若用3~3.5MHz探头时,轴向分辨力在1mm左右。

(2)侧向分辨力(lateralresolution):指在与声束轴垂直的平面上,在探头长轴方向的分辨力。声束越细则侧向分辨力越好,其分辨力优劣受晶片形状、发射频率、聚焦效果及距离换能器远近等因素影响。在声束聚焦区内,3~3.5MHz探头的侧向分辨力一般为1.5~2mm。

(3)横向分辨力(transverseresolution):指在与声束轴垂直的平面上,在探头短轴方向的分辨力(又称厚度分辨力)。不管何种类型,超声探头均有一定厚度。超声切面显像是一个较厚的切面上信息的叠加图像。横向分辨力是探头在横向方向上声束的宽度,其与探头的曲面聚焦及与探头的距离有关。横向分辨力越好(小),图像上反映组织器官的微细结构越清晰而真实。

2. **图像分辨力** 为构成整幅图像的目标分辨力。其中包括以下两方面。

(1)细微分辨力:用以显示散射点的大小。细微分辨力与接受放大器通道数成正比。故先进的数字化超声诊断仪均采用128独立通道的发射-接受放大器,获得-20dB的细小光点细微声像图。

(2)对比分辨力:用以显示回声信号间的微细差别。一般为-60dB~-40dB。在采用数字扫描变换技术(DSC)后,可获得良好的对比分辨力。

3. **多普勒超声分辨力** 系指在多普勒超声技术中测定流向、流速等的分辨力。包括以下四点。

(1)多普勒侧向分辨力:是在与声束轴线垂直的平面上,在探头长轴方向上的分辨力。在聚焦区内,3MHz探讨应为1.5~2mm,5MHz探讨应为1~1.5mm。

(2)多普勒流速分布分辨力:指在声束轴线上,于距离选通门的取样区内,在瞬时内能对不同流速的同时处理能力。

(3)多普勒流向分辨力:指在声束轴线的距离取样区内,能敏感地显示血流方向的能力。有时在一瞬间,可同时存在两种相反方向的流向。则应在声谱图曲线上表现为同一时间零基线上下同时呈现的流速曲线。

(4)多普勒最低流速分辨力:指在脉冲式多普勒系统中能检测出最低流速的能力。在双功能超声仪中,这种低流速分辨力更为重要。一般 4～5MHz 多普勒超声低流速分辨力应为 3～10mm/s。

4. 彩色多普勒分辨力 彩色多普勒血流显像(CDFI)是将心脏管腔内血流状态用彩色编码并完全叠加在实时灰阶声像图上。彩色多普勒分辨力分为两类。

(1)空间分辨力:指彩色血流的边缘光滑程度,以及这种彩色血流能正确在人体血管管腔内显示的能力,还包括能同时正确地在空间清晰显示多条血管中的血流,以及流向、流速和血流状态的能力。

(2)时间分辨力:指彩色多普勒血流显像能迅速地反映实时成像中不同彩色及彩色谱的能力。时间分辨力即反映心动周期中血流的不同位相的能力。

三、人体组织的声学参数

1. 密度(ρ) 各种组织器官的密度是重要声学参数中声特性阻抗的重要组成之一。密度的测定应在活体组织保持正常血液供应的情况下进行。密度的单位为 g/cm^2。

2. 声速(c) 指超声波在介质中的传播速度。单位为 m/s 或 mm/μs。各种不同组织内声速不同:含固体成分多者声速最高;含纤维(主要为胶原纤维)成分多者声速次之;含水分较高的软组织声速较低;液体中的声速更低;气体中则声速最低。

3. 声阻抗(acousticimpedance)(Z) 为密度与声速的乘积。单位为 g/(cm^2 · s),其为超声诊断中最基本的物理量。超声显像图中各种回声均由声阻抗差产生。

4. 界面(boundary) 两种声阻抗不同物体相接在一起时,形成一个界面,界面小于超声波长时,称小界面;界面大于超声波长时,称大界面。成分复杂的病变经常有不同大小界面混杂,在声像图上表现为强回声。均质体和无界面区:在一个器官、组织中如由分布均匀的小界面组成,称均质体;液体区内则为无界面区。其内各小点的声阻抗完全一致。人体内无界面区在生理情况下见于血管内血液、胆囊内胆汁、膀胱内尿液、眼球玻璃体。在病变情况下可见于胸腔积液、腹水、心包积液、各脏器囊肿及肾盂积水等。

四、人体组织对入射超声波的作用

人体组织器官对入射超声波可产生以下多种物理现象。

1. 散射(scattering) 系指小界面对入射超声波产生散射现象。散射使入射超声波的能量中的一部分向各个空间方向分散辐射、散射,无方向性。如果散射回声是来自组织器官内部的细小结构,则有重要的临床意义。

2. 反射(reflection) 指大界面对入射超声波产生的反射现象。反射使入射超声能量中有较大部分在与入射超声波同一平面向一个方向发生折返,且反射角与入射角相等。如入射角过大之声束入射到光滑大平面上,则使反射声束偏离换能器,则回声失落而在声像图上不予显示。

3. 折射(refraction) 超声波声束经过不同的组织器官大界面时,因其声速不同而发生声束前进方向的改变,称为折射。折射可使测量及超声导向产生误差。

4. 全反射(total reflection) 如第二介质声速大于第一介质,则折射角大于入射角。当入射角大于 90°折射角(称临界角)时,折射声束完全返回至第一介质,名"全反射"。全反射发生时,超声波不能进入第二介质,该区可出现折射声影。

5. 绕射(diffraction) 又称衍射。当超声声束边缘邻近大界面 1～2 个波长时,声束传播方向发生改变,趋向这一界面,称为绕射现象。声束绕过大界面后又以原来的方向传播。

6. 衰减(attenuation) 超声波在介质中传播时因反射、散射、扩散以及人体软组织对超声能量的吸收,造成超声衰减。由于衰减现象的存在,故需在仪器上使用"深度增益补偿"(DGC)调节,以使声像图近、远场均匀一致。

7. 会聚(convergence) 声束经过圆形低声速区后,可至声束会聚。囊肿后方可见声束会聚后逐渐收缩变细,呈蝌蚪尾征。

8. 发散(divergence) 声束经过圆形高声速区,可至声束发散。实质性含纤维成分多的圆形肿块后方可见声束发散现象,呈"八"字形。某些肿瘤内含纤维较多,其后方常有发散现象。

9. 多普勒效应(Doppler effect) 入射超声波遇到活动的界面(血管内流动的红细胞)后散射或反射回声频率发生改变,称为多普勒频移。界面活动(流动的红细胞)朝向探头时,回声频率升高呈正频移。界面活动(流动的红细胞)背离探头则回声频移降低,呈负频移。频移大小与界面活动速度(流动的红细胞)成正比。利用多普勒效应可测算出血流方向和血流速度,彩色多普勒血流显像正是利用这一原理。

五、超声波对人体组织的作用

(一)声强的种类与作用特点

超声波携带能量,入射人体组织会产生生物学作用。超声显像技术应用的是医用脉冲式超声,通常有 4 种超声声强(acousticintensity),分别为:①空间平均时间平均声强(SATAI);②空间平均时间峰值声强(SATPI);③空间峰值时间平均声强(SPTAI);④空间峰值时间峰值声强(SPTPI)。以上 4 种超声声强均可对人体产生生物学效应,其中 SPTAI 在生物学效应中特别重要。1978 年,美国医用超声学会(AIUM)生物效应委员会根据 Nyborg W 提出的声强与时间关系 的安全剂量曲线,建议各类型超声诊断仪使用的超声波的 SPTAI 不得大于 $100mW/cm^2$ 即超声显像技术安全阀值。但近年研究发现,当 $SPTAI \leqslant 100mW/cm^2$ 时,仍可使细胞分裂时姊妹染色体互换率增加,使活体血小板计数增加并长出伪足,使红细胞膜抗原松解及氧结合力下降。在妇产科超声显像检查时,可促使妇女提早排卵,胎儿出生体重降低及儿童诵读困难等。在人体组织中对超声波敏感的组织器官有神经系统、视网膜、生殖腺、早孕期胚芽及孕 3 个月内胎儿等。因此,为了超声显像检查的安全,应对以上脏器超声检查在每一切面上观察时间不应超过 1min,可做切面往返检查,使进入超声波能量平均下降。隔 2～3min 后再可扫查先前感兴趣的切面。时间仍不超过 1min 为宜。需注意的是彩色多普勒显像比二维黑白超声所产生的 SPTAI 要大许多。例如,二维超声显像探头发射 SPTAI 在 $100mW/cm^2$ 时,在做彩色多普勒显像时 SPTAI 可达到 $600～800mW/cm^2$,而做频谱多普勒检查时 SPTAI 可超过 $1\ 000mW/cm^2$。因此,做超声检查时要求超声医师应熟悉仪器操作技术、缩短扫查时间、选用低度探头输出能量尤其是对超声敏感的部位。

(二)热指数

自 1994 年开始,国际上规定在各类型超声诊断仪应用新的参数,即热指数(TI)和机械指数(MI)。TI 为探头输出的声功率与从计算所得使受检组织升温 1℃所需声功率之间的比值,又可分为以下几点。

1. 热指数-b(Tib)　声束经软组织至骨骼表面条件下的 TI 值。
2. 热指数-c(Tic)　声束经过探头近区的骨骼再进入体内软组织条件下的 TI 值。
3. 热指数-s(Tis)　声束在单纯软组织中的 TI 值。MI 为超声空化效应的重要参数,为声轴线上所弛张期峰值负压除以声脉冲频宽的中心频率平方根值:

$$MI = P_R fc \tag{式 1-4}$$

六、超声成像原理

超声波的发生是利用逆压电效应原理,即由电信号转变为超声波。其接收是利用正电效应原理,即由反射回声转变为电信号。超声显像诊断仪的探头里安装具有压电效应性质的晶片,由主机发生高频交变电场,电场方向与晶体压电电轴方向一致,压电晶片沿一定方向发生压缩和拉伸,当交变电流在 20 000 Hz 以上时可产生超声波,这种现象称为逆压电效应。当有回声时,作用到晶片上,则晶片产生电荷,这种现象称为正压电效应。超声波在介质中传播过程中,遇到不同声阻抗的介质,便可发生反射。反射波到达压电晶片,根据正压电效应的原理,回声的机械能转变成电能,主机再将其转变的电信号,经过处理放大在荧光屏上显示出来。当电信号显示为振幅高低不同的波型时,即为 A 型超声(amplitude)。显示的点状回声为随时间运动的方式则是 M 型超声(motion)。显示灰度不同的点状回声进而组成断层图像是 B 型超声(brightness)。根据超声多普勒效应做成的多普勒超声仪用于心血管检查血流动力学为超声多普勒技术。A 型超超声是一条超声信息线,物体前后界面的反射回声分别在荧光屏上以振幅显示。B 型超声则为许多信息线,前后界面反射回声分别以光点显示。由于正常组织与病变组织的声阻抗不同,病变组织则作为异常回声显示出来,从而帮助超声医师识别病灶的区域和性质(图 1-1)。

(一)A 型超声技术原理

A 型超声诊断技术是一种出现最早的一维超声诊断技术。它用超声探头发射单束超声波至人体组织内。当超声波在人体组织器官内遇到声阻抗不同的界面时,就会产生反射,其特点是声阻抗差别越大,反射回声波幅度越大。这些从组织器官反射回来的超声波被同一个探头接收,然后转换为相应的电信号,并在显示屏上显示,并用横轴表示声轴到达的时间,与反射的器官组织界面和超声换能器的距离成正比,通常用距离单位定标。纵轴表示反射回来的超声信号幅度的大小。这种将组织器官反射回来的超声信息按距离分布在显示屏上。以回波的幅度进行调制的显示形式称为 A 型超声显示,它不属于影像学范畴。虽然 A 型超声是一种最简单的脉冲回波技术,但其脉冲回波原理却是各种超声显像技术(二维超声显像、彩色多普勒血流显像、三维超声显像及超声 CT 等)的基础。各种复杂的超声诊断设备都是在 A 型超声诊断技术的基础上发展起来的。A 型超声诊断仪主要由反射电路、高频放大电路、检波电路、视频放大电路、时间同步电路、时标电路、示波管和超声探头等组成。

虽然 A 型超声诊断现已不常应用,但这种最早出现的超声诊断技术在脑中线探测、眼球

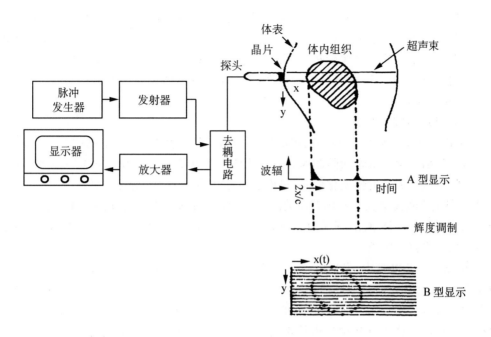

图1-1 超声诊断仪工作原理

探测等方面还是有一定的临床意义的。在现代二维超声显像仪器中,在B型图像旁边设置的A型显示可以帮助医师对仪器进行调节,即STC(TGC)装置。

(二)B型超声显像诊断技术原理

B型超声显像诊断技术是临床上最常用的诊断技术,它是在A型诊断技术上发展起来的,与A型超声诊断技术一样,都是应用超声反射回波原理,即向人体组织发射超声波,然后接收各层组织界面反射的回波进行信息处理和图像显示。

1. 主要特点　与A型超声诊断技术不同点如下。

(1)B型超声显像将A型超声的幅度调制改为亮度调制,即组织器官中某一部位的反射波越强,则图像中对应部位的亮度越亮,而不像A型超声那样用波型(幅度)显示。

(2)在B型超声显像中,与发射声束同步的时标是加在显示器的Y轴上的,同时显示器X轴上信息的取得需要靠声束在水平方向上的扫描。从而使组织器官切面上的超声信息能以二维分布的形式显示出来。因而B型超声显像所得到的是与声束传播方向平行的二维组织器官切面图像。

2. 工作原理　与A型超声基本相同,主要是由超声探头、发射电路、高频放大电路、检波电路、视频放大电路、同步电路、时标电路、水平位置检测装置和显示器组成。

3. 显像诊断装置

(1)发射电路产生高频的电脉冲信号,控制超声探头产生相应的超声束。这些声束进入人体组织器官后,遇到声阻抗不同的界面就会产生回波。回波被超声探头接收后,经过高频放大器、检波器和视频放大器,最后加到显示器的Z轴,作为亮度调制。而显示器的Y轴则由与声束同步的时标电路控制。图像X轴方向的信息靠声束扫描获得,水平位置检测装置的作用是检测声束的水平位置,并控制显示器的X轴。这样显示器上便出现了二维超声切面图像。

（2）要具体实现 B 型超声显像需要运用声束扫描和聚焦,超声显像诊断一般需要检测体内某一区域,因而必须进行声束扫描。声束扫描的方式主要有手动扫描、机械扫描与电子扫描。声束聚焦技术在超声显像诊断中有很大意义。在超声显像中通过聚焦可以解决声束在远场的扩散问题,从而提高图像分辨能力。在实现 B 型超声显像中还需运用信号放大、增益补偿、数字化和图像处理。

(三)M 型超声技术原理

M 型超声诊断技术和 B 型超声诊断技术一样,都是亮度调制型,不同的是 B 型超声技术是利用声束扫描产生声束切面的图像,而在 M 型产生中,X 轴上的信息不是探头水平的信息,而是与时间成线性关系的慢变化信号,进而显示运动器官(心脏)的运动状况。

M 型产生诊断技术也是利用超声波的回波原理,和 A 型超声诊断仪一样,主要由发射电路、高频放大电路、检波电路、视频放大电路、时间同步电路、时标电路、显示器、超声探头和慢变化时间信号电路等组成。

在 M 型超声诊断仪中,发射电路产生的高频电脉冲控制探头产生超声束,这些声束在人体组织器官中,遇到声阻抗不同的界面产生反射回波。回波被探头接收后,经过高频放大器、检波器和视频放大器,最后加到显示器的 Z 轴作为亮度调制。显示器的 Y 轴则由与声束同步的时标电路控制。这些与 B 型超声技术的工作原理基本相同。不同的是图像 X 轴方向的信息不是靠声束的扫描获得,而是通过慢变化的帧扫描获得的以秒为单位的时间轴,显示脏器随时间运动的状况。这种诊断技术适用于运动器官的观察,常用于心脏疾病的诊断,也称为 M 型超声心动图。

七、超声诊断系统设备

A 型超声诊断仪的出现,至今有 50 余年的历史,其后相继出现 M 型、B 型、D 型、CMF 型、C 型和 3D 型系统。各种类型的超声显像诊断仪在临床应用的范围日益广泛。目前我国大约拥有 20 多万台各类超声显像诊断仪。普及程度已超过 X 线诊断装置。目前 B 型超声显像已成为超声显像诊断的最基本技术,应用最为广泛。其成像技术先后经历了模拟、模拟/数字混合和全数字技术三阶段。20 世纪 90 年代以来,由于超高密度(192、256 阵元)、超宽频(5MHz 以上)探头的发展,采用现代计算机技术和图像处理技术,已能产生高质量的声束(极高的组织细微分辨力),获取超宽频信号和细微变化的信息。高质量图像不仅提供了良好的空间分辨和对比分辨能力,而且提高了十分重要的组织鉴别能力,有利于加强超声诊断效果。C 型很早出现,但直至 20 世纪 80 年代末才在临床应用。真正的发展是在 20 世纪 90 年代和三维(3D)超声结合在一起,才引起临床的重视,为医师提供更为丰富而详尽的解剖信息。

多普勒技术提供了人体血流及其动力学信息。20 世纪 80 年代和 B 超结合在一起组成双功系统,同时提供解剖学和血流信息,有利地促进了超声诊断技术的发展。其后出现的彩色血流显像便成为三功能超声诊断系统,并首先应用在心脏和大血管的检查。20 世纪 90 年代随着高敏感度彩色多普勒血流显像(慢速血流)超声显像诊断装置的问世,大大扩展了彩色多普勒血流的应用范围,全身血流均可检测。

三维超声显像技术可包括 2 种:一种是静态三维超声显像(static three dimensional imaging);另一种是动态三维超声显像(dynamic three dimensional imaging),目前动态三维显像主要是应用计算机实现三维显像后,再以较高的帧频速度回放,显示为实时(real-time)的图像。实际上这并不是真正的三维显像,最新的三维显像技术是用特制的超声探头和计算机来实现直接的三维显像,而不是经过二维超声切面图像的采集,再用计算机技术把二维图像进行三维图像的重建,这才是具有真正意义的四维超声显像(four dimensional imaging)或实时三维超声显像。

八、超声多普勒技术

多普勒现象是1842年奥地利学者Doppler C首先发现的一种自然界中广泛存在的现象,它是指当反射器与接收器发生相对运动时,接收到的频率与发生频率不同,即存在频移。人们通过检测频移,依据多普勒方程计算出两者之间相对运动的速度。这一技术称为多普勒技术。

(一)成像原理

超声多普勒检查是利用超声多普勒效应来观察心脏和血管内血流状态、方向、速度和流量,进而诊断血管疾病。其成像原理为,探头接收运动红细胞产生的向后散射信号而产生的超声血流回声。早期应用连续多普勒诊断仪检查,因不能选择检测目标,应用范围受到很大限制。20世纪80年代多普勒技术与实时超声显像结合(双功能 Duplex)及快速傅立叶变换(FFT)技术的应用,可选择取样部位的血流频谱,这就是脉冲多普勒技术。它能取得以往只能用侵入性方法才能获得的心脏血管结构与血流动力学信息。其后脉冲多普勒技术和连续多普勒技术的联合应用,进 步提高了血流测定的准确性。彩色多普勒血流显像还能进一步获得人体血流的直观图像,是超声显像诊断的重大进展。其将超声显像诊断从解剖形态学诊断上升至形态-血流动力学功能联合诊断,诊断显像大大丰富,不但能提供解剖形态学图像,还能从血流动力学功能角度反映人体组织器官的生理和病理状况。1983年最早开始将彩色多普勒血流显像用于心脏疾病的诊断,近年来随着彩色多普勒血流显像技术的迅速发展,已经用于全身各个脏器血管的血流显像诊断。

彩色多普勒血流显像是一种应用多普勒技术原理,在二维切面显像和M型超声心动图基础上,用彩色实时显示血流的方向和相对速度,提供心脏和血管内血流的时间和空间信息的多普勒诊断技术。目前大多数彩色多普勒血流显像超声诊断仪,一般由运动日标显示器、自相关器、彩色编码及显示器等主要部分组成。人体组织器官和心脏血管血流的反射信号经结构分析和血流分析处理后,可在荧光屏上显现黑白的实时二维超声切面声像图上叠加彩色实时血流显像。彩色多普勒血流显像显示如下。

1. 色强显示(流向显示) 以红蓝两种颜色表示迎向或背离探头的两种血流方向,颜色深浅表示平均血流速度。

2. 色彩显示(血流速度增加显示) 在色彩显示血流方向的基础上,以色彩亮度深浅反映血流速度。

3. 色差显示(湍流显示) 在色强显示基础上,掺和绿色表示平均血流速度差值,用于显示湍流。

(二)高敏感度彩色血流显像

1. 显像方法 高敏感度彩色血流显像(慢速血流)在很大程度上开拓了彩色多普勒血流显像的应用范围,已应用在临床各科疾病的诊断,为解决好检测快速血流和慢速血流的矛盾,在技术上采用了最大拟然法(maximum likelihood method,MLM)和最大熵法(maximum entropy method,MEM)。为了解决对组织运动的评价,新近发展了一种组织多普勒显像,并利用高频技术 QSP(quad signal proccessing,四重信号处理),可以提供组织运动速度和方向的信息,即它是从运动的心肌中采集多普勒频移信息,删除血流信息,用彩色多普勒编码心肌的运动,并可采用速度方式、加速度方式和能量方式,对快速检测和评价心肌灌注、心肌收缩舒张功能等特提供重要信息。

2. 能量频率曲线性质 近年出现了一种利用运动粒子后散射回声能量的不同,在二维图像上利用颜色显示血管的彩色血管显像技术,称为能量图(power imaging),也称超声造影(ultrasound angio)或彩色多普勒能量图像(color Doppler powerimaging,CDPI)。彩色多普勒能量图像以多普勒信号的强度(振幅)为信息来源,以强度的平方值表示其能量而得到能量曲线(能量频率曲线)。该曲线有以下性质。

(1)呈高斯分布,峰位于平均频移位置。

(2)曲线形态表示取样范围内红细胞频移分布范围,受频移波动(variance)的影响。

(3)曲线下面积表示取样区域内红细胞多普勒散射能量的总和,与局部红细胞总数相关。

(4)声束入射角(Q)的改变,只改变该曲线形态但曲线下面为一定值,不受 Q 角影响。

3. 能量频率曲线特点 CDPI 将多普勒能量曲线下面积进行彩色编码,形成一幅二维彩色血流显像并叠加到二维断层图像上,因而从另一角度描述了体内血流状态。基于 CDPI 的原理,使之与 CDFI 相比,存在以下特点:

(1)提高了新的信息。CDPI 中彩色表示血流的存在,彩色亮度表示多普勒散射能量的大小,即取样区域内红细胞数目。

(2)相对不依赖 Q 角的变化。Q 角只改变能量曲线的形状,而作为 CDPI 彩色编码依据的曲线下面积为一定值,不受 Q 角影响。

(3)提高了信噪比。这是因为能量曲线下面积明显大于多普勒噪声线下面积,故 CDPI 可明显提高检测血流的敏感性,尤其有利于显示低流量、低流速血流。

(4)无混叠现象。CDFI 所显示的平均频移 大于 PRF/2 时,血流显示出现混叠。而 CDPI 不受平均频移的影响,只与能量曲线下面积有关。

(5)CDPI 信号可覆盖平均频移为 0 的区域,此区域在 CDFI 无彩色信号。因红细胞运动方向不定,某一取样区域内红细胞平均频移为 0 时,红细胞能量不为 0,故 CDPI 可显示。

(6)CDPI 不显示血流方向及速度的信息。

(7)人体心脏搏动和呼吸运动对 CDPI 可造成闪烁伪像。

4. CDPI 与 CDFI 效果比较 CDPI 在显示肾皮质血流、阴囊病变的血流变化、卵巢的细小血管、胎盘内的细小血管、肌肉骨骼系统感染性病变局部灌流改变,以及准确描述动脉狭窄程度等方面,均优于 CDFI。Allen 等的研究表明,CDPI 能提高诊断动脉狭窄的敏感性和特异性。CDPI 还用于超声造影剂应用效果的评价。Bums 等应用超声造影剂增强能量多普勒效应,使得在抑制闪烁伪像的同时,仍可以观察到细小血管。CDPI 较 CDFI 能更敏感地显示细小血流而不受角度的影响,在临床实践中有着广泛的用途。其临床应用的广度和深度有待探索。

另外,最近又推出另一种彩色显像技术,即彩色速度显像/定量技术(color velocity imaging TM and quantification CVI TM/CVI-Q TM)时域 CKI angio TM。超声血管造影技术能

灵敏清晰显示不同方向的低速血流,并能清楚显示各级血管结构。CVI-Q TM彩色速度显像定量技术能准确测量出瞬间和平均血流容积速度并可同时测量血管直径。近年又新研制出能量加方向的彩色显像技术,既能敏感显示细小血流又不受角度影响,还能定量检测血流速度等参数。

九、超声显像技术的安全性

前文已经讨论了超声波对人体组织的作用,即生物学效应。这种生物学效应能否在患者接受超声显像检查过程中或检查后的一段时间内对人体产生不良反应或者伤害,即超声显像技术的安全性。这是超声医师和患者十分关心的问题。

超声波是一种振动波,为一种机械性振动,属机械能,其在弹性介质中,如人体内的传播是一种能量的传播。作为一种能量,当达到一定剂量的超声波在人体内传播时,其对人体产生的作用可能会引起人体组织的某些变化,这就是超声生物学效应。随着超声显像技术的发展和其在临床医学的广泛应用,有关超声生物学效应的研究引起了超声界的关注。许多学者在动物体内就超声生物学效应问题进行了多层次深入研究,包括哺乳动物整体的超声生物学效应、组织与器官的超声生物学效应,以及细胞和生物大分子水平的超声生物学效应等许多方面系统的定性和定量研究,从而产生了超声剂量学。

超声剂量学的主要内容是超声声强(acoustic intensity)。超声辐射剂量是超声强度和辐照时间的乘积,所以考虑超声强度时,必须注意它的时间与空间特性。超声显像技术的超声为医用脉冲式超声,其有4种超声声强:①空间平均时间平均声强(SATAL);②空间平均时间峰值声强(SATPI);③空间峰值时间平均声强(SPTAI);④空间峰值时间峰值声强(SPTPI)。其中以空间峰值时间平均声强在生物学效应中最为重要。

超声显像技术安全性问题的提出是在该项技术发展的早期。1977年,Nyborg W对有关超声波引起哺乳动物组织生物学效应的报道进行总结分析后,提出了声强与时间关系的安全剂量关系的曲线,在安全剂量以下,超声波对人体组织不会产生可觉察到的生物学效应。1978年美国超声学会生物效应委员会提出:只要空间峰值时间平均声强小于$100mW/cm^2$就不会对人体产生明显的有损的生物学效应。此后多年国际上多采用此数值作为超声显像技术安全的剂量标准,但近年来有报道指出,在临床超声显像检查中,即使应用此项安全的剂量标准,仍可使细胞分裂时姊妹染色体互换率增加及血小板计数增加,并长出伪足,使红细胞膜抗原松解及氧结合律下降。在妇产科应用中,虽然大多数国内外文献及流行病学调查均未有对胚胎影响的报道,但也有胎儿出生体重减低及儿童诵读困难等的报道。WHO也发表了有关超声生物学效应的观点,特别强调指出,为商业目的研究和试验超声显像技术时,不应用于人体特别是孕妇。超声诊断仪的输出强度应以能获得良好的图像质量的尽可能低的强度为标准。在人体组织中对超声波敏感的组织器官有中枢神经系统、视网膜、视神经、生殖腺、早孕期胚芽及孕3个月内胎儿、胎儿颅脑、胎心等。对以上脏器超声显像检查时,每一切面的观察时间不应超过1min,可做切面往返检查,使进入的超声波能量平均下降。对先前感兴趣的切面可在2～3min再行检查,时间仍不超过1min为宜。需注意的是彩色多普勒血流显像比二维超声显像所产生的SPTAI要大许多,例如,二维超声显像探头发射SPTAI在$100mW/cm^2$时,在做彩色多普勒血流显像时SPTAI可达到$600\sim800mW/cm^2$,而做频谱多普勒检查时SPTAI可超

过 $1\,000\,mW/cm^2$ 。因此，做超声检查时要求超声医师不断提高诊断水平，熟悉仪器操作技术，缩短扫查时间，选用低度探头输出能量，特别是对超声敏感的部位更应注意，这样可使人体组织的平均声能量下降，避免其可能的影响。总之，在正确控制超声功率及辐照时间、超声医师不断提高操作技术和诊断能力的条件下，超声显像技术的应用还是安全的。

（富　玮　张　丽　陈云芝　刘　洁）

第2章 超声扫查技术和图像分析

Chapter 2

一、超声扫查技术

超声显像扫查分直接扫查和间接扫查,探头与皮肤仅涂有超声耦合剂进行检查为直接扫查,探头与皮肤间放置水囊或仿生块进行检查称为间接扫查。前者用于皮肤平坦处扫查,后者用于身体表浅或不平坦部位扫查。近年由于高密度超宽频探头的发展和采用现代电子计算机和图像处理技术,已能产生高质量的声束(极高的组织细微分辨力)和深浅部位均匀一致的断层图像,故渐已少用间接扫查,大多进行直接扫查。超声显像检查又分为系统性扫查和特殊部位扫查,即所谓声路死角、易漏区、复杂区扫查。

(一)系统性扫查

最基本、最常见的扫查为探头沿皮肤表面做规律性顺序滑移,或者其皮肤接触面不变,而依靠连续侧动探头角度来改变体内声束切面的角度。系统性扫查可对被扫查部位进行立体的、连续的顺序切面观察,既可获得所查部位内部组织结构的空间概念,又可顺序扫查被检查部位,以显示病灶,达到系统扫查目的。

1. 连续滑行扫查 探头沿皮肤做缓慢、规律性顺序滑移,又分弧形扫查和连续平移扫查。前者适用于扇扫探头,后者为线阵所常用,即用线阵探头做纵向、横向或任意方向(斜切)的连续平移扫查,在腹部体表形成矩形扫查区。这种扫查方法能帮助医师快速初步确定被扫查目标,特别是大的目标,如肝、肾、腹部和盆腔巨大肿瘤的形态、轮廓,明确其与相邻结构之间的关系(图 2-1)。

2. 声束交叉定位扫查 在获得某部位占位病灶图像后,应再做与此切面垂直的超声扫查。凡在两个不同的声束切面(特别是两个接近垂直的声束切面)中都能显示某部位占位病变者,便可确定其诊断。

3. 立体扇形扫查 扇扫探头和凸阵探头较适宜做立体扇形扫查,即探头与皮肤接触面不变,连续侧动探头,使声束面做扇形扫查。这种方法特点是利用小声窗避开身体浅层障碍,对特定目标做系统扫查,可显示立体概念,对诊断帮助甚大(图 2-2)。

4. 加压扫查 在腹部检查时,对探头施加适当压力,可以排除肠气干扰,又可控制探头与

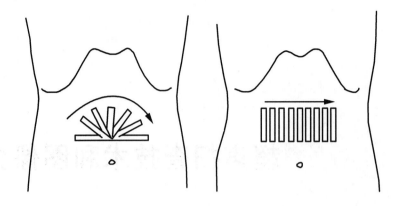

图 2-1　连续平滑扫查

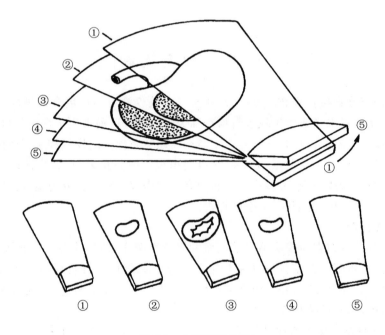

图 2-2　立体扇形扫查

被查目标距离,对图像显示可有帮助。对血管检查,加压亦可检查鉴别动脉、静脉及血栓形成。线阵探头一端加压,稍倾斜使之与血管、血流角度改变,以利彩色显示。

5.对比扫查　检查人体对称性器官(如肾脏、卵巢等器官)应常规同时两侧对比扫查,可给临床提供更多信息。对比非对称性器官的病变也需与对侧部位进行对比检查,称为患-健侧对比扫查。对比患侧、健侧图像异同点对诊断很有帮助。

(二)特殊部位扫查

用常规系统性检查常有困难的部位,即对所谓声路死角、易漏区、复杂区、特殊部位的扫查。声路死角通常指肝脏、肺或骨骼所遮盖的区域,如肝右前叶上段及右后叶上段的膈顶部,左肝外叶侧角区及沿肝脏表面的肋骨下区,脾和肾上极、肾上腺、胰尾亦易为气体和骨骼所遮盖。肝右后上段的外侧区、尾叶等处在扫查中容易遗漏。复杂区系指解剖结构或病变比较复杂的部位,如第一肝门、第二肝门、胰腺、左上腹区域和盆腔等处。为解决上述检查中的困难,可以使用辅助办法,如改变体位,在做肝、胆、胆总管、胰腺、肾和肾上腺的检查时,均可改变体位,以利显示。在做以上器官扫查时亦可采取呼吸动作,使原来"死角"内病灶得以显示。如呼气后屏气:减少肺气,增加膈顶,脾、肾上腺区病灶的显示。呼气后屏气:使肝、肾下移,易于显示被肋骨遮盖部位。另外加大呼吸运动,运动中可观察被肋骨遮盖的组织。

二、超声诊断专业术语

超声显像诊断是一门专门的学科,不同于临床诊断,亦不同于病理诊断,超声显像诊断专业有自己的专业用语。超声显像诊断专业描述用语,力求简洁、明了、统一与规范,做到简明客观描述。

超声显像诊断专业描述用语一般描述原则如下。

(一)描述回声强度的术语

超声成像物理学原理是介面反射。回声(回波)强度在超声显像诊断装置上如波型的高低(振幅 amplitude)来表示,称为 A 型超声;如用灰度(brightness)来表示则称为 B 型超声。B 型超声是用一个点(称像素 pixel)的亮度来表示回声强度,称为灰度调制。回声强,像素亮;回声弱,像素暗,从最亮到最暗的像素亮度等级称灰阶(grayscale),灰阶由超声显像诊断仪内的存储器容量决定,分为 16、32、64、128 及 256 灰阶。目前最多为 256 级。现在临床所用的多种类型 B 型超声诊断仪,均为灰阶超声显像诊断仪。在实际操作中,我们可以依据某一部分内的主要像素的明暗在灰阶上的相应位置来表示回声强度,使回声强度分级在一定程度上实现相对标准化。

1. **强回声** 反射系数>50%以上,回声强度接近或等于灰标的最亮部位,后方常伴有声影,如胆囊结石或各种钙化灶。

2. **高回声** 反射系数>20%,回声强度介于强回声和中等回声之间,后方不伴声影,如正常肾窦或肝血管瘤。

3. **中等回声** 又称等回声,正常成年人肝脏实质回声一般为中等回声,其同声强度接近或等于灰标中等亮度部位,即灰标的中间部位。

4. **低回声** 回声强度介于中等回声和弱回声之间,如肾皮质的回声。

5. **弱回声** 回声强度接近或等于灰标的最暗部位,开大增益,回声点(像素)增多,如肾锥体或正常淋巴结。

6. **无回声** 均匀的液体内无声阻差异的界面,没有回声可见,增加增益也不出现噪声以外的回声,如正常充盈的胆囊和膀胱。

另外,在日常工作中,对某些病灶回声强度的描述,有时需要与其病灶所在器官和部位的回声强度参照比较,如脂肪肝中的血管瘤,血管瘤应该是高回声,但比较脂肪肝可能是低回声或等回声,这样描述"肝呈弥漫高回声,其内可见与肝脏回声相等(或高于肝或低于肝)的回声区"较为客观妥当。

(二)描述回声形态特征

1. **点状回声** 与仪器分辨力接近的直径很小的回声点,一般直径为 2～3mm。

2. 片状回声　　通常指大于点状回声的不规则的小片状回声,亦可指大片状回声,如胸腔积液、腹水为片状无回声区。

3. 团块状回声　　占据位置较大的实性组织的回声。形态可规则亦可不规则,可大可小。小的又称斑块状回声。有人认为前者>1cm,后者>0.5cm,可供参考。

4. 带状回声　　形状似条带状的回声,较细条带在积液或囊肿中者又称分割光带。

5. 线状回声　　很细的回声线,如肝被膜。

6. 环状回声　　显示圆形或类圆形的回声环。

(三)形象化描述回声形态特征

1. 牛眼征(Bull's eyesign)　　又称靶环征(targesign),酷似牛眼形状,主要见于肝转移癌。小圆形中高回声,其周围有环状低回声带,团块中央可有液化坏死的低-无回声区。

2. 结中结征(nodule in nodule sign)　　为大结节中的小结节征象。在较大的肿瘤图像中有小的结节,边界清楚,回声可高可低不等。

3. 驼峰征(hump sign)　　肝脏肿瘤从肝被膜上呈圆弧形隆起的征象。

4. 血管绕行(blood vessel moves round sign)　　肝脏肿瘤表现较为明显,肝内血管因肿瘤挤压,推移其正常走行方向。

5. 晕征(halo sign)　　位于肿瘤周围的低回声环带,多见于转移性肝癌。

6. 提篮征(basket sign)　　肝脏肿瘤彩色多普勒显像,肿瘤周围血管血流彩图形似花篮,对诊断肝癌有价值。

7. 彩色镶嵌征(mosaic pattern)　　彩色多普勒显像,血管狭窄区高速血流形成的色彩混叠伪差。

8. 双层回声(double-layer echo)　　又称双边影,指胆囊壁内出现低回声带,系胆囊壁水肿所形成,常发生在急性胆囊炎、肝硬化腹水的胆囊壁。

9. 彗星尾征(comet tailsign)　　当声束遇到薄层强回声界面时,所产生的多重反射即混响声影。其特征是自强回声界面开始的逐渐内收并减弱的多条平行强回声线,酷似彗星的拖尾,见于体内气体、金属或胆囊胆固醇沉积症。

10. 壁-强回声-声影征(wall-echo-shadow,WES)　　指萎缩、增厚的胆囊壁内包裹着结石的强回声以及后方有声影的征象,是诊断慢性胆囊炎伴结石的诊断依据。

11. 超声墨菲征(ultrasonic Muraphy's sign)　　急性胆囊炎病人在做超声检查时,用探头压迫胆囊区,引起病人剧烈疼痛,意义与体检出现Murphy's征相同。

12. 重力转移征(gravity transfer sign)　　液体中固体物随体位改变而移动的征象,如胆结石等。

13. 米老鼠征(mickey sign)　　在肝门区横断扫查时所获得所谓“米老鼠”声像图,即下腔静脉为“米老鼠”身体肝门静脉构成“米老鼠”的头,肝动脉为其左耳,肝外胆管为右耳。米老鼠征可以帮助确认肝门区复杂结果,尤其有助于胆外胆管和肝动脉的鉴别。

14. 平行管征(parallel channel sign)　　又称双筒枪管征(Sign of double barreled gun)扩张的胆管与伴行门脉形成两个直径相似的平行管状回声,为梗阻性黄疸的征象。

15. 通心面征(macaroni sign)　　胆道蛔虫,虫体介面线状回声和体腔无回声带形成的图像,类似通心面状。

16. 假肾征(pseudo-kidney sign)　　指较后的低回声环包绕强回声,类似肾脏的图像,多见于胃肠道肿瘤。

17. 脂液分层征(fat-fluid level sign)　肿物内含有液态脂质和积液,油脂在上,液体在下,构成油液平面,图像有水平间隔反射征象。多见于囊性畸胎瘤等。

18. 肝肾分离征(kidney separated from liver sign)　正常人肝和右肾紧邻,当出现腹水时,可出现肝肾分离征象。

三、超声显像的基本表现

超声显像诊断图像表现多种多样,但有其规律性的基本表现。不同部位的各种超声显像图像表现便是这些基本表现不同程度的组合。超声医师在超声显像诊断中要掌握声像图的各种基本表现,又要结合解剖、病理、临床,具体问题具体分析。

(一)实质性组织

通常将肝作为实质器官超声显像检查图像模式,其基本特征是有明亮的线状被膜回声,肝实质回声(背景回声)为中低回声。并且各级管道结构(肝门静脉及分支、肝静脉及分支和各级肝内胆管)均清晰可见。提高或降低总增益可使整个肝脏回声水平增高或降低。良性肿瘤包膜光滑完整,内部回声较为均匀,一般为中高回声。后方回声衰减不明显。恶性肿瘤大多边界不清,或有不完整包膜。内部回声多为不均匀低回声,边界多有浸润表现。瘤体常有球形立体感。体积较大的肿瘤内部回声强弱不等,表现复杂,有液化坏死,可有不规则无回声区,肿瘤后方回声常有衰减。炎性包块边界不清,可见厚壁包膜回声。内部回声依病变程度不同各异,演变过程一般由不均匀低回声(炎性反应)→不均匀高回声(组织变性坏死)→不规则无回声(组织液化)。由于病变过程不一致,炎性组织中常有高回声和无回声区同时存在。一般炎性包块后方出现增强效应。

(二)液体

在人体超声显像诊断中,含液(体)性病变的诊断是最为直接而准确的,液体与周围结构之间有明显的分界,液体表现为无回声区,其后方增强效应明显。提高仪器灵敏度,液体仍然为无回声。

1. 囊肿　囊肿壁薄而光滑,其内为无回声,后方回声增强,提高仪器灵敏度,囊肿内仍为无回声。当囊肿有出血或感染时,囊内无回声可出现点状、斑块状中强回声。囊肿恶性变者,内壁可见乳头状回声,囊肿内可有分隔光带。

2. 脓肿　依病变过程不同,超声显像图像差别很大。早期囊肿并不见液性无回声区,只是边缘不规则不均匀低回声区。随病变进程,典型脓肿为不规则,但有完整的厚壁囊性无回声,其内可有点状、斑块状低回声,为组织碎屑,脓肿后方回声增强。

3. 血肿　可显示其边界,多不规则,其内为无回声,并可见点状、斑块状低回声(血肿内部回声信号多于单纯囊肿、少于脓肿),新鲜的出血可为高回声,机化后亦为高回声。血肿形成后期其内可见纤维条索状回声。

4. 腹水　是腹膜腔内积液,少量时仅在肝肾间隙、盆腔底部显示,大量积液可充满腹腔。腹水的图像表现为片状无回声区,但病种不同又有各自区别和表现。肝硬化腹水,即所谓干净无回声区。若有感染或化脓性腹膜炎者,则在无回声中有点状、斑块状无回声与网膜、系膜有粘连则呈强回声,或形成包裹性积液。癌性腹水介于漏出液与渗出液之间,即无回声区内可见低回声影像。

（三）人体管道结构

人体管道结构必须有液体对比，才能显示管道结构。血管、胆囊、胆管、输尿管和膀胱因有天然的液体对比（血液、胆汁和尿液），因此超声显像能清楚显示其二维管道结构，利用多普勒技术还能检查多种血流参数。

当胆系和泌尿系有梗阻时则更易显示其管道结构。消化道充盈液体时（饮水、灌肠或有梗阻病变时）超声亦可显示其腔内形态。但在无液体对比时，其声像图为薄壁的杂乱回声团。其内存有气体时则为强回声，无法观察其内部形态，也掩盖后方结构。

（四）气体

位于消化管腔中的气体，呈团块状强回声，其后常伴有不纯净的声影。位于胆管中的气体呈线状或条索状强回声，其后方常有"混响"伪差，呈"彗星尾"征。

（五）骨骼

胎儿骨骼和成年人软骨透声较好，超声检查可显示其内部形态结构，成年人骨骼表现为条状强回声伴有完全的声影。

（六）结石和钙化灶

结石常发生在胆囊和肾脏，其声像图表现为斑块状强回声伴声影。但结石较小或在聚焦区外可不发生声影。钙化灶常见于慢性胰腺炎、前列腺炎、结核及某些肿瘤。超显像表现为不规则斑块状强回声伴声影，亦可无声影。

四、主要观测内容及参数

彩色多普勒血流显像成像原理是在多普勒超声诊断装置中，其频移信号采用实时频谱分析技术，用相关技术和彩色编码技术处理，使多普勒信号转变成彩色信号，并与二维黑白声像图叠加，实现彩色血流显像。以彩色信号的不同颜色表示血流方向，例如，用红色表示血流朝向探头，蓝色则表示血流背离探头流动。彩色信号色调也能反映血流速度（平均速度）的快慢，色调越暗淡，表示血流越慢。还能以彩色信号显示方式标志血管属性，如动脉血流彩色信号有规律地搏动，静脉血流彩色信号则持续地显示。CDFI还能反映血流的性质，如层流（正常血流）的彩色多普勒血流显像，血流的彩色信号显示色彩比较均匀。用较低的速度标尺时，血管腔中央部位彩色亮度高于外缘近血管壁处。提高速度标尺时，彩色信号中央的亮度在整个血管从中央到周边处均没有差别。病变时出现的高速射流（jet）如超过 nygusit 频率极限，血流的彩色信号出现倒错（混叠）。在颈动脉分叉部位或在动脉瘤内，其边缘出现血流分离和漩流（血流方向翻转），显示为管腔中央和近血管壁处的彩色信号颜色不同。如上所述，根据彩色多普勒血流显像的特点，对判断血流的方向、血流速度和血流的性质等有重要作用。另外，对血流解剖形态显示，如血管直径、走行、分布和分布多少及丰富程度等也有一定价值。现代高性能的彩色多普勒超声仪能显示直径为 2mm 以下的细小血管，以及 2～3mm/s 低流速、低流量血流，可以准确评价血流灌注与肿瘤血供特点。但由于脏器或肿瘤内的血管走行并不完全平直，CDFI 血流显像又依赖探测角度，所以往往难以显示各个血管全貌。只能观察到某一段血管、某一断面或某一部分。因此，在声像图上其血管呈现彩点状、短线状、或树枝状分布。评价其丰富与否就只能根据其彩点状、短线状、或树枝状血管显示的多少而定，并无量化指标。较丰富的血流可显示较多的短线状、树枝状血流或网状血流,甚至呈火球状表现。

对血流速度的定量研究,以及血流动力学参数测定需依据多普勒血流频谱曲线的检测。多普勒血流频谱曲线图显示随时间变化的多普勒差频(频移)大小及分布。其纵坐标为频移轴,如将声束和血流间的夹角校正(<60°)后,可直接表达血流速度大小;横坐标为时间轴。多普勒血流频谱曲线图所显示的曲线有一定的宽度,称频宽,代表不同流速的红细胞分布范围。曲线的上包络线代表最高流速的变化,下包络线代表最低流速的变化,曲线上的明亮度表示流速分布中的红细胞密集程度。通过多普勒血流频谱曲线,在人体血流动力学的检测中,常用下列参数:收缩期血流峰值速度(peak systolic flow velocity,V_{man})、舒张末期血流速度(end diastolic flow velocity,V_{min})、平均血流速度(mean enveloped velocity,V_{mean})、搏动指数(pulse index,PI)、阻力指数(resistance index,RI)、收缩期血流峰值速度和舒张末期血流速度比值(V_{max}/V_{min})以及充血指数(CI)等。经研究,RI 和 PI 两项参数能在一定范围反映被测血管的远端阻力和动脉管壁的弹性情况,反映动脉硬化及其他病理改变。而且排出了声束与血流夹角的影响,有较大的参考价值,其计算公式分别为:

$$RI = \frac{V_{max} - V_{min}}{V_{max}} \tag{式 2-1}$$

$$PI = \frac{V_{max} - V_{min}}{V_{mean}} \tag{式 2-2}$$

$$CI = \frac{A}{V_{mean}} \tag{式 2-3}$$

V_{max} 为收缩期最大血流速度(峰值),V_{min} 为舒张末期血流速度,V_{mean} 为平均血流速度,A 为血管横切面积(cm²)。血管内血液流动速度分布不呈活塞型,而且受心脏搏动、呼吸及其他多种因素影响。测定血流量需用专门设计的瞬时(10ms)流速剖面显示技术,并将流速剖面上分段截取流速数据,乘以对应的管腔内环面积,获得分区环流量。全部环流量的总和为瞬时血流量。100 次连续瞬时血流量相加为每秒血流量,再乘以 60,得出每分钟血流量。本法称 CVIQ 技术,符合流量测定原理。

五、超声扫查常见伪差

(一)伪差

伪差(artifact)又称"伪像"或"假像",系指由于成像系统或其他原因造成的图像畸变或假像,是超声断层图像和相应的解剖断层之间的差异,人为的因素(包括检查技术)、超声波的物理性质(反射、折射、散射等)、仪器的性能等多种因素均可造成伪像。伪像可使超声波图像畸变失真,干扰超声诊断,易造成误诊、漏诊。超声医师要了解常见伪像特征及其产生原因,并在实际操作中准确识别及设法消除,以帮助诊断。

(二)多次反射伪差

多次反射伪差(artifact from multiple reflection)又称"多重反射"或"多重回声",是声束,垂直传播过程中遇到一个较平的介面,在这个介面上将超声返回探头,由于反射回的声能较强,则又被放射回体内,然后声能再次由介面反射到探头,并出现多次反复,直至反射声能完全衰减,这样就在第一次回声之后出现与两个反射介面距离相等的第二、三等多次回声。在声像图上表现为脏器前壁下方的条状多层平行回声。多次反射伪差主要发生在声束垂直经过平薄组织结构的各种管壁、腹膜等处,尤其是与薄层气体所构成的界面上。例如,超声在肋间扫查肺组织所产生的这种多次反射声像图。此外,当声束经过声阻抗差相差很大的介面时,产生可以在目标内来回反射,形成多次反射伪差。如超声扫查遇到子宫内节育器环所产生的"彗星尾"征。此种情况又称"银铃状伪差""多次内部混响伪差"。

在超声检查中遇到多重反射问题,可以帮助判定气体或金属反射体,但对位于近场的多重反射,由于可掩盖其后方的低回声小病灶,如胆囊、膀胱前壁多重反射削弱超声诊断胆囊、膀胱前壁病变的能力。

以下三种办法可以帮助克服多重反射伪差。

1. 适当提高仪器近场抑制,降低近场信号回声强度。

2. 对浅层病灶检查时,采用水囊或仿生块进行间接超声检查,避免病灶在近场成像。

3. 适当加压或改变声束投射方向和角度可使多重反射减弱或消失。

(三)旁瓣伪差

旁瓣又称侧瓣,是探头反射超声波主瓣以外的声束。旁瓣的产生可以用声波运动的惠更斯原理来解释:认为沿波前的每个点都是产生球状波前的独立声源,在波的中心,许多小子波叠加形成一个总波前即声束主瓣(main lobe),在声源的边缘从主声束轴向外呈辐射状传播的子波也形成波前旁瓣(side lobe),旁瓣对声像图影响很大,是产生图像伪差的主要原因之一,声源发生于主瓣之外,存在数对旁瓣。其中,第一旁瓣振幅较大,为主瓣的20%,处于主瓣轴的±10°~20°。当主瓣声束对物体检测时旁瓣亦同样向±10°~20°以内的物体进行检测。并将回声与主瓣回声重叠。超声检查声像图,根据主瓣轴线方向,而在系统时间,由旁瓣同步测得的旁瓣回声图,重叠在主瓣回声图上,这样就干扰和影响了主瓣的回声图像,因旁瓣回声图暗淡使在介面周围产生重影。实际上在所有较大介面均产生旁瓣伪差(artifact from side-lobe effect),只因其掩盖在主瓣回声之内而不予显示,在液性无回声区(如膀胱、胆囊)中,因无主瓣回声掩盖,便可显示旁瓣回声。一般旁瓣回声总在主瓣回声图附近形成浅淡的弧形延长线(带)。线阵探头扫描时,其凹面向下,扇形或凸阵探头扫描时其凹面向上。例如:膀胱结石强声像图可见结石强回声前缘两侧显示弧形线条,当声束斜向入射到胆囊与肠管相邻的介面时,胆囊腔内显示"披纱状"回声。

旁瓣回声不仅在二维图像上引起伪差,对超声多普勒检查也可造成影响,形成伪差,检查中应予注意。适当降低增益,或改变投射方向和角度,可使旁瓣伪差减小。

(四)部分容积伪差

部分容积伪差(artifact from partial volume effect)又称"声束厚度伪差"。探头反射的超声束具有一定的宽度(厚度),因此超声检查所获得的图像均是一定厚度以内空间回声信息的叠加。如一个3MHz的探头,理论上计算其声束厚度最窄处为5cm,在扫查人体时,厚度在5cm以内的各目标均被相互叠加,构成一幅断层图像,造成图像所显示的相互结构关系失真或混淆,例如:超声导向穿刺时,将紧贴胆管壁外的穿刺针显示已进入胆管内的假像。如要确立穿刺针是否进入目标需反复左右侧动探头,用不同角度观察和体会胆管与穿刺针头回声之间的关系。常见的部分容积效应伪差是导致小脓肿无回声区内出现细小光点而误诊为实质性肿物。希望超声医师能引起注意。

(五)镜面伪差

镜面伪差(artifact from mirroreffect)又称"镜面效应伪差"或"镜面图像伪差"。其产生原理与光学镜像伪差产生的原理相似。表面光滑的强反射大介面,因超声波反射而产生镜面像(虚像)的伪差。典型的镜面伪差例证是由胸膜与肺构成的介面反射,即在肺的部位可扫查出类似肝内病灶的回声图像,易引起医师对病灶位置判断的失误。这种镜像伪差不应被误解为肝癌的肺内转移。

消除镜面伪差的基本方法是改变探头角度,变化声束投射方向,镜面伪差虚像即可发生变化或消失。

(六)透镜效应伪差

人体的某些组织在超声检查时可起到透声镜的作用,使声束方向发生改变引起声像图伪差。透镜伪差(artifact from lens effect)的发生又与声束经过不同组织器官时引起的入射声波的折射有密切关系。例如,上腹正中横切扫查,图像由浅层至深层依次显示皮肤、皮下脂肪、腹直肌、腹膜外脂肪、肝脏、胰腺和肠系膜上动脉等结构,当声束经过皮下脂肪进入腹直肌,因靠近腹白线的腹直肌边缘结构酷似透镜,可引起入射声波方向发生改变。由于超声波经过脂肪的声速比肌肉的声速快因而改变了方向的声束向腹正中线折射,折射后的声束遇到肠系膜上动脉发生反射形成肠系膜上动脉虚像,而未折射的声束则形成肠系膜上动脉实像,这样,在声像图上肠系膜上动脉便呈双重显示。克服透镜效应伪差,可以采用改变探头方向或通过探头对腹壁施加不同压力进行扫查,可以使透镜伪差消失。

(七)绕射效应伪差

因超声波的绕射效应,超声束经过较小介面目标时,声波将绕过目标,继续传播,致使目标后方组织内小介面的声像消失,或失去应有的特征,形成绕射效应伪差(artifact from diffraction effect)。例如,检查小的(2~3mm)胆囊结石,因绕射效应伪差便无声影显示,使结石失去特征性表现,容易造成判断失误。

(八)悬浮粒子效应

病灶内液体中悬浮粒子的散射作用可以使目标内回声弥漫性增多、增强形成悬浮粒子效应伪差(artifact from suspending particle effect),引起医师对病灶物理性质,如囊性和实性的判断失误。例如,卵巢巧克力囊肿内陈旧性积血,因悬浮粒子效应,无回声区内可出现弥漫性点状回声,易误诊实性肿物。

(九)侧壁回声失落

大界面产生的回声具有明显的角度依赖。有较大入射角的超声波入射大界面时,其回声偏转他侧,不反射回探头,则可产生回声失落现象。回声失落时,此界面不能在屏幕上显示。囊肿或有光滑包膜的肿瘤,超声显像常可显示其细薄的前、后壁,但侧壁不能显示。这就是因为超声波束对侧壁的入射角过大导致侧壁回声失落(lateral wall echodrop-out)。

(十)后壁回声增强

超声波声束在人体内传播过程中随深度的增加不断衰减,为了使超声显像图像深浅均匀一致,在超声显像诊断仪设备中必须加入深度增益补偿(DGC)调节系统。后壁回声增强是指在常规调节的DGC系统下所发生的图像显示效应,超声波在入射体内某一区域衰减特别小时,如液体,则回声在此处的补偿过大,其后壁亦应补偿过大而较同深度的周围组织明亮,即为后壁增强效应(posterial wall enhancement effect)。这种后壁回声增强常出现在囊肿、脓肿和其他含液性病变的后壁,但不出现在血管腔的后壁。小肝癌和肝血管瘤的后壁亦可发生弱的后壁回声增强。

(十一)侧后折射声影

侧后折射声影(posterial – lateral shadowing due to refraction)超声波束入射周围有光滑包膜的圆形病灶,当入射角大于临界角时则产生全反射现象,而出现其界面下方第二介质内的失照射,即在圆形病灶的两侧侧后方出现直线形或三角形的声影。在胆囊纵切面中,胆囊底部和胆囊颈部经常发生侧后折射声影,不要误认为结石。

(富 玮 王 彤 刘 洁 陈云芝)

第3章 超声诊断程序及原则

Chapter 3

一、超声诊断程序

近年来由于高新电子技术和计算机技术的引入，包括超声显像诊断在内的影像学诊断技术的迅速发展及其在临床上的广泛应用，积累了丰富的经验，现代诊断技术水平有了很大提高，不但使各科医师认识了许多新的疾病，也使人家对一些比较经典的病症有了更深入的了解。但在临床日常工作中呈现在我们面前的仍然是许多常见的最为普通的病症，如发热、水肿、胸痛及腹痛等。如何从这些常见的疾病表现中或从其他疑难复杂的疾病中推导诊断出更为接近疾病本质的结果，是我们每一位超声医师的责任。

超声显像诊断和鉴别诊断思维方法是临床医学研究方法中的重要内容，通过对其思维方法的探讨，提高超声显像诊断和鉴别诊断的能力，对积累诊断经验和提高超声诊断和鉴别诊断水平、推动超声医学发展，均具有重要作用。

通常各类疾病的发生、发展及临床表现都应有其一般（常见）的特征和规律，但在不同患者的具体表现可有很大差别，因此在超声显像诊断过程中应力求诊断的个体化。临床超声显像诊断和鉴别诊断思维程序可以说是将一般的诊断思维规律应用于个体之过程。临床诊断思维能力的高低经常表现在对认识疾病个体化的把握上。

患者进行超声显像检查前一般先出示超声检查申请单。其实超声诊断科和医院其他临床科室之间的日常工作是会诊疾病性质。临床医师提出检查器官和会诊目的，超声医师通过超声显像检查做出检查结果并报告，明确回答临床所提出的问题，这就首先要求临床各科医师提供有规范内容的超声显像检查申请单，要求临床医师逐项认真填写超声检查申请单，但此项工作常常困难很大。临床医师往往由于工作繁忙或其他原因而忽视认真填写申请单，有的是初诊病例或急诊病人，临床资料相对不完整、不充分，时间也具有紧迫性。临床常见有相当数量的超声检查申请单填写不满意，这就要求超声医师在学习超声检查的同时，努力学习临床知识（尤其是初学超声或缺乏临床工作经验的超声医师），学习问诊和搜集完整的病史。根据笔者的经验，以往所作的疑难病和少见病的超声诊断大多由笔者亲自问诊，搜集完整的病史（笔者是内科医师），甚至要做体检、有的病例还要测量四肢血压及听诊杂音（别人不高兴做），努力搜集完整临床资料,抓住重点阳性体征,以症状鉴别诊断为纲,不断深入分析,结合超声显像结果,最后才使诊断得以确定。

患者就诊时一般先要讲述自己身体的不适,往往述说自己的某一个症状或几个症状,如发热、咳嗽、胸痛、腹痛及腹泻等,超声医师要参考病人讲述的症状去了解和搜集病史,进行必要的体检并参考实验室检查和其他检查结果,然后进行规范、完整的超声显像检查。对于诊断往往达到事半功倍的效果。在做超声显像检查过程中,一般的步骤(思维程序)是先考虑患者患有哪几种疾病可能性较大,然后进行分析判断,边操作边思考,抓住重点,从超声显像图像特征出发,以异常图像为依据,进行深入细致的分析、比较与鉴别,从鉴别中做出诊断(超声显像鉴别诊断是得出正确判断的关键)。此时应优先考虑一种常见病或多发病或当时的流行病。如果不能满意解释患者所患疾病的症状、体征、化验及其他临床表现时,再考虑患者可能患有两种或多种疾病,或有并发症存在,也可能患有少见病或罕见病。这样根据超声显像图像特征性表现,再结合病史、临床表现、实验室检查和其他影像学检查结果,最后做出超声显像诊断。规范完整的超声显像检查若无异常发现时,即明确除外了器质性疾病,才能考虑功能性疾病。对疑难病例更应结合临床,进行深入细致的分析、比较、鉴别及动态观察,进行反复检查或进行经超声引导下组织细胞学检查,或经诊断性治疗,最后才能得出正确的诊断。有了正确的诊断,治疗才能有的放矢,甚至可以指导临床手术方式和过程(如肿瘤部位、大小与重要脏器和血管的距离以及转移的部位,应切除哪些淋巴结等),这对病人来说是极为重要的。

总之,在进行超声检查过程中,应以症状鉴别诊断为纲,一边检查,一边思考,一边重点询问病史,并结合体检和实验室检查,进行全面分析和判断。在检查过程中,超声医师首先进行患者有病或无病的判定;在进行规范仔细的超声检查以后,若该扫查部位(器官)未见异常时,当即可以做出无病的判断,若患者有临床症状或实验室检查异常,则可对患者适时随诊。超声检查结果若有异常发现,下一步应做定位(部位、脏器)和定性诊断,即囊实性或良恶性诊断;若判断为恶性病变,则需进一步做出原发性或继发性的判定;若是原发性则要寻找转移灶(包括各级淋巴结),若是继发性病变,则需进一步寻找原发灶(脏器)。以上就是完整的超声诊断程序(图 3-1)。

二、超声诊断原则

对病人的正确处理基于对病症和病情的正确判断,即在对病人处理之前,首先要对疾病进行正确诊断。比较简单的疾病如此,复杂疑难疾病的正确诊断更为重要。超声显像诊断实际上是为了解决各科疑难疾病诊断服务的。超声医师所面对的是临床各科疾病,因此,超声医师需要大量阅读临床各科有关书籍、丰富理论、努力实践,不断提高自己的超声诊断水平和医学知识。并把医学基础与临床知识和日常超声诊断工作结合起来。

确定临床诊断是一个复杂的认识过程,超声显像诊断亦是如此。诊是诊察,断是判断,诊断过程就是通过诊察,然后进行判断。疾病的诊断过程是一个富有探索性的能动的思维过程。超声显像诊断过程和原则是熟悉正常、辨别异常、结合临床、综合判断。超声显像诊断过程就是超声医师根据超声图像的特征、结合病史和体征,参考实验室检查和其他影像学结果,进行综合分析和鉴别,最后以超声图像作为主要依据,提出诊断意见。即通过超声显像检查,揭示

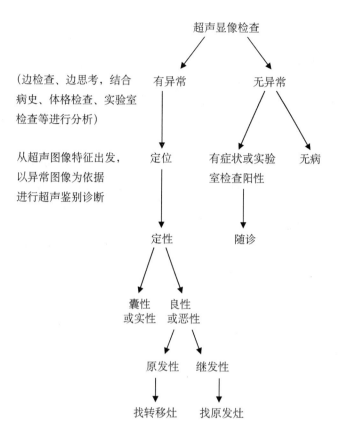

图 3-1　超声显像诊断程序

疾病的本质(病变形态和功能的变化),提出带有诊断性的结论。

1. **熟悉正常**　所谓熟悉正常,就是要求超声医师熟悉正常的解剖结构,熟悉人体各个器官的正常位置、形态、大小及其变异。要求超声医师熟悉大体解剖、局部解剖、人体断面解剖和超声断层解剖。有一超声误诊病例便说明了熟悉正常解剖结构的重要性。一位 34 岁女病人患有胆总管囊肿伴结石,超声医师误诊为胆囊结石,外科又以此为依据错误地把正常胆囊切除,说明这位超声医师不熟悉正常解剖,不知道胆囊和胆总管的正常位置及如何寻找之,也不知道胆总管可以发生囊肿,以及囊肿可以伴有结石,因此把胆总管囊肿伴结石误诊为胆囊结石。

2. **辨别异常**　在熟悉正常以后,超声显像诊断就要辨别异常,即在超声检查中寻找异常回声,寻找病灶。异常回声表现多种多样,但也有其规律性的基本表现。各种病变的声像表现就是这些基本表现的不同程度的组合。超声医师在诊断过程中要掌握异常回声的各种基本表现:如实质性肿物包括良性、恶性肿物的声像表现;炎性包块的声像表现;各类囊肿、脓肿、血肿、胃肠积液、胸腔积液和腹水等含液性病变的声像表现;气体、骨骼、结石的声像表现等。另外还应熟悉超声显像诊断中常见伪差的识别。超声医师应具有病理解剖学和各科临床知识。超声显像诊断分定位诊断和定性诊断。腹部超声显像诊断定位一般定位于腹壁、腹腔和腹膜后,要判断病灶是在器官内还是器官外,还要定位病灶具体在某一器官及在该器官的部位、数目及与重要血管和相邻脏器的关系(浸润、挤压、粘连、牵拉)。定性诊断包括物理性质:囊性、实性和混合性;病理性质:炎症、肿瘤(良恶性)、外伤或先天畸形等;病变形态:弥漫性或局限性;病变来源:原发、继发;病灶转移:经血液、淋巴转移或直接浸润等。给病人进行超声检查时,还应注意提高仪器操作的技术。超声医师必须熟悉超声诊断仪器的性能,正确地调节各个控钮,充分发挥其功能,因此,在使用仪器前必须详细阅读技术操作手册,熟悉具体操作方法和程序。按规定程序给病人进行规范、全面细致地检查,优化组合各控钮功能和条件,以获得理想的规范图像。

3. 结合临床,综合判断　这一点极为重要。例如,有一 20 岁男性青年,外院 B 超报告肾脏髓质海绵肾,临床要求做常规腹部检查。经笔者超声检查判断不是髓质海绵肾(髓质海绵肾超声图像有特殊表现),而是肾脏钙质沉积症,考虑可能是高钙血症,当即做甲状旁腺超声检查,发现两个甲状旁腺腺瘤(原发性甲状旁腺功能亢进)。本例的正确诊断说明超声医师应具有钙、磷代谢和内分泌疾病的临床知识,并和超声检查结合起来。所以超声诊断需要密切结合临床,超声医师要有临床经验,临床经验在临床思维过程中占有着重要的地位。临床经验是医学知识和医疗实践相结合的产物,是从一般理论原则过渡到个别具体病理的认识过程中的中介或桥梁。临床思维作为把握个别的认识活动,与医生的临床经验有着直接的密切关系。在临床思维中,医生的临床经验如何,对于理解患者各种症状、体征的实际意义及其相互关系、对于充分运用类比方法、由已知去探索未知、对于把握疾病过程的本质演变,都有着重要的作用。对于临床思维来说,只有一般的理论和原则是不够的,还要借助于临床经验,对疾病过程具有的表现形式进行具体分析。医生临床经验是否丰富,是他临床思维能力的重要标志。当然临床经验还需要在反复验证中不断发展,才能使临床经验在临床思维过程中 充分发挥其积极的作用。

4. 诊断全面、完整　超声显像诊断应力求全面完整。所谓全面完整就是除了形态诊断以外还应包括病因和病理诊断,这就是综合诊断的原则。除此之外还应遵循早期诊断和个体化原则。超声显像诊断应根据临床资料所提示的诊断思路,必须有意识地去发现病灶,同时也要注意阴性体征的意义,前者是赖以诊断的正面依据,后者是进行鉴别诊断的重要资料。实践机会多、重复次数多是超声显像诊断的重要特点。即使是同一患者的反复检查,也不是单纯的重复,而是在不同的病情下一次又一次的实践深化,促进对有关疾病在认识上的深化。超声显像诊断的另一个重要特点是对病人的许多问题都要及时作出判断。在其诊断过程中具有时间上的紧迫性和临床资料相对不完备性。要求超声医师立足于临床实践,并善于科学思维,在工作中 敏锐地抓住基本的诊断线索,以便尽快确定诊断。

在这里笔者要推荐超声显像诊断的一种工作形式,即所谓"边做边想边说,边说边想边做"。昔日,北京协和医院内科张孝骞教授查房的独特形式是"边想边说,边说边想"很有功效。我们在日常超声显像诊断工作中,特别是在疑难疾病会诊时亦可以运用此种方法。这样可以把自己对病人的各种问题如何着手思考、如何层层剖析、反复推敲后如何作出判断、如何留有余地以便进一步探究等的全部思维过程阖盘托出。一方面使自己的头脑有清晰的思维,另一方面使下级医师和进修医师得以清楚理解,并直接学到分析问题的顺序和方法,进而提高和推动临床超声显像诊断工作。

三、关于疑难病首诊一次诊断

快速正确诊断疾病是各级医师一项重要的基本功,也是临床工作所追求的目标。作为一名优秀的超声医师在日常工作中就要做到跨学科的"一站式"服务(同时可进行多器官、多系统的全身检查)和"全天候"即时检查(不要求条件,随时可检查),就应该对各种疑难疾病做到首诊一次即能明确诊断。这就是一切为病人着想。对疑难病做到首诊一次确诊主要是对病人有利,能节约时间,按照时间即生命、时间就是金钱的理念,一次诊断能使病人尽快得到治疗,甚至挽救其生命,并能节省病人的多项费用,减少病人往返次数和种种麻烦,缩短就诊时间,提高工作效率。实际上也是为国家节约,体现目前提倡的节约型社会之理念。

所谓疑难病例就是病情复杂曲折的常见病(涉及多器官、多系统病变)和疑难的少见疾病。超声显像检查要做到首诊一次诊断绝非易事,需要超声医师具有认真负责的精神、过硬的基本功、周密而迅速的判断能力和对疑难疾病诊断追寻到底的决心。以下实例力图说明达到一次诊断的要领和经验。

例1. 患者女,32岁。3个月前患者因"感冒",发热、咳嗽、头痛,劳累后心慌、气短,渐加重。1个月来发生右眼视物模糊来诊。超声显像检查心脏彩超显示心内结构未见异常,肝、胆、胰、脾、双肾超声显像检查未见异常。血管系统超声多普勒显像检查显示右颈动脉、右腋动脉、右桡动脉无血流频谱,右眼动脉及右视网膜中央动脉血流明显减低。左颈动脉、左腋动脉、左桡动脉、左眼动脉及左视网膜中央动脉血流正常。超声提示多发性大动脉炎。

例2. 患者男,54岁。低热、腹痛近20年。患者于20年前感冒后逐渐发生低热、腹痛,查体无阳性发现,实验室多次检查血象正常范围,红细胞沉降率及各类酶数值在正常上限或略高,曾抗炎治疗无效。长期以低热、腹痛待查多次入院诊疗,曾开腹探查2次未有阳性发现,院内外多次会诊未能明确诊断。1989年10月18日再次住院,内科要求做肝、胆、胰常规腹部超声检查。病人体瘦,慢性病容,精神略差。超声显像检查肝、胆、胰、脾、双肾未见异常。笔者当时考虑病人长期低热、腹痛,应该有病灶存在于体内,只不过以往未能发现。为了排除血液病疾患,遂对腹腔淋巴结进行检查(内科并未要求)。腹腔淋巴结应在动脉旁边寻找,此病人未发现有肿大淋巴结,但发现腹主动脉病变,显示为管壁不均匀增厚,回声增强,并有不规则斑块。"难道以往没有医师查体发现异常吗?"只有一位医生——马万森教授曾在左下腹听到过血管杂音。当即笔者给患者进行了详细的血管超声检查,发现腹主动脉、腹腔动脉、肝固有动脉和脾动脉的起始部、肠系膜上动脉、左髂动脉均发现了异常,管壁节段性增厚、回声增强,以左髂动脉为明显,管壁呈现明显的双侧局限性增厚。笔者又进行了听诊,在患者左下腹(左髂动脉处)听到了柔和的微弱的吹风样血管杂音。超声提示多发性大动脉炎。

例3. 患者女性,68岁。10年前因肾脏恶性肿瘤行右肾全切除(病理报告为透明细胞癌)。2年前常规B超检查右肾区有一肿物,逐渐增大,半年期CT检查证实右肾区有肿物,考虑肾癌复发?多次B超检查均在右肾区发现肿物,但未能明确判定肿物的来源及性质,来我院行B超会诊。腹部超声显像检查肝、胆、胰、脾未见异常;左肾略大(代偿性),右肾区显示一个8.7cm×7.2cm,边界清楚的中等回声区,向左上压迫下腔静脉,彩色多普勒超声显像显示肿物后方有一个彩色血流,可引出类似肾动脉的血流频谱。二维超声显像及彩色多普勒血流显像根据声像表现判定肿物为实性肿块,并位于腹膜后原肾脏位置。根据多普勒血流频谱图形为类似肾动脉频谱图形的肾上腺动脉而非新生血管。因此,该肿瘤为良性肿瘤,来源于右肾上腺。最后判断为右肾上腺无功能性良性肿瘤。

例4. 患者女性,53岁。发热、口干、ALT增高伴蛋白尿1个月入院。患者于1985年4月开始出现受凉后发热,体温38.4℃,伴乏力、食欲减退、出汗、眼干、口干。门诊检查尿蛋白(+),白细胞5~7个/HP,红细胞3~5个/HP。抗菌治疗后热退,3周后又开始发热,其后上述症状渐加重。实验室检查:血红蛋白81g/L,红细胞2.86×10^{12}/L,网织红细胞0.006,尿红细胞8~10/HP。尿蛋白定量24g/24h。尿镜检红细胞形态异常,中段尿培养及尿抗酸杆菌均阴性。IgG32.7g/L,IgA及IgM正常,抗核抗体(ANA)及类风湿因子均阴性,血碱性磷酸酶(ALP)、血脂及钙磷均在正常范围。超声显像诊断肝脏增大,肝被膜不光滑,肝实质回声不均匀,弥漫增强,肝门静脉正常,胆囊壁增厚,脾脏轻度增大,彩色多普勒血流显像脾脏血流丰富,双肾形态大小正常,肾皮质回声轻度弥漫性增强。超声提示:肝脏弥漫性病变,脾轻度增大,双肾皮质轻度弥漫性病变(干燥综合征引起的肝、脾、肾病变)。

例5. 患者男性,20岁。外院B超诊断,双肾"髓质海绵肾",要求我院B超会诊。超声显像检查肝、胆、胰、脾未见异常。双肾形态大小正常,肾被膜光滑,肾皮质、髓质分界清楚,皮质厚度、回声正常,肾髓质增大,回声增强,为均匀高回声的矩形体,肾盂肾盏不扩张。超声提示双肾钙质沉积症。当即给患者做了甲状旁腺检查,发现有3个甲状旁腺腺瘤。超声提示双肾钙质沉积症及甲状旁腺腺瘤。本例说明超声医师还应具备钙、磷代谢障碍的内分泌疾病知识。

例6. 患者女性,34岁。因"胆囊结石"行胆囊切除术,术后2个月复查B超,当时发现肝门区有局限性液体和斑块强回声,当时考虑斑块强回声及液体是否为术中遗留物,进一步扫查肝门区在肝门静脉前方未找到正常胆总管而是有壁的无回声区,最后判定该无回声区为胆总管囊肿伴结石而原手术为阴性开腹,误切了正常胆囊(术中发现其胆总管上端比正常胆总管宽1倍,但未继续向远端探查)。其根源在于超声误诊为胆囊结石。本例说明误诊的超声医师对于正常胆囊和正常胆总管的解剖位置不甚清楚,只知胆囊结石而不知胆总管囊肿结石,因此,将胆总管囊肿结石误报为胆囊结石,说明超声医师应具备解剖学等基础知识的重要性。

例7. 患者男,37岁,2周来低热、头痛、腹胀、食欲减退,但无恶心、呕吐。在本市多家医院检查,谷丙转氨酶50U/L,多次检查甲、乙、丙、丁、戊型肝炎病毒学指标均为阴性,胆固醇490mg%,三酰甘油583mg%,来做超声显像检查。患者既往无病毒性肝炎接触史,其父10年前死于肝内胆管癌。超声显像检查肝脏略增大,肝被膜不光滑呈颗粒状,肝内血管不清晰,肝实质回声弥漫增强,肝门静脉1.3cm,脾脏轻度增大。追问病史患者七八年来因工作原因(商业)饮酒过多,300g/d以上,超声显像诊断为酒精性肝病,脂肪肝,脾大。

例8. 患者男,51岁。因复查肾囊肿来做腹部B超检查,发现肝、脾增大,追问病史,否认肝炎病史及接触史。近5年多次健康体检肝脏未见异常,双肾囊肿。谷丙转氨酶60U/L,乙型肝炎病毒学指标为阴性,胆固醇490mg%,三酰甘油583mg%,本次超声显像检查肝脏增大,肝被膜不光滑呈颗粒状,肝内血管不清晰,肝实质回声弥漫增强,肝门静脉1.7cm,脾脏中度增大(厚度6.8cm),胆囊增大,胆总管1.68cm。追问病史患者有30余年饮酒史,250g/d以上。超声显像诊断为酒精性肝硬化、肝门静脉高压,脾大、胆囊增大、总胆管增宽,双肾囊肿。

例9. 患者女,49岁,食欲减退2周,皮肤黄染1周。患者2周前开始出现头晕、乏力、胸闷、食欲减退、厌油、恶心、未吐。一周前开始出现皮肤黄染,尿黄似浓茶,但尿量无明显减少。

肝功能检查发现谷丙转氨酶及胆红素增高,门诊以黄疸待查收住院。患者无恶寒发热,无腹痛腹泻,大便颜色如常。实验室检查总蛋白 50.8g/L,白蛋白 33.6g/L,谷丙转氨酶 468U/L,谷草转氨酶 362U/L,总胆红素 106μmol/L,直接胆红素 46μmol/L。尿素氮 5.36μmol/L,肌酐 64μmol/L。空腹血糖 5.4mmol/L,乙肝病毒标记物 HBsAg(-),HBeAb(-),HBcAb(-)。当地县医院拟诊"梗阻性黄疸、胆囊萎缩",需外科切除胆囊。病人拒绝手术即转我院诊疗。超声显像检查肝脏形态大小正常,肝被膜不光滑,肝实质回声轻度不均匀增强,光点增粗。胆总管内径 0.6cm,胆囊 6.0×2.0cm,壁光滑,其内未见异常回声,胰、脾、双肾未见异常回声。超声诊断为:①弥漫性肝脏损害;②胆囊、胆总管、胰、脾、双肾未见异常。追问病史,患者为油漆工人,工作 20 余年,未有相应的劳动保护。根据超声显像特征并结合病史及临床表现判定该患者为中毒性黄疸型肝病。

例 10. 患者男性,46 岁,因肝门静脉高压、脾大 5 年,多次发生上消化道出血,3d 前行脾切除术。1 周前又发生上消化道出血,急诊入院。临床一直按肝硬化、肝门静脉高压、脾大、上消化道出血诊治。否认肝炎病史。其母患有相同病症,亦按肝硬化、肝门静脉高压、脾大,切除了脾脏。

入院查体:血压 110/60mmHg,脉搏 100/min,呼吸 18/min,轻度贫血貌。皮肤、巩膜无黄染。面部及全身皮肤无出血点及蜘蛛痣,无肝掌。双肺呼吸音清,未闻及干、湿啰音。腹部膨隆,左肋下缘见手术切口瘢痕,脐部轻度膨出,肝脏下缘可触及,移动性浊音阳性。肠鸣音正常。实验室检查:血红蛋白 110g/L,白蛋白 39g/L,肝功能正常。HBsAg、HBeAg、HBcAb 及 HBVDNA 均呈阴性。超声显像检查显示肝脏失常态,略增大,被膜尚光滑,肝脏实质及血流甚少,肝内充满多个椭圆形囊性无回声,并互相联通。肝门静脉 1.6cm,脾脏已切除。超声显像诊断 Caroli 病(肝内胆管囊性扩张病,复合型)。Caroli 病复合型即肝内胆管囊性扩张合并肝脏纤维化,并可引起肝门静脉高压、脾大及上消化道出血。其母患病病史、症状及临床经过与该患者相同。本例外科长期误诊为肝硬化、肝门静脉高压、腹水、上消化道出血,并做了脾切除,说明本病种少见,而且以往的超声医师对本病缺乏认识。

例 11. 患者女,36 岁,发热、疲劳乏力半年,加重 2 周。患者于半年前无明显诱因开始发热,体温波动于 38.3～38.9℃,曾给予抗感染治疗无效。病程中患者自觉疲劳乏力,无咳嗽、气急、呕吐及尿频、尿急。2 个月前开始下颌部位疼痛,并伴皮肤发红。近 1 周发现尿黄,巩膜黄染,食欲明显减退,伴乏力,既往身体尚好,无肝病黄疸史,无腹痛及肝炎接触史,亦无输血史。家族成员均身体健康。查体全身表浅淋巴结无肿大,无皮疹,皮肤黄染,下颌部位局部压痛,皮肤发红。全身各关节无红肿及功能障碍,四肢肌力检查近端肌力Ⅲ～Ⅳ级,远端肌力Ⅴ级。实验室检查尿三胆阳性,ALT 136U/L(穆氏法),黄疸指数 62U/L,血胆红素 109.44μmol/L。碱性磷酸酶96U/L,γ-谷氨酰转肽酶 1.026U/L,甲胎蛋白 29ng/ml,乳酸脱氢酶1 460U/L。入院后行下颌部位局部活组织检查病理诊断为皮肌炎。腹部超声显像检查胆总管为 1.4cm,胆囊为 7.1cm×3.1cm,胰腺形态大小正常,胰头区多个淋巴结肿大,对胆总管有挤压现象。双侧卵巢明显增大,回声减低。诊断为皮肌炎合并恶性淋巴瘤,淋巴结压迫胆总管引起的梗阻性黄疸(非外科性黄疸),经病理证实为 Burkitt 恶性淋巴瘤。用环磷酰胺、激素等治疗 2 周后,胰头区淋巴结及增大的卵巢明显缩小,黄疸减退。病人 1 个月后死亡。

例 12. 患者女,66 岁,发热、疲劳乏力半年,加重 2 周。患者于半年前无明显诱因开始发热,体温波动于 37.5～38.3℃,曾给予抗感染治疗无效。病程中患者自觉疲劳乏力,无咳嗽、气急、呕吐及尿频、尿急。近半个月发现尿黄,巩膜黄染,食欲减退,伴乏力,既往身体尚好,无肝病黄疸史,无腹痛及肝炎接触史,亦无输血史。家族成员均身体健康。查体全身表浅淋巴结无肿大,无皮疹,皮肤黄染。全身各关节无红肿及功能障碍。实验室检查尿三胆阳性,ALT128U/L(穆氏法),黄疸指数 52U/L,血胆红素 109.44μmol/L。碱性磷酸酶 96U/L,γ-谷氨酰转肽酶 1.026U/L,甲胎蛋白 29ng/ml,乳酸脱氢酶1 460U/L。腹部超声显像检查胆总管为 1.46cm,胆囊为 6.5cm×3.1cm,胰腺形态大小正常,胰头区多个淋巴结肿大,对总胆管有挤压现象。诊断为恶性淋巴瘤,腹腔淋巴结肿大压迫胆总管引起的梗阻性黄疸(非外科性黄疸)。

由于胆道梗阻,胆汁反流引起的黄疸以往多数教科书均称为外科性梗阻性黄疸,其实在临床上还有多种疾病引起的梗阻性黄疸是非外科性的。笔者多年来所诊断的梗阻性黄疸病例有以下多种:①肝门部胆管癌;②胆总管结石;③胆总管癌;④胆总管转移癌;⑤胰头癌;⑥十二指肠 Vater 壶腹癌;⑦先天性胆道闭锁;⑧十二指肠憩室;⑨慢性胆管炎;⑩硬化性胆管炎;⑪胰头区淋巴结肿大压迫胆总管(恶性淋巴瘤);⑫心力衰竭及肝硬化引起胃肠管壁淤血、水肿。

其中前 8 种病变为外科性梗阻性黄疸(占梗阻性黄疸的大多数),后 4 种病变为非外科性梗阻性黄疸。曾有恶性淋巴瘤、胰头区淋巴结肿大引起梗阻性黄疸的患者被 CT 和临床误诊为胰头癌而行外科手术导致死亡的病例,应引起临床及影像学医师的重视。

例13. 患者男性,36 岁。2 年前参加长跑比赛后于当天晚上发冷、发热,体温达 39.2℃。急诊发现尿隐血阳性,血肌酐 128μmol/L,次日血肌酐为 260μmol/L。当时按急性肾衰竭入院治疗,卧床,维生素 C、葡萄糖液静脉滴注,1 周后恢复,血肌酐降至正常,出院。2 个月后又因游泳后发现酱油色尿,此后尿隐血均为阳性。1 周前查血肌酐 125μmol/L,尿隐血阳性。超声显像检查肝、胆、胰、脾未见异常;双肾形态大小正常,表面光滑,双肾皮质回声轻度弥漫增强,彩色多普勒血流显像显示肾脏血流速度减低,超声提示双肾皮质轻度弥漫性病变。

阵发性冷性血红蛋白尿(PCH,paroxysmal cold hemoglobinuria)为全身或局部受寒后突然发生的以血红蛋白尿(酱油色尿)为特征的一种罕见疾病。本病诱发因素多为受寒,表现为遇冷后再回到温暖的环境中几分钟至几小时内突然发生发热(可达 40℃)伴寒战,全身无力、腰腿酸痛、腹痛、头痛、恶心、呕吐,随后排出酱油色尿,但都持续时间较短,多为几小时,偶有几天者。患者伴有黄疸、脾大,反复发作者可有含铁血黄素尿。

例14. 患者女性,56 岁,低热左胸痛 2 个月,临床要求做腹部超声检查,肝、胆、胰、脾、肾未见异常。病人诉说左侧胸痛比较明显,笔者当即给病人做了左胸超声检查,超声显像检查发现左侧 6、7 肋骨直径 1cm 圆形、均匀低回声结节,判定为肋骨转移癌,追问病史 20 年前因甲状腺功能亢进行甲状腺[131]I 治疗。

例15. 患者男性,24 岁,建筑工人。于工作中从高空跌落至左肋肋骨骨折,急诊入院。骨科按骨折处理。入院后 2 周突然发生腹痛,不伴恶心、呕吐及腹泻。内外科急会诊未能明确诊断,并未考虑脾破裂,仅要求常规腹部超声检查。超声显像检查发现脾脏稍增大,于脾脏上段内缘发现不规则无回声区,其内未见彩色血流,同时在腹腔内发现片状液性无回声区,超声显像诊断为外伤迟发型脾脏破裂出血,腹腔积液(血腹)。本例提示凡有因外伤左侧肋骨骨折者,均应常规检查脾脏,尤其是对迟发型脾破裂更应注意。

例16. 患者女性,36 岁,左侧乳房乳头上方直径 0.6cm 均匀低回声小结节,笔者根据结节位置和超声表现判定为乳腺癌,其后该病人在一家肿瘤医院进行超声引导下穿刺,病理报告未见癌细胞,但病人坚持要求做肿块切除术,术后病理报告为乳腺导管腺癌。

例17. 患者男性,48岁,超声显像发现右肝一孤立的直径1.5cm的低回声结节,其周有声晕,当时判定为转移性肝癌(患者无肝硬化)。根据声像图表现考虑此转移癌来源于大肠,又根据右半结肠血流流入右肝和左半结肠血流流入左肝的放射性核素试验,最后判断其原发灶在升结肠,当即做了右半结肠超声显像检查,果然发现了升结肠癌。

例18. 患者女性,59岁,无不适,体检超声显像发现腹水,扫查肝脏发现数个直径0.5cm低回声结节,根据声像特点判定该低回声结节为肝转移癌,其来源应该是腺体,又根据中老年男性腹水的首位原因为肝硬化、肝癌而中老年女性腹水的首位原因为卵巢癌的临床经验,当即给患者做了盆腔超声显像检查,结果发现左侧卵巢癌,据此明确了诊断(仅用时20min)。

例19. 患者男,68岁,腹胀3年,加重并伴双下肢水肿2个月来诊。患者于2年前无明显诱因出现腹胀,伴乏力、食欲减退、消瘦,无恶心呕吐,无腹痛、呕血、黑粪。近1个月自感腹胀痛加剧,伴双下肢水肿,气短、尿少来本科检查。既往无肝炎、结核。家族无乙肝病史。查体腹部膨隆,肝脾触诊不满意,肠鸣音正常,双下肢凹陷性水肿。实验室检查全血细胞下降。门诊以全血细胞下降收入院,住院3周未能明确诊断。超声显像检查:肝硬化,肝左叶增大,尾叶明显增大,脾脏明显增大、腹水。超声提示肝硬化、脾大。考虑患者全血细胞下降为脾功能亢进所致。临床资料表明脾增大为正常脾3倍时,即可发生程度不等的全血细胞减少。

脾功能亢进(hypersplenism)是一种临床表现为脾大,一种或多种血细胞减少,而骨髓造血细胞相应增生的综合征,切除脾脏后血象可恢复正常,临床症状缓解。另外全血细胞下降亦可由再生障碍性贫血引起。再生障碍性贫血(aplastic anemia)简称再障,系由多种病因引起,以造血干细胞数量减少和质的缺陷为主所致的造血障碍,导致红骨髓总容量减少,代以脂肪髓,骨髓中无恶性细胞浸润无广泛网硬蛋白纤维增生,临床上以全血细胞减少为主要表现的一组综合征。

例20. 女性,76岁,外院诊断原发性胆汁性肝硬化。

患者3年前因右上腹部闷痛不适,就诊时发现肝大于右肋下2.5cm,肝功能检查SGPT 50U,拟诊"肝炎"。经保肝治疗3个月,症状无明显改善。其后又反复发生疲乏无力,右肝区闷痛,食欲减退。于1年前逐渐出现尿黄、皮肤黄,大便色浅。本市某三甲级医院消化科诊断为"原发性胆汁性肝硬化"。查体:体温、脉搏、呼吸及血压均正常。发育正常,营养中等,皮肤及巩膜轻至中度黄染,未见肝掌及蜘蛛痣。心肺无异常,腹平软,无腹壁静脉怒张。肝下界在右肋下2.5cm处。质地中等,边缘钝。脾左肋下3cm。腹水征(-)。双下肢无水肿。实验室检查:大便隐血(-),尿胆红素(+),尿胆原(-)。胆固醇468mg%,三酸甘油酯563mg%,凝血酶原时间正常。黄疸指数38U,总胆红素25.2(正常0~18.8),直接胆红素17.6(正常0~13)。A/G为3.6/3.1。SGPT 40U,AKP 36U(金氏)。免疫学检查IgG 2 621mg%,IgA 216mg%,IgM 566mg%。类风湿因子试验(-)。乙型肝炎标记物(-),甲胎蛋白<30ng/ml。抗核抗体ANA(-)(<1:40),抗平滑肌抗体AMSA(-)(<1:20),抗线粒体抗体AMA 1:640(<1:20),抗壁细胞抗体PCA(-)(<1:20),抗肝肾微粒体抗体LKM(-)(<1:20),抗心肌抗体HRA(-)(<1:20),抗线粒体抗体M2 AMAM2 >200↑(0~20)。核包膜型1:640,包浆颗粒型1:640,透明质酸HA391↑(<110/ml),层粘蛋白LN 108.00(95.0~135.0 ng/ml),Ⅲ型前胶原肽PⅢP 1.06(0.3~0.8)。超声显像检查:肝被膜不光滑,呈颗粒状,肝实质回声不均匀,弥漫性增强增粗,肝内血管不清晰,尾叶厚2.9cm,肝门静脉1.35cm,胆总管上段

1.0cm,胆总管下段 1.6cm(胰头部位)。胆囊 9.2cm×4.6cm。胆总管、总肝管壁增厚,回声增强。于肝固有动脉周围可见淋巴结肿大呈团块。超声诊断为梗阻性黄疸(胆囊增大、胆总管增宽),肝硬化(继发性胆汁性),肝门脉高压、脾大。梗阻性黄疸梗阻部位判定在十二指肠乏特氏壶腹乳头处(良性狭窄)。胃肠双重造影为浅表性胃炎、胃底静脉曲张、十二指肠憩室,ERCP证实十二指肠憩室压迫乏特氏壶腹乳头。

例 21. 患者男性,62 岁,活动后心慌气短 2 年,黄疸 2 个月,加重 1 周来诊。患者 4 年来经常受凉后咳嗽、咳白色泡沫样痰,以冬季发作频。1 个月前因感冒发热、咳嗽、咳痰,经抗感染治疗后,病情时轻时重,走路快时心慌胸闷、气急、腹胀,近 1 周黄疸及胸闷、心慌气短加重收入院。患者有 10 年高血压及冠心病史,吸烟史 40 余年,每日 15 支,家族史无特殊。查体:体温 37.3℃,脉搏 114/min,呼吸 30/min,血压 135/90mmHg,皮肤轻度黄染,无发绀;颈静脉怒张,双肺可闻及细湿啰音以右侧较明显,心尖搏动不明显,无震颤,心率 112/min,心律失常,$P_2 > A_2$,心尖部可闻及 2/6 收缩期杂音,腹部膨隆,肝脾触及不满意,移动性浊音(-),双下肢轻度可凹性水肿。实验室检查:血红蛋白 116g/L,白细胞 $8.9×10^9$/L,中性 0.79,淋巴 0.15,嗜酸性白细胞 0.04,单核细胞 0.02。尿蛋白(+),白细胞 0~1/HP,透明管型 0~2/HP,肾功能、血脂及血钾、钠、氯等电解质均正常。血气分析:低氧血症。肝功能:谷丙转氨酶 35U/L,谷草转氨酶 40U/L,总蛋白 55g/L,白蛋白 25g/L,总胆红素(T-BIL)13.6μmol/L,直接胆红素(D-BIL)6.9μmol/L,凝血酶原时间 17.1s,活化部分凝血活酶时间 45.2s;HBsAg(-),抗 HCV(-),抗 HIV(-),癌胚抗原 7.2μg/L。内科住院 1 个月黄疸病因诊断不清,要求超声显像检查。超声显像显示肝脾增大(中度),三支肝静脉及下腔静脉增宽(中等度),尾叶轻度增大,肝门静脉、脾静脉增宽,肠系膜上静脉增宽达 1.36cm,胆囊增大,胆总管 1.0cm(胰头处胆总管亦 1.0cm),胰头及胆总管内未见占位性病变。超声诊断为淤血性肝硬化,肝门静脉和肠系膜上静脉增宽,胆囊增大,胆总管轻度增宽,其阻塞位置判定在十二指肠 Vater 壶腹乳头处(良性狭窄)。当即对病人进行心脏超声检查发现病人左心房扩大明显,右心房、右心室、主肺动脉扩张,二尖瓣形态未见异常但活动受限,开放幅度减小变慢(房室过血减少)。诊断为冠心病(心肌硬化型),左心房衰竭、右心衰竭。

例 22. 患者女性,63 岁,因消瘦、疲乏无力,怕冷,手心黄染,眉毛脱落 4 年在本市多家就医。患者近 5 个月来上述症状加重,终日疲劳,休息后不缓解,伴有怕冷汗少,食欲欠佳,便秘、腹胀,继之手心黄染,脱毛脱屑等症。体格检查:体温 36.1℃,脉搏 66/min,呼吸 20/min,神志清晰,表情淡漠,语速较慢。全身皮肤呈暗蜡黄色,以手、足掌心为著,巩膜无黄染。皮肤粗糙,有鳞屑,指甲表面有裂纹,眉毛、睫毛、腋毛、阴毛稀疏。双肺呼吸音粗糙,心界稍大,心尖部可闻双期杂音。腹部稍膨隆,肝脾未触及,双下肢轻度水肿。超声显像检查双侧甲状腺明显缩小,被膜不光滑,其内回声不均匀增强,未见局限性异常回声。甲状腺实质内彩色血流甚少。肝、胆、胆管、胰、脾、肾均未见异常。超声提示为甲状腺弥漫性萎缩性病变(桥本甲状腺炎)。心脏超声检查左心房、右心室、右心室流出道轻度增大。二尖瓣回声中度增强增粗,开放受限(中度)。心脏超声提示二尖瓣狭窄(风湿性心脏病)。本病为桥本甲状腺炎引起的甲状腺功能减低,甲状腺功能降低可引起多系统病变及相应症状。患者常就诊于多家医院多个科室,因未能明确甲状腺功能低下的诊断,因此经常诊断为"心脏病"等疾病。本例面黄、手黄,长期误诊为黄疸、肝病,而实际面黄、手黄的原因为胡萝卜血症(假性黄疸)。其为甲状腺激素缺乏使皮下胡萝卜素转变为维生素 A 及维生素 A 生成视黄醛的功能减弱,以致血浆胡萝卜素的含量增高。

例23. 患者女性,82岁,全身水肿8个月,发热3周,内科住院1个月不能明确诊断。超声显像显示胆囊增大,胆总管1.54cm,肝门部胰头区及脾门处淋巴结肿大,双腋下淋巴结及双侧腹股沟淋巴结肿大融合成团,脾脏增大(临床查体均未发现),超声提示恶性淋巴瘤(非霍奇金病)。本例临床医师竟然未能发现全身的浅淋巴结肿大和脾大,说明内科医师体检基本功的重要性。

例24. 患者男性48岁,因肥胖、腹胀、血脂、血糖异常升高来诊。患者既往体健,工作繁忙,因商业活动终日宴请,约20年饮白酒史,每日250g以上。近4个月食量增加,饮酒更甚,渐发生明显肥胖,体重增加15kg。自感疲乏无力,气喘、腹胀、双季肋部胀痛、不适。查体:血压150/90mmHg,体胖、面红、腮腺部位明显肥大,心肺(一),腹部膨隆,肝脾触诊不满意,移动性浊音(一),未扪及包块,双下肢(一)。实验室检查:血红蛋白12.6g/L,白细胞8.36×10⁹/L,中性0.73,血小板178×10⁹/L,乳酸脱氢酶(LDH)291U/L,谷草转氨酶62U/L,肌酸激酶(CK)94U/L,肌酸激酶同工酶(CK-MB)8U/L,乳酸脱氢酶同工酶1(LDH1)33%,血胆固醇7.9mmol/L,三酰甘油(TG)3.68mmol/L,血清HDL1.49mmol/L,血清LDL4.68mmol/L。血糖8.9mmol/L。超声显像检查肝脏增大,肝被膜不光滑,肝内血管不清晰,肝实质回声不均匀增强,肝门静脉1.47cm,脾厚6.78cm,肋下2.5cm。胰腺及双肾未见异常。超声显像诊断:酒精性肝硬化、肝门静脉高压、脾大。

例25. 患者男,37岁,2周来低热、头痛、腹胀、食欲减退,但无恶心、呕吐。患者七八年来因工作原因(商业)饮酒过多,250g/d以上,在本市多家医院检查,丙氨酸氨基转换酶50U/L,多次检查甲、乙、丙、丁、戊型肝炎病毒学指标均为阴性,诊断不明。胆固醇490mg%,三酰甘油583mg%,来做超声显像检查。患者既往无病毒性肝炎接触史,其父10年前死于肝内胆管癌。超声显像检查肝脏略增大,肝被膜不光滑呈颗粒状,肝内血管不清晰,肝实质回声弥漫增强,肝门静脉1.3cm,脾脏轻度增大。超声显像诊断为酒精性肝病,脂肪肝,脾大。

例26. 患者女性,51岁。发冷、发热(体温39℃)4d,来做B超检查。患者于4d前无明显诱因出现发冷、发热、乏力,无咳嗽、胸痛、腹痛,无恶心、呕吐,腹泻,无尿频、尿急。门诊检查白细胞11×10⁹/L,中性0.84,谷丙转氨酶88U/L,谷草转氨酶72U/L,碱性磷酸酶115U/L,谷酰转肽酶62U/L,尿蛋白(+),尿红细胞3~5/HP,尿白细胞5~7/HP。查体:双眉部分脱落,以眉梢明显。甲状腺弥漫性对称性增大,较硬,无结节。心肺(一),腹软,肝脾未及,右上腹轻压痛。超声显像检查肝被膜不光滑,肝内回声不均匀弥漫增强、增粗;脾稍大,血流丰富;胆囊壁增厚,胆囊内和总胆管内有点状、絮状回声;双肾皮质轻度弥漫性回声增强。超声提示:弥漫性肝病,急性胆囊炎(轻型),脾轻度增大,双肾弥漫性病变。再次追问病史,患者10余年前因甲状腺肿大怀疑桥本病但未能明确诊断,也未治疗,患者同时发生绝经(37岁),亦未能明确诊断和治疗,近2~3个月双下肢膝关节疼痛、无红肿,无饮酒史、无服用避孕药及雌激素史。当即给病人行甲状腺超声显像检查,发现双侧甲状腺对称性弥漫性增大,回声增强,血流减少,超声提示:甲状腺弥漫性病变——桥本病。结合临床考虑病人有轻度甲低,其肝脏病变为自身免疫性肝炎。

例27. 患者男性62岁,1d前本单位体检B超发现"腹水、右下腹肿物及肝血管瘤",为进一步明确诊断,要求我院B超会诊。患者既往体健,无不适。平时工作繁忙,常年坚持长跑锻炼,并进行一种头低足高运动项目。每年体检一次(包括B超检查),均未发现异常。无烟酒嗜好。其父 40 年前死于肝癌。追问病史患者 3～4 个月来略有消瘦,但腹围有增加,并无明显腹胀、乏力、食欲缺乏。病程中无腹痛、腹泻、呕吐、血便、盗汗、黄疸及黏膜出血。否认肝炎和结核病史。查体:T 36.4℃,P 76/min,R 18/min,BP 120/80mmHg。一般情况好,发育正常营养中等。皮肤黏膜无黄染、蜘蛛痣及出血点,无肝掌。全身浅表淋巴结不增大。心肺无异常,腹部略膨隆。右下腹可触及约 6.0cm×5.0cm 大小的肿块,质地中等,略有活动,表面光滑,边缘尚清,无压痛。肝脾未及,腹部叩之浊音。移动性浊音(一)。肠鸣音正常双下肢正常。腹腔穿刺未抽出腹水。超声显像检查:腹腔内可见片状无回声区,于右下腹回盲部位可见一个 6.5cm×5.8cm 边界清楚的中低回声区,与肠道关系密切,其周边及内部彩色血流甚少。肿瘤周围可见片状无回声区。在肝与膈之间、脾与膈之间以及整个腹膜均可见形态相似、大小不等的囊性无回声区,并未见彩色血流。肝、胆、胰、脾、肾及胃未见异常。超声提示:①右下腹囊实性肿物,来源于阑尾(阑尾黏液囊腺瘤);②黏液瘤腹膜广泛种植(腹膜假性黏液瘤);③腹水;④肝、胆、胰、脾、肾及胃未见异常。

　　阑尾含黏液的囊性肿物有两种类型,一种是阑尾腔因严重闭塞而形成的潴留性囊肿,囊肿壁仅有单层上皮,不是真性肿瘤;另一种是囊壁上皮细胞呈乳突状排列的囊腺瘤。后一种黏液性囊腺瘤瘤壁破裂后,瘤细胞可在腹膜种植和生长,并分泌黏液,产生黏液性腹水。阑尾黏液性囊腺瘤十分少见,有报道说,国内一个有 500 张床位的医院,每年发现本病不超过一例。1901 年,Frankal 首次报道阑尾黏液囊腺瘤并发腹膜假性黏液瘤。本病临床表现无特异性,主要表现为腹胀、腹块、消瘦,虽有大量腹水,腹部外形不似蛙腹。浊音不在腹部两侧,移动性浊音也为阴性。腹部虽膨大,但一般健康情况良好。腹水难抽或以粗针抽出胶冻状物为本病特点。文献中本病误诊率为 70% 以上。

　　例 28. 患者女 44 岁,右侧小腿肌肉疼痛 1 个月,加重 3d。患者 2 个月来双下肢小腿肌肉疼痛,右侧严重。近 1 个月逐渐加重,不能行走,来诊。右小腿腓肠肌肿胀、压痛、紧张感,皮温略高,皮肤颜色无改变。近 1 周发生低热、乏力、恶心、未吐。既往病人患类风湿关节炎 10 余年,双手指关节可见畸形。患者长期服用:爱若华、乐松、莫比可及倍他米松注射剂。超声显像检查:右小腿腓肠肌中上段呈囊实性病变,肌肉损伤断裂,肌纤维回声不连续、排列紊乱,肌肉溶解病灶呈较均匀低回声,并有大量的液体无回声包绕其周,张力甚大。病灶穿刺抽出透明、无血性液体,即可与外伤性血肿及脓肿进行鉴别。首诊后第 3 日超声显像发现,双肾增大(左肾 12.3cm×5.3cm,右肾 11.6cm×5.2cm),肾皮质、髓质分界清楚,回声增强,厚度增加(左肾肾实质厚 3.0cm,右肾肾实质厚 2.6cm),肾盂肾盏不扩张。彩色多普勒超声显像显示肾脏血流中等度减少。超声显像诊断为,右小腿腓肠肌肌纤维溶解症,继发肾脏弥漫性病变(急性肾衰竭)。

　　急性横纹肌溶解症是一组由各种原因引起的骨骼肌损伤,细胞膜遭受破坏,细胞内容物(如酶类、钾、磷、肌酐和肌球蛋白等)释放入血液中而发生的临床综合征。临床表现为横纹肌肌痛、肿胀、无力、棕色尿(肌球蛋白尿),主要特征是血清肌酸激酶(CK)、肌球蛋白升高和肌球蛋白尿,并继发急性肾衰竭。早期病因治疗减少肌肉损伤、恢复其血流,防治急性肾衰竭对改善预后有积极作用。本病早期的症状轻微且无特异性,包括肌肉组织的无力、触痛、全身不适以及恶心,这些症状容易被患者忽视。临床上最重要的表现是肌红蛋白尿以及尿比重>1.025(尿中含有大量的肌红蛋白)。肌红蛋白尿色可以从最初的淡红色、深红色发展到酱油色。实验室检查最重要的指标为肌酸激酶急剧升高。

例 29. 肾结石碎石术后肾脏损伤引发弥散性血管内凝血。患者男,58 岁,右肾结石行碎石术,术后半日即发生发冷、发热、腰胀痛、明显血尿。超声显像表现为右肾外形及结构均有明显改变,右肾明显增大,被膜不光滑,皮质、髓质分界不清,肾盂、肾盏亦不能显示。整个肾脏变为模糊不清的一团增大的不均质软组织回声团块。超声显像报告为右肾损伤及功能明显受损。许多疾病在发病过程中都可以引起弥散性血管内凝血(dessiminated intravascular coagulatcon,DIC),主要是由于促凝物质进入血液循环,而引起广泛的血液凝固。临床主要表现两种症状,一方面由于血液凝固后形成微血栓堵塞血管,组织器官发生缺血性损害;另一方面由于在血液凝固过程中大量的凝血因子(包括血小板)被消耗,同时激活继发性代偿性的纤维蛋白(原)溶解而发生严重的大量出血。本病分为急性和慢性两类。急性病势凶险,病死率高;慢性者有时临床不易发现。本病临床主要表现为:出血、休克、内脏器官损害及溶血等。引起DIC 的病因很多,其中以感染和肿瘤最为多见。

例 30. 胸痛、心电图异常、血清酶谱增高——急性胰腺炎。患者女性,68 岁,胸痛及心前区心窝部疼痛 6h,以冠心病、心绞痛、不除外心肌梗死收入院。查体:体温 37.8℃,脉搏 108/min,呼吸 23/min,血压 130/90mmHg,心音较弱,双肺(一),左中上腹有压痛,肝脾未及,肠鸣音正常。心电示:ST-T 改变,提示心肌供血不足,血谷草转氨酶(SGOT)86U/L,谷丙转氨酶(SGPT)74U/L,肌酸磷酸激酶(CPK)1 004U/L,乳酸脱氢酶(LDH)1 263U/L,淀粉酶(Amy)2 240U/L,胸部 X 线检查(一)。经进食、抗感染、改善冠状动脉供血等处理后第 4 天复查 SGOT、SGPT、CPK、LDH 降至正常,10d 后淀粉酶恢复正常,检测心电图无动态变化。超声显像检查:肝、脾、双肾未见异常,胰腺增大,被膜不光滑并有破口处,胰腺内部回声不均匀增强,胰腺内外均有片状无回声区;胆囊壁增厚(0.7cm),胆囊内可见多个结石回声。超声提示:急性胰腺炎、胆囊炎、胆石症。

本例患者为老年患者,有冠心病、心绞痛病史,胸痛伴血清酶增高,心电图异常,警惕心肌梗死是必要的。血清酶短暂升高,4d 后降至正常,所以不考虑进行心肌梗死,而是原有的疾病。本例患者胸部及中上腹痛,左中上腹有压痛,血淀粉酶明显升高,超声显像检查胰腺明显增大,可明确诊断急性胰腺炎。

通过本例病例可得到如下启示。

1. 部分中、重度急性胰腺炎患者不仅血清淀粉酶升高,也伴有 SGOT、SGPT、CPK、LDH等异常升高。国内一组 52 例急性胰腺炎中有 67.3％ 的病例伴有血清酶学异常,其可能原因有:

(1)胰腺细胞坏死、损伤,细胞内的酶释放入血流,且组织酶活力远高于血清酶活力。

(2)乳酸脱氢酶除心肌外,胰腺、肾脏损伤是亦可升高。

(3)出血坏死型胰腺炎并发休克,或多器官功能衰竭时可致心血管系统损伤,引起血清酶升高,乳酸脱氢酶、肌酸磷酸激酶则多在心肌损伤时升高。

2. 急性胰腺炎与急性心肌梗死血清酶变化规律不同,急性胰腺炎的血清肌酶升高是短暂的,治疗 3～4d 可恢复正常,而血清淀粉酶则需 1～2 周逐渐降至正常。急性心肌梗死的血清肌酶的恢复需数周,但不伴血清淀粉酶的升高。

3. 急性胰腺炎只有少数伴有心电图的异常,以 T、ST 改变为主,较少有类似心肌梗死的图形,待病情好转时可恢复,而心梗患者多有典型的心电图演变过程。

4. 急性胰腺炎除血清酶学异常外,多有超声显像、CT 检查显示其胰腺的增大,或坏死的改变,而心肌梗死患者则无此改变。

5. 对中、重度急性胰腺炎,尤其是老年患者在综合治疗过程中注意监测和保护心脏是非常必要的。

例31. 患者,女性,42 岁。因肾功能不全(血肌酐 SCr 207μmol/L,血尿素氮 9.8mmol/L)就诊。超声显像检查左肾 7.11cm×3.36cm,右肾 7.93cm×3.85cm。肾被膜不光滑,肾皮质与髓质分界清楚。左肾皮质厚 0.65cm,髓质厚 0.89cm。右肾皮质厚 0.69cm,髓质厚 0.74cm。双肾肾皮质(包括肾柱)回声弥漫性增强。肾盂、肾盏不扩张。彩色多普勒血流显像显示双侧肾脏血流明显减少。询问病史,患者数年多次尿检均为阴性,无蛋白、管型及细胞。近 5 年有高血压病。血压在 140～165/90～95mmHg。服用降压药后,目前血压维持正常。8 年前妊娠期曾有血压增高,但尿检正常。超声显像检查显示双侧肾脏缩小,肾皮质回声弥漫性增强,超声提示为双肾弥漫性萎缩性病变。其超声图像与慢性肾小球肾炎及慢性肾衰竭相似。但患者无蛋白尿,笔者考虑是否为免疫性疾病。其中,甲状腺疾病相关肾脏病变的蛋白尿特点为非肾病性(少量或微量蛋白尿),蛋白尿与肾脏病变程度不平行。随后的超声显像检查中发现肝脏弥漫性病变,类似于慢性肝炎。但患者乙型肝炎病毒标记物呈阴性,肝功能正常,进一步提示免疫疾病的可能。再次询问病史,患者有怕冷、不出汗、心率慢(60/min)、明显脱发及贫血等症状。笔者当即给患者做甲状腺超声显像检查。超声显像显示甲状腺左右叶轻度增大,其被膜不光滑。甲状腺实质还是弥漫性增强,CDFI 显示甲状腺血流明显减少。

超声提示:

1. 甲状腺弥漫性病变(慢性淋巴细胞性甲状腺炎)。

2. 双肾弥漫性萎缩性病变(慢性淋巴细胞性甲状腺炎相关肾脏病变)。

3. 肝脏弥漫性病变。

嘱患者做有关甲状腺疾病实验室检查,2d 后报告为:

抗甲状腺球蛋白抗体 TGAb 38.6U/ml(<40U/ml)。

抗甲状腺过氧化物酶抗体 TMAb>1 000U/ml(<35U/ml)。

总三碘甲状腺原氨酸 TT$_3$ 1.07ng/ml(0.60～1.81ng/ml)。

总甲状腺素 TT$_4$ 8.30ng/ml(4.50～10.9ng/ml)。

游离三碘甲状腺原氨酸 FT$_3$ 2.47ng/ml(2.3～4.2ng/ml)。

游离甲状腺素 FT$_4$ 1.07ng/ml(0.89～1.80ng/ml)。

促甲状腺素 TSH 0.12μU/ml(0.35～5.5μU/ml)。

以上数据证实了患者患有慢性淋巴细胞性甲状腺炎相关肾脏病变。

例32. 女,67 岁,外院 B 超报告左肾后下方低回声肿物不能明确诊断,要求 B 超会诊。超声显像显示左肾后下方 6cm×5cm 不规则低至无回声区,后方回声略增强。其下方沿髂腰肌向下伸延(内无血流显示)。该异常回声区定位于腹膜后,并确定为含液性病变,为非纯囊性,考虑为脓性病变,认为是腹膜后寒性脓肿。其来源于腰椎结核病变,并推测为第 3 腰椎。当即对腰椎椎体进行扫查,发现第 3 腰椎椎体有溶骨性破坏病灶(1.8cm×1.3cm)。该病灶有血流显示,第 3 腰椎椎体边缘回声不连续。超声诊断为第 3 腰椎椎体溶骨性破坏(腰椎结核)伴左侧腹膜后寒性脓肿。追问病史患者 2 个月来腰痛,近 1 个月左腿痛,步行 10min 因左腿痛需休息。患者不发热,但有盗汗及乏力,X 线报告腰椎骨质增生。2 周后患者手术证实本次超声诊断正确。

例**33.** 女,63岁。10d前肉眼血尿1次,其后数次尿检均有多量红细胞,无蛋白及管型。本市某特级医院超声报告双肾无结石及占位病变,要求本院超声会诊。追问病史,近1个月左腰部不适。有高血压病20年、2型糖尿病3年。血压及血糖控制尚满意。超声显像显示双肾形态大小正常,肾被膜光滑,肾皮质及肾髓质分界清楚,比例正常,未见异常回声。双肾血流正常。右肾肾盂轻度扩张(较一般憋尿后的肾盂略宽)。右输尿管未见异常。左肾肾盂内无尿液显示,肾盂内可见2.5cm×2.2cm低回声,并向输尿管延续。超声诊断为左肾肾盂癌,右肾肾盂稍宽,考虑为左肾肾盂癌所致。该特级医院MRI报告为左肾多发小囊肿,实为扩张的肾小盏(肾盂癌所致)。肾囊肿的病理来源为肾小管而发生部位应该在肾实质内。

(富京山　刘　洁)

第4章 超声诊断技术新发展
Chapter 4

一、二维超声诊断

二维超声诊断技术(two-dimensional ultrasonography)是超声诊断方法中最基本的技术，也是各级医院日常超声诊断工作的主要内容。近年来由于高新电子技术和计算机技术的引入，超声诊断技术取得了迅速的发展。全数字化声束形成技术和信号处理技术的进展，在很大程度上提高了图像的分辨力，减少了斑点噪声，提高了信/噪比，以获取更弱的组织信号。在探头技术方面，由于采用了超高密度和超宽频带技术，以及高效能的匹配层和强吸收力的背材，从而大大消除了近场干扰，已能清楚显示表层 0~3mm 的组织结构。另一方面由于减少了能量损失，穿透性能增加，能使用较高频率的探头探测深部组织。各种不同类型探头的出现满足了临床不同检查的需要，尤其是超高频探头的应用(20~40MHz)应用 20MHz 频率的体表探头可以进行皮肤厚度、层次和弹性测定。外径仅 2mm 的导管式管腔微型探头可做心脏冠状动脉、胆管及胰管内超声显像。最新发展有在体外利用磁场控制微型探头转动进行管腔内无线超声显像。还有利用多声束同时接受以提高帧频的方法也取得了良好效果。以上这些新技术的应用已使二维图像的细致分辨力、图像均匀性及对比清晰度等有了显著提高，从而提高了临床诊断水平及扩大了应用范围。

二、双功能多普勒超声及彩色多普勒血流显像诊断

双功能多普勒超声(duplex Doppler ultrasound)诊断技术的发展可以实时提供解剖学形态结构和血流动力学信息。脉冲多普勒和连续多普勒技术提供的是一维血流信息和参数。彩色多普勒血流显像(CDFI)能实时进行二维血流显像，可直观地显示血管形态和血流方向、流速及血流性质。在 CDFI 彩色图像显示下，可同时以频谱方式记录血流信号，测定血流参数。彩色多普勒血流显像已广泛应用于心脏和血管疾病的诊断。近年来发展的一种彩色多普勒血流会聚法(proximal flow convergence method)，主要应用于检查心脏瓣膜狭窄、反流和心内分流病变和定量评估，显示了明显的优越性。数字化彩色多普勒血流显像的应用为研究心脏和

血管解剖上的血流速度分布提高了新的方法。由于彩色多普勒血流显像对低速血流检测能力的改进,已能显示最低 2～3mm/s 的流速和 0.2mm 直径的血管,因而对全身(包括内脏)小血管病变和肿瘤血供特点的研究也有了新的发展,揭示一些病变机制。除常规的彩色多普勒血流显像外,晚近又研制成功了一种新的彩色多普勒血流能量图(color Doppler energy,CDE)。其显示的参数不是速度而是红细胞能量信号。其克服了常规 CDFI 显示中对探测角度的依赖性,也不产生 Alias 伪像,且血流显示的灵敏度较 CDFI 高 3～5 倍,因此有助于低速血流的显示(如肾皮质血流灌注)。因其不依赖角度,故对血管的显示连续性好,特别是微小血管和盘曲迂回的血管亦能显示完整的血管床或血管树。新近问世的彩色多普勒速度能量图(convergent color Doppler,CCD),在提供彩色多普勒能量图的敏感度同时,也提供了一般彩色多普勒血流显像所具有的方向和血流速度方面的信息,具有更好的临床应用价值。

彩色多普勒系统中另有一重要新技术发展:心脏运动速度的彩色多普勒显像,即组织多普勒显像。用彩色多普勒血流显像技术可以显示心肌的活动,即室壁成像,也可以对其他低频运动的组织如主动脉壁、心瓣膜等,都可以用彩色多普勒技术显像,这就是多普勒组织显像技术(Doppler tissue imaging,DTI 或称为 tissue Doppler imaging,TDI)。这是由英国 Edinburgh 大学的 Sutherland 和 McDicken 两位研究者于 1992 年首先报道。心脏腔内血流和心肌收缩运动的差别是:血流速度快(10～100cm/s),心肌收缩舒张运动速度慢(≤10cm/s),血液流动的振幅(功率、能量)低,而心肌收缩舒张运动时的振幅高。

彩色多普勒技术就是依据这 2 方面的差别,采取如下一些技术措施,达到彩色多普勒组织显像.

1. 设置多普勒信号振幅阈值,减少全程增益,在此阈值以上的多普勒信号,被认为是组织(心肌)的运动信号。

2. 设置高通与低通滤波器,高通滤波器去除血流高速流动的多普勒信号,低通滤波器则提取组织(心肌)低速运动的多普勒信号。

3. 采用提高帧频的技术,使帧频在 25 帧以上,最高可达到 100 帧,以较高的速度分辨力(0.02m/s)即可实时显示室壁心肌运动。

彩色多普勒组织显像可采用速度方式、加速度方式和能量方式图显示。对快速检测和评估心肌的灌注和活性、传导及心肌收缩和舒张功能均能提供重要信息。应用二维 DTI 和 M 型 DTI 能有效地对室壁节段运动异常进行定性和定量分析,还可用于预激综合征的旁道定位和负荷超声心动图的研究。

三、腔内超声诊断

腔内超声(endoluminal ultrasound)诊断包括经食管心脏超声、经直肠超声、经阴道超声和胃十二指肠镜超声诊断。用于范围较为广泛,越来越受到临床的重视。近年来随着高频微型探头研制成功,管腔内超声更有了进一步发展。一种微小带导管的超声探头,不仅在血管腔内应用,还可用于非血管腔内诊断。导管式微型探头的频率一般为 20～40MHz,外径仅 2mm。20MHz 频率探头的扫查深度为 2cm。利用微小超声探头,可以直接进入尿道进行扫查而不用扩张尿道,可以显示尿道内斑块、憩室、肿瘤及侵犯的范围。还可在膀胱镜指引下,将导管探头插入输尿管内显示结石嵌顿的准确部位。腔内超声无论在诊断和治疗方面都将能起到重要作用。

四、超声造影诊断

　　超声造影(contrast-enhanced ultrasound)诊断随着各种新型经周围静脉途径注射超声造影剂的研制成功,其应用前景越来越广泛。如 SHU-508 系半乳糖微粒混悬液(乳浊液)注入人体后自行气化,变为许多微小气泡。微粒平均直径为 $4\sim8\mu m$,小于血液红细胞($<10\mu m$),经静脉注射后能够自由通过肺毛细血管。在动物实验中能显示到肿瘤血管,其能明确加强彩色多普勒血流信号和频谱多普勒信号。目前这种 SHU-508 造影剂已逐步过渡到临床实用阶段。另一类新型造影剂(carisomes)经静脉注射后,能被肝脾淋巴结的网状内皮系统摄取,实质器官的正常组织摄取了造影剂使正常组织成像对比增强,而肿瘤组织因未能摄取造影剂形成边界清楚的负性区,在实验研究中已能发现肝脏的小肿瘤。

　　应用微泡超声造影剂,利用所得到的后向散射的信号进行谐波成像,发射频率是 f0,接受频率调谐为 2f0。这种二次成像的信噪比显著提高,可明显增强造影剂区域,抑制周围组织,可形成清晰对比的谐波声像图。心肌超声造影的研究也有了不少新的进展。由于超声造影目前还只具有定性判断作用,尚未达到定量诊断、显影有效时间不够长、有的造影剂的微气泡有融合较大气泡的可能,使血流加速及肺动脉压升高等不良反应、价格昂贵而不利于推广使用。但随着新型造影剂的不断改进,超声造影也将成为超声诊断联合应用重要手段之一。

五、三维超声诊断

　　三维超声诊断(three-dimensional ultrasound)在 20 世纪 60 年代,随着二维超声显像的应用就提出了三维超声的理论,而直到 1986 年才开始进行器官三维超声成像研究。早期的三维超声是将二维超声连续按一定角度和速度扫描所获得的图像传送入计算机内,计算机再将其以一定的顺序叠加起来,然后呈现在荧光屏上,常用于心脏疾病的诊断和研究。在 20 世纪 90 年代由于计算机技术高速发展和超声探头制作技术大幅度提高,而真正的三维超声才得以问世。三维超声不仅可以用于心脏疾病的诊断,也可以进行腹腔脏器病变的诊断,尤其是胎儿畸形的诊断。近年来由于计算机技术的发展,三维超声显像技术有了新的进步,引起众多研究者的关注。三维超声显像技术中,三维重建系统能提供人体组织、器官的立体影像,有助于空间立体定位,提高空间分辨力,并可使定量分析更精确(如对容积的测量等)。动态三维显像能从各种角度观察心脏立体动态的变化。现已成功地运用在先天性心脏病的诊断。静态三维超声显像已在胎儿、血管、肿瘤、乳腺及前列腺等器官中开展了临床应用研究。经过腔内超声的三维显像不仅应用在血管系统方面,而且还可以通过腔内导管式探头获得输尿管的三维超声图像。因为腔内超声能产生 360°横断面图像,并可在一定距离内移动,将众多断面图像进行数字化存储,而后通过计算机重建构成三维图像,这样便能更好地显示血管、输尿管及周围的结构。近年来在三维超声显像扫描方式方面,已有不少新的改进,例如,二维矩阵探头的应用,以及自由臂扫查技术(freehand scanning),即在信号的采集过程中探头的频移、扇扫及旋转移动,借助于一个空间位置感应系统,能够自动地组合起来,构成三维图像。这一新的改进使三维超声显像技术更为方便快捷。但三维超声显像的图像质量受到的影响因素比二维超声显像要多,三维超声显像因需要进行扇形或旋转扫查,骨骼、肺及其他含气脏器会对三维超声显像构成干扰。三维超声显像的操作比较复杂、耗时多,且价格昂贵,因此目前尚不能作为常规检查技术来应用。

六、超声显像分辨力的研究

超声显像图像的分辨力是超声显像诊断仪的主要性能参数之一。甚至可以说是最重要的指标。由于彩色多普勒超声显像的分辨力不如同机二维超声显像(即灰阶)图像分辨力,因此一般所说的超声图像分辨力指的是二维超声显像分辨力。二维超声显像图像的分辨力有空间分辨力和对比分辨力之分(对于彩色多普勒超声显像还有时间分辨力等)。对比分辨力是指对图像上不同灰阶所能分辨的不同组织或相同组织中的不均匀性的能力,这对于鉴别肿瘤的良性与恶性等情况十分有用。除了超声仪器电路设计方面的改进外(如采用变迹技术),还可以采用图像的处理方法来改善对比分辨力,例如,图像的伪彩色处理,灰阶变换(可以增加感兴趣部分的灰阶层次而压缩不感兴趣部分的灰阶)等。

1. 显示器的极限分辨力　阴极射线管(CRT)显示器和液晶显示器都是采用行场扫描(也称光栅扫描)的原理进行显像,按电视机扫描的 PAL 制式,一帧图像由 625 行组成,除去消隐不显示图像的行,其有效显示行是 570 行左右,标准 PAL 制隔行扫描方式,即有效显示行是分成两场隔行扫描完成的。现有用逐行扫描的显示器消去因隔行扫描而带来的超声图像的闪烁感,但有效的扫描行数是　样的,而 NTSC 制式,其每帧图像的有效扫描行数只有 480 行左右。

中、低档超声诊断仪显示图像的有效行为 500 行左右,而每行显示的像素点也是 500 点左右。基于 PC 机的仪器,其图像的像素点也都是 500 点左右。高档超声诊断仪所显示的图像一般也不超过 640×640 像素点。

按 500×500 像素矩阵来讲,对于显示深度为 R 的超声图像,其纵向极限分辨力 D:D= $2R/500$。

横向的极限显示分辨力与上面相同,此时的 R 可用图像显示 500 个像素点的实际尺寸来代替。

研究显示,当使用显示深度为 $20 \sim 24 cm$ 的 3.5MHz 探头扫查时,其显示器的极限分辨力为 1mm 左右。

2. 空间采样分辨力　空间采样分辨力是超声显像诊断仪中数字扫描变换器(DSC)的一项指标。图 4-1 为一个凸阵探头的扫查空间示意图。组成一幅超声图像的扫查线数目为 128 条、192 条或 256 条等。扫查线越多图像的横向(侧向)采样分辨力越高。

对于凸阵或相控阵探头,超声扫查线呈辐射状分布,一般 2 条扫查线之间的夹角是一个常数。所以图 4-1 中 A、B 两点之间的距离 W 被 N 条扫查线分隔为 $N-1$ 个不相等的线段。作为采样分辨力的近似估算,可用以下公式来计算横向采样分辨力 D:

$$D=2W/(N-1) \qquad (式 4-1)$$

如果 AB 之间有 255mm 距离,用 256 条扫查线时,相邻两线间(对应 2 个采样点)的距离为 1mm,则横向的空间采样分辨力为 2mm;若用 128 扫查线时,其横向的空间采样分辨力为 4mm。当 C、D 之间的距离为 128mm 时,同样系统的横向空间采样分辨力分别提高为 1mm 和

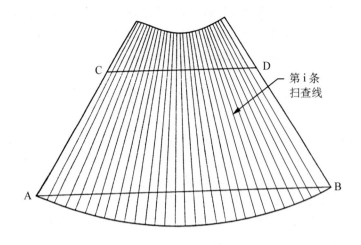

第 i 条
扫查线

图 4-1　凸阵探头的扫查

2mm。扫查线越多,横向的空间采样分辨力越优。但扫查线越多,完成一帧扫查的时间越长,对运动脏器成像时会使时间分辨力变差。采用多声束形成技术可改善对运动器官的显像。

对于扫查角度大于 90°的时候,横向空间采样分辨力可能进一步降低。

纵向的空间采样分辨力取决于对每一条扫查线的采样率。在 DSC 中,这个采样率与显示器的显示行数相关。图像有 500 显示行,则一条扫查线的采样点也是 500 点左右。因此,纵向的空间分辨力的极限值与纵向的极限显示分辨力相同。

当对图像做实时放大时,通常会提高采样频率,因此纵向的空间采样分辨力会提高。除高档超声诊断仪外,一般超声诊断仪在放大时候不会增加扫查线密度。所以横向的空间采样分辨力不会提高。

3. **系统带宽决定纵向分辨力**　显示器的极限分辨力决定着系统的极限纵向分辨力,而实际系统的纵向分辨力主要是由成像系统带宽来决定。对于低档的超声诊断仪,仪器实际的纵向分辨力明显低于上述的极限纵向分辨力。

决定成像系统的带宽的因素很多,包含探头中的换能器,前置放大器,电子聚焦系统,主放大器,对数压缩电路及检波电路等。在众多因素中,有 3 种因素对其影响较大。

(1)换能器的带宽:一般用换能器的相对带宽来衡量探头的带宽性能。如对于中心频率为 3.6MHz 的探头,其相对带宽为 50%,则其工作频带为 2.7～4.5MHz(带宽为 1.8MHz)。相对带宽＞50%时,带宽更大。对于中心频率较高的探头,在同样的相对带宽的条件下,其工作频带也更宽。

(2)放大器的动态滤波电路:动态滤波电路可有效抑制干扰和噪声,但使接收电路的总的带宽受到严重的压缩。因此,对此电路的应用应慎重。

(3)检波电路:二维超声显像是对反射信号的幅度成像。因此,必须对脉冲回波信号做检波处理,所得到的视频信号才能送去 DSC 做进一步处理。检波电路中通常都有滤波器,它使视频回波信号频带压缩。

如果要分辨相距 1mm 的 2 个靶点,在回波信号中的这个强回声点相间 $1.3\mu s$ 左右。为了能区分这 2 个点,检波后的视频回波信号必须表现出 2 个"峰"信号。中间有低回声的"谷",并且在 DSC 中应该把"峰"和"谷"都采到样。从此可以计算出:DSC 中的采样频率应不低于 1.54MHz,探头带宽及动态滤波电路带宽均应高于 1.54MHz。

4. 电子聚焦系统对图像的横向,分辨力的作用　在图像横向分辨力决定因素中,空间采样分辨力是一个决定性因素,特别是大扫角而扫查线密度不高时。决定这一分辨力的另一个重要因素是电子聚焦。有很多的因素使电子聚焦系统性能下降,较为重要的有:

(1)应使用多个阵元发射超声波,各个阵元之间有一定的延迟,他们在空间干涉而形成电子聚焦效果。在接收时把多个阵元的接收信号按要求的延迟量延迟后相加,达到接收电子聚焦效果。由于各个阵元有一定的宽度,在发射超声波时所形成的波阵面为阶梯状,而不像光学透镜聚焦时的理想球面状波阵面,这使聚焦效果下降。当探头是高密度(如 256 阵元)时,每次发射和接收时所用的阵元也多,这就使波阵面的阶梯多,每一台阶也较小,聚焦效果比较好。探头的阵元越多,聚焦效果就越好。

(2)在发射和接收聚焦时都要使用电子延迟电路,不管是数字的还是模拟的超声诊断仪,其延迟量是被量化了的,例如,以 10ns 为步长来量化,那么每个计算所得的延迟量经量化后可产生±5ns 以内的误差,步长越大,量化误差越大。这种延迟量化误差也会使聚焦效果下降。相同的延迟步长,对高频探头的聚焦效果影响更严重。

(3)高度方向的聚焦:通常二维超声也称为切面声像图,但探头发射的超声束除了在切面有一定宽度外,其切面也有一定厚度。因此一个回波采样点实际得到的信号是由一定厚度、一定宽度及旁瓣反射信号的综合反射回波。

(4)各种组织声速的差异也使聚焦效果变差。在对电子聚焦点所需要的延迟时间的计算时,都假设软组织的声波速度是一个常数(1 540m/s),但实际上各种软组织的声速稍微有些差异,这也会引起电子聚焦效果下降,特别是对中远场影响更大。

总之,在决定分辨力的诸多因素中,成像系统的频带宽度是决定轴向(纵向)分辨力的主要因素;而电子聚焦系统的质量是决定侧向(横向)分辨力的主要因素。

七、数字声束形成技术

数字声束形成技术(digital beam former,DBF)和模拟声束形成技术(analog beam former,ABF)区别在于它们的声束形成及处理过程不同。图 4-2 显示数字声束形成技术采用的过程为采样(campling)——延迟(delay)——求和(sum)——检测(detection),即为 SDSD 过程。所以 DBF 是采用前端(射频信号)数字化技术,它对探头各阵元接收的回声信号先进行采样,并将采样数据存入存储器;而 ABF 是对接收的回声信号,通过放大和检波后取出的视频信号进行数字化的。此外,两者对信号采用的延迟技术也不一样,DBF 采用数字延迟技术,而 ABF 采用的是模拟延迟线技术。ABF 有如下特点:①无法采用高通道数和多声束形成技术;②无法实现连续动态聚焦;③模拟延迟线参数漂移,不一致性以及失配等不可避免地使信号失真和影响仪器的稳定性;④频带宽度受到限制,难以实现宽频技术和谐波成像技术。采用 DBF 技术可克服以上缺点,可以明显改善图像质量,又可采用更丰富的工作模式,有利于超声显像诊断技术的提高和发展。所以 DBF 成为现代超声显像诊断技术最先进、最基本的技术平台。

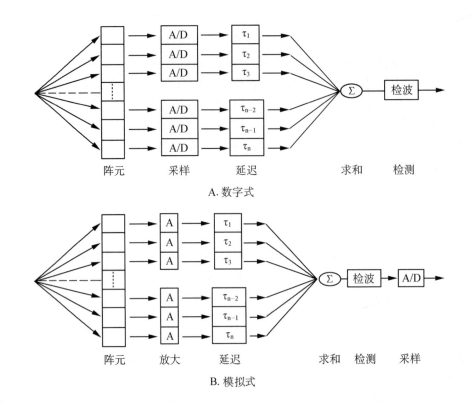

图 4-2　模拟式和数字式的原理流程

八、谐　波　成　像

　　超声显像诊断技术,由二维超声显像发展到彩色多普勒超声显像是一次飞跃,而由基波成像(线性检测)发展到谐波成像(非线性检测)又是一次飞跃。利用人体回波中谐波的非线性现象所形成的声像图称为谐波成像(harmonic imaging,HI)。根据非线性因素的不同可分为组织谐波成像(tissue harmonic imaging,THI)和对比谐波成像(contrast harmonic imaging,CHI)。

　　1. **基波与谐波**　对于探头发射的超声脉冲(图 4-3),都含有一定的频率范围,其中有一个幅度最大频率最低的基波,基波的频率称为基频 $f0$(图 4-4),此外还有几个频率为基频整数倍的谐波,如图 4-3 中的 $2f0,3f0,4f0$ 等。这是由于超声波在弹性介质中传播时,声束非线性的改变而导致谐波的产生。谐波有两个突出的特点:①谐波强度随深度的变化是非线性。从图 4-4 所示,其中基波的强度随深度是按线性衰减的,而谐波的变化则是非线性的。谐波在皮肤层的强度实际为 0,随着深度的增加而增加,直到深度因组织衰减作用超过组织的非线性参数 B/A 的作用时,该点(深度)成为幅度下降的转折点(图 4-5 箭头所指的位置)。然而,在所有的深度上,组织谐波的强度都低于基波。②谐波的能量与基波能量呈非线性关系。如图 4-6 所示,弱的基波几乎不产生谐波能量,而强的基波产生较大的谐波能量。因此,频率为中心频率的基波产生的谐波能量较强,而旁瓣产生的谐波能量就非常弱。

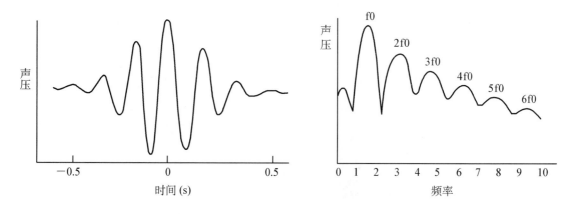

图 4-3　发射脉冲　　　　　　　　　图 4-4　基础谐波

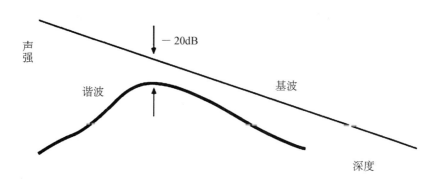

图 4-5　谐波非线性变化

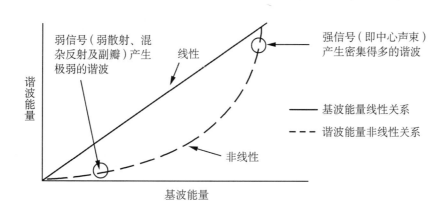

图 4-6　谐波与发射基波的能力关系图

　　2. 组织谐波成像　我们采用滤波技术,去除基波而利用组织谐波进行成像的方法,通常称为组织谐波成像(THI)。图 4-7 是基波和谐波通过滤波进行分离的示意图。由于组织谐波具有以上的特性,用这种方法可以消除近场伪像干扰和近场混响,明显改善声噪比,提高图像的质量和对病灶的检测能力。特别对传统基波成像显像困难的患者,组织谐波成像对心内膜和心肌的显示和腹腔深部血管病变边界的显示(心腔血流状态),血栓的轮廓,腹部占位性病变,腹部含液性脏器内病变及囊性病变的内部回声有明显的改变。

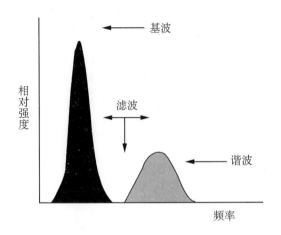

图 4-7　基波谐波的分离示意图

仪器组织谐波成像质量取决于:①超宽频探头能否准确发射和接收宽频带信号,以及足够高的灵敏度;②足够高的动态范围;③滤波器的技术和性能;④信号处理技术等。因此,不同仪器的组织谐波成像质量有很大的差异。由于要区分谐波成分和基波成分,需要限制发射脉冲的带宽,这将导致轴向分辨力的降低。所以,对于基波的信噪比较大,显像不困难时,就不必采用谐波成像了。

3. 对比谐波成像　对比谐波成像(CHI),也称造影谐波成像(agents harmonic imaging,AHI)。这是一种利用造影剂的非线性振动产生的谐波进行成像的技术。

九、内镜超声诊断技术新进展

内镜超声检查(EUS)于 20 世纪 80 年代初期应用于临床。由于内镜超声探头距离病变部位较近,且无腹壁及消化道气体的干扰,并可采用高频率的超声探头,从而获得比体表探头更为清晰的图像。经过 20 多年的不断发展,EUS 在消化系统疾病的诊断和治疗中,发挥着越来越重要的作用。内镜超声探头的频率范围多为 5～30MHz 由于探头频率较高,其分辨能力较体表超声探头高很多,而且穿透距离较体表超声小。目前常用的内镜超声为扇形扫描和线型扫描,常用的有一般超声胃镜、超声十二指肠镜、超声大肠镜,还有可从一般内镜活检孔道插入的超声小探头,多用于消化管壁微小病变的诊断。也可通过十二指肠乳头进行胆、胰管内的超声检查。还有专用于在超声引导下进行穿刺细胞学及组织学检查的内镜超声显像。EUS 所显示的胃肠道管壁均相似,通常显示为 5 层结构。最内层(第一层)为黏膜层;第二层低回声带为黏膜下肌层;第三层高回声带为黏膜下层;第四层低回声带为固有肌层;第五层高回声带在位为浆膜层,在食管及肠道则为管壁和周围组织之间的界面。在正常情况下消化管道壁的各层组织是连续的。任何部位回声中断均提示可能存在某种异常。EUS 的早期应用时期发表的文章所报道病例的数量较少,主要关注 EUS 技术的内容。当一种新的超声检查技术出现时,这种情况也是正常的。研究者们已经开始集中在其实践方面,评估目前的临床结果和评价其费用效益。

EUS 的适应证:①黏膜下病变:包括黏膜下层以及消化道管壁外组织肿块导致的外压性隆起的鉴别诊断;②胃肠道肿瘤的分期:主要是观察侵犯胃肠道壁的深度及周围淋巴结状况;③胰胆系统疾病:包括胰胆肿瘤、胰胆结石、胰腺炎等;④纵隔肿块、肺癌淋巴结转移情况;⑤穿刺诊断和治疗。

黏膜下肿瘤及部分常见病的诊断和鉴别:

黏膜下肿瘤(SMT)由于其表面有正常黏膜,内镜下活检难以获得阳性结果。EUS 能准确地区分消化道壁内肿物与壁外压迫,壁外压迫的表面有 5 层正常的消化管壁覆盖。EUS 可以准确地判断肿瘤大小、位置及管壁的起源层次。根据起源层次及超声显像特征,EUS 可以明确诊断黏膜下肿瘤。来自于黏膜肌层或固有层的低回声肿块主要为间质瘤。

来自于黏膜下层的肿块常见为囊肿、异位胰腺、脂肪瘤、嗜酸性肉芽肿、肌胚细胞瘤及肉瘤等则较少见。脂肪瘤为强回声,而囊肿则为边界清楚的无回声;异位胰腺的回声与正常胰腺相同,为中等回声,并呈颗粒状。有时异位胰腺还可透壁生长。但 EUS 对 SMT 的良恶性鉴别较为困难。EUS 引导下的穿刺诊断,并对穿刺的组织行免疫组化检查能提高 EUS 对 SMT 良恶性的鉴别。

1. 食管癌 EUS 对食管癌的术前局部分期具有很高的准确性(>80%),而且肯定优于 CT、MRI 等其他检查。EUS 对判断肿瘤的分期和纵隔淋巴结转移较好,而 CT 和 MRI 优势在于判断纵隔其他脏器受侵及远处转移,因此,这些技术应相互补充,取其优点,弥补不足。

EUS 在确定肿瘤侵犯深度方面是目前最准确的非手术技术。对食管癌,EUS 能准确预测能否完全切除,也可进行肿瘤分期以指导治疗。当前 EUS 存在的问题包括:因严重狭窄分期不够完善;对 T_1 期病变区分黏膜和黏膜下浸润有困难;对术前辅助治疗后的重新分期、对纵隔淋巴结相对缺乏特异性;EUS 在评价 Barrett 食管病人是早期癌或重度不典型增生还不够清楚。

T 和 N 分期过高或过低仍是一个难题,这主要是由于肿瘤周围炎症、显微镜下的小结节或人的反应性淋巴结等造成。所以尽管 EUS 被认为是食管癌 TN 分期的"金标准",但远不够完美。

目前对于较大或不能切除的食管癌,先行化学和放射治疗,以提高手术切除率。EUS 对于放化疗前后的肿瘤分期效果不理想,但可判定是否能被手术切除。

EUS 对于腹腔淋巴结转移的诊断优于螺旋 CT,有研究指出,如果假设 EUS 发现的每个淋巴结,不管其镜下表现如何,都是高度可疑恶性的,EUS 的阳性率为 77%,特异性为 85%。准确率为 81%。对 EUS 发现腹腔淋巴结的患者行细胞学检查,EUS-FNA 的阳性率为 98%,特异性 100%,准确率达 98%。

2. 胃癌 早期胃癌的内镜治疗开展很广泛,但这种治疗必须是无转移的早期癌,因此在治疗前应判定是黏膜癌还是癌肿已侵犯到黏膜下层,这直接影响到是内镜治疗还是手术治疗的选择。如果 EUS 显示第 3 层有改变,患者就不适合内镜黏膜切除,反之则适合。EUS 对于 Ⅰ 型和 Ⅱc 型病变结果较好,但对于包括 Ⅱa 在内的其他型病变结果很不理想。这主要是由于人为伪像及鉴别癌症浸润和非特性溃疡或炎症有困难。

EUS 能非常准确地对胃癌进行分期,无论是肿瘤对胃壁的侵犯深度,还是受累的胃周围淋巴结以及对周围脏器的直接浸润。

3. 结直肠癌 EUS 对结直肠癌的诊断和分期应用不多,早期结直肠癌的诊断与内镜下治疗,也有赖于 EUS 的准确分期。对于较低位的直肠癌能否保留肛门,EUS 能提供有建设性的意见。

4. 慢性胰腺炎 同腹部超声显像一样,EUS 可观察胰腺实质、大小、轮廓及导管系统的变化。胰实质通常表现为混合性回声,高回声区为实质纤维化所致,低回声区可能为炎性病变。

病变通常是遍布整个腺体,但也有 10%～20% 的患者病变仅局限在胰实质的一个部位,此种情况的慢性胰腺炎,仅依靠 EUS 有时候难以与胰腺肿瘤相区别。

胰实质呈小叶样改变是实质改变的一种特殊类型,常见于轻-中度慢性胰腺炎,胰腺呈低回声或混合型回声结构,有呈高回声的分隔。

胰腺假性囊肿在 EUS 下表现为边界光滑的无回声区或由坏死组织造成的混合回声区,有些病例还可见到分隔。

在钙化性胰腺炎中钙化点呈高回声并伴有声影,蛋白栓子也可呈高回声,但不伴有声影,这些病变包括胰管内的钙化性结石都可以在 EUS 下清晰地显示出来。

对于慢性胰腺炎患者,EUS 可显示其胰腺实质、轮廓及胰管的改变,当这些改变都存在时,可肯定慢性胰腺炎的诊断。EUS 对诊断慢性胰腺炎有重要价值。

5. 胰腺癌 超过 80% 的胰腺癌,在 EUS 下表现为低回声肿块,常伴有无回声,由局部坏死所致。仅有 15% 左右的肿瘤呈高回声,有可能与周围胰腺组织难以区分。依据其大小,胰腺肿瘤可局限于胰腺组织,也可穿透胰腺组织,浸润邻近器官或血管。胰腺癌通常边界不规则,结节状或呈指状蔓延。小的肿瘤一般边界清楚,隆凸不明显。

炎症与肿瘤的鉴别诊断在临床是非常重要的,尽管许多学者做了大量工作,试图鉴别这两种病变,但现在认为 EUS 还不能完全鉴别炎症和肿瘤。因此 EUS 引导下的细针穿刺细胞学和组织学检查可提高对炎症和肿瘤的鉴别。但对单个病例来说,穿刺阴性并不能最后诊断。EUS 检查中只有明确地显示邻近器官受到浸润或邻近血管受到浸润,才能最后明确诊断胰腺癌。

对于胰腺转移癌、恶性淋巴瘤、类癌及肉瘤,EUS 也不能完全与胰腺癌相区别。肿瘤体积大小、淋巴结转移和癌肿浸润周围血管等是影响预后的主要因素。癌肿是否浸润肝门静脉和腹腔动脉干、肠系膜上动脉等是判定肿瘤能否手术切除的关键。胃周及胃底的静脉曲张,可能提示癌肿已经侵犯血管,是由于血管堵塞形成的侧支静脉曲张。EUS 在扫查肝门静脉与脾静脉是否受到浸润非常敏感,准确率可达 90%,比体表超声显像、CT、血管造影等准确率都高。

6. 胰腺内分泌瘤 胰腺内分泌瘤大多为单发,亦可多发。其可分泌特殊的激素,最常见者为胰岛细胞瘤和胃泌素瘤。胰腺内分泌瘤一般在肿瘤很小的时候通过超声显像而发现。超过 90% 的胰腺内分泌瘤其直径均<2cm,为边界清晰的低回声。

EUS 在胰腺疾病的诊断中有如下特点:

(1)EUS 能准确地鉴别胰腺实质性病变和正常胰腺组织的区别。

(2)在慢性胰腺炎的患者中,EUS 能够准确地探查出假性胰腺囊肿及钙化病变、胰管结石和胰管扩张。

(3)EUS 不能区分节段性炎性病变与肿瘤。

（4）对于怀疑为胰腺癌的局灶性病变可在 EUS 引导下做细针穿刺、细胞学和组织学检查，为了提高癌瘤检出率最好增加穿刺的次数。

（5）EUS 能对胰腺癌进行分期。其诊断对于决定是否进行根治性手术是有临床价值的。EUS 是目前诊断直径＜2cm 的胰腺肿瘤的敏感技术，并可进行准确的定位。

7. 胆道疾病

（1）良性病变：EUS 可发现胆道内微小的结石，而 ERCP 往往看不到这些小的结石。但难以在 EUS 下行 ERCP，所以其临床应用受到限制，我们期待通过仪器的改进，使得 EUS 下的 ERCP 变得容易。对于临床怀疑胆管结石的患者，先行 EUS 明确诊断后，再行 EST 取石，可避免诊断性 ERCP 可能带来的并发症。由于腹部超声显像可以很好地观察胆囊，所以 EUS 观察胆囊疾病报道较少。EUS 下胆囊胆固醇息肉呈高回声、颗粒状，腺瘤性息肉表现为边界清楚，由胆囊内壁向腔内突起，胆囊壁正常的 3 层结构无破坏。EUS 可清晰地看到胆囊内结石，有些在腹部超声显像上呈球形的结石，在 EUS 下由于其高分辨率可证实为多发的小结石聚集。尽管如此，由于腹部超声显像探查胆囊结石几乎可达 100％，加之其无侵袭性，所以 EUS 不常应用于胆囊结石。

（2）恶性病变

①胆囊癌：在 EUS 下，胆管癌通常表现为低回声团块，沿胆管壁向腔内生长，也可向外浸润。在胆管癌的探查中应特别注意观察肝门静脉、肝动脉、胰头、十二指肠壁等是否受侵，周围是否有肿大的淋巴结，以利于术前分期。超声小探头可经十二指肠镜活检孔道，通过乳头进入胆管或经 PTCD 路径进入胆管，总胆管及肝门部肿瘤应用小探头可较清晰地显示肿瘤的界限及周围淋巴组织情况。

②乳头癌（壶腹癌）：由于其位置较特殊，肿瘤在很小的时候就会引起阻塞性黄疸，比较容易发现，所以其手术切除率及生存率都相对较好。EUS 下，肿瘤呈低回声或混合回声，可向十二指肠壁、胆管末端、胰头及周围血管等浸润。由于常在十二指肠壁内呈息肉样生长，加之处于扩张的胆总管末端，所以 EUS 能非常清楚地显示病变。

如果肿瘤无浸润性生长，EUS 无法判断肿瘤为乳头腺瘤或癌。由于乳头癌向胰头部浸润或向壶腹部周围浸润，无法判断肿瘤原发于乳头或胰头，所以很多人将其统称为壶腹癌，因为两者转移行为相似，术前似无必要区分两者。由于内镜下能看到乳头肿瘤，所以 EUS 探查肿瘤可达 100％。明显由于 BUS、CT，后者在探查壶腹小肿瘤中分布为 10％ 和 30％。在术前 TNM 分期中，EUS 判断壶腹部的 T 分期准确率为 80％～90％，N 分期准确率为 54％～75％。

胆囊癌通常表现为低回声肿块，胆囊壁的正常 3 层结构破坏，肿瘤边界极不规则，有的呈指状突起。

十、内镜超声在胆道系统疾病的诊断

胆管和胆囊的毗邻结构复杂，由于肥胖及肠气干扰，总胆管下段常规超声显像等影像学检查难以清楚显示。尽管目前内镜下逆行胰胆管造影（ERCP）、磁共振胆管胰管成像（MRCP）及超声显像已广泛应用于临床，但胆总管下段病变显示困难。自内镜超声检查术（EUS）和管内超声探头（IDUS）应用于临床以来，对胆管和胆囊疾病的诊断和鉴别诊断提供了一种有价值的新方法。

1. 仪器及选择 目前应用于临床的超声内镜仪及其辅助设备品种分为 3 类:诊断用超声内镜、微型导管式超声探头及特殊超声内镜。其中大部分可用于对胆道疾病的诊断与治疗,最常选用的为以下几种。

(1)超声内镜:内镜前端部安装有微型超声探头的特殊内镜,它既能清楚观察消化管壁,又能显示毗邻消化管的结构。适用于胆囊和胆管的诊断用超声内镜,最好用单晶片机械扇形扫描探头,尤其是探头的直径和硬性部位都宜用小型,以便能在十二指肠腔内能较自由地进行各种方向的切面扫查,特别是显示胆总管下段病灶时做横切和斜切扫查。探头频率首选变频探头,频率范围为 5～20MHz。

(2)管内超声探头:此类探头用于经十二指肠乳头的胆管内超声或经 PTCD 扫查。目前较多选用带导丝的无囊型固定式探头,频率多为 12～30MHz。直径 2mm 左右。图像最大分辨力达到 0.07～0.18mm。如用此类探头经十二指肠或胃内扫查胆囊和胆管,效果并不理想。

(3)彩色多普勒超声内镜(ECDUS):新型的 ECDUS 已与穿刺超声内镜融为一体,以线阵扫描型为主,部分探头采取中央穿刺槽式,其优点是显示穿刺针道清楚,同时能显示扫描区血管和脏器的血流情况。主要用于胆管和胆囊占位性病变的诊断、鉴别诊断、穿刺活检和治疗。

(4)穿刺超声内镜:主要对胆管和胆囊病灶进行超声内镜引导下细针穿刺活检术(FNA)以及穿刺抽液、注药和置管引流术。机型有扇形扫描和线阵型扫描,前者显示胆管和胆囊清楚,但针道和针尖显示较困难,后者穿刺容易,但难以显示胰腺和病灶全貌。目前,较先进的机型为线阵和凸阵扫描彩色多普勒穿刺超声内镜,有抬钳器适合支架的安置。常用的穿刺针有:wilson-cook 针,外径 22～23G,针长 4～8cm;GIP 针,外径 18～22G,针长 10～12cm,该针穿刺距离大,尤其适用于线阵扫描型穿刺超声内镜。

(5)三维管内超声(3D-IDUS):3D-IDUS 已较多用于临床,主要适合胆管的形态显示及毗邻微小肿瘤的诊断,3D-IDUS 的最小切面间隔为 0.25mm,最大取样长度为 40mm,目前应用于临床的成像方式多为主切面的双平面重建(DPR)图像。

2. 胆囊疾病

(1)胆囊癌:胆囊癌的预后与其浸润深度有关,对胆囊癌浸润深度判定最有用的诊断技术就是 EUS。Fujita 等根据胆囊肿瘤 EUS 回声特点以及胆囊壁之间的关系将胆囊癌分为 4 种类型,其中 A 型为表面呈小结节状、有蒂、包膜完整,此型对应 Tis 期(原位癌);B 型为表面不规则,基底较宽,包膜完整,此型对应 T_1～T_2 期;C 型外包膜呈不规则形,对应 T_2 期;D 型包膜受侵犯而破坏,对应 T_3～T_4 期。这种 EUS 下的分类与胆囊肿瘤 T 分期的符合率为 92.3%。

(2)胆囊息肉:临床上胆囊息肉良恶性判断及治疗方法的选择主要依据其大小,直径＜5mm 多为良性,一般不需治疗,直径＞15mm 则要考虑手术治疗,而 5～15mm 的胆囊息肉良恶性判断比较困难。Choi 等采用 EUS 声像图特征参数对这类胆囊息肉进行评分,发现 6 分以上的息肉为恶性的可能性显著高于 6 分以下的胆囊息肉。

3. 胆管疾病

(1)胆总管结石:EUS 对肝胆管和胆总管的显示率达 95%～100%,因此 EUS 对胆总管结石的诊断非常有帮助。Salmeron 等前瞻性分析了 EUS 对胆总管结石的诊断价值,发现其敏感性、特异性、准确性均为 96%。Sugiyama 等回顾性分析了 142 例患者,发现 EUS 诊断胆总管结石的敏感性、特异性、准确性分别为 96%、100% 和 99%。与 ERCP 相比 EUS 的敏感性阴性预测值更高,特别是对胆管微结石的诊断,EUS 明显高于 ERCP,其敏感性达到 96%,而 ERCP 下抽吸胆汁行纤维检查的敏感性仅为 67%。EUS 诊断胆总管结石有其固定的优点:初学超声内镜的医师即可做出正确诊断;EUS 对胆总管结石的诊断率不受结石的大小和胆管是否扩张影响。IDUS 也可用于胆管结石的诊断,有报道 IDUS 诊断胆管结石的敏感性为 97%,高于 ERCP(81%)和 X 线(61%),IDUS 尤其有利于直径<5mm 小结石的检出,对胆石与胆泥和气泡的鉴别也优于 ERCP。

(2)胆道狭窄:在所有影像学检查方法中 IDUS 对胆道狭窄的鉴别最有价值。良恶性胆道狭窄有不同的 IDUS 声像图特征。Vazquez 等对 30 例不同原因引起的胆道狭窄患者分别进行 IDUS 和 ERCP 联合组织学检查,结果 IDUS 对狭窄原因判断的准确性为 90%,高于 ERCP(67%)及组织学检查(68%)。IDUS 对胆道狭窄病因的判断 IDUS 也优于 EUS,有报道显示,IDUS 诊断胆道狭窄的敏感性、特异性、准确性为 85%、86% 和 87%,而同期进行 EUS 检查的敏感性、特异性、准确性为 54%、87% 和 67%,各项参数均低于 IDUS。

(3)胆管癌:超声内镜显像检查对胆管癌的诊断价值主要在于其能对肿瘤分期做出准确判断。IDUS 对肝门部及中段胆管癌的诊断价值优于 EUS。IDUS 有助于对胆管癌纵向浸润以及对胰实质和肝门静脉、右肝动脉浸润的判断,Menzel 等报道其准确性为 77%,高于 EUS(54%)。IDUS 对判断胆管癌纵向浸润的价值最大,它可以在术前准备判定胆管癌的范围,确定手术切缘。Tamada 等报道 IDUS 对胆管癌肝脏方向侵犯范围的判断准确性为 84%,而胆道造影仅为 47%;对向十二指肠侵犯的判断准确性为 86%,也高于胆道造影(43%)。但是受 IDUS 频率的影响,不能对肿瘤远处转移(M 分期)及淋巴结转移(N 分期)情况做出准确判断,而 EUS 由于其频率低,扫查范围广,则有利于肿瘤 M 期和 N 期分期的判断。最近有报道将三维超声显像系统应用于 IDUS,即 3D-IDUS,它可以实时进行环形扫描和线阵扫描,通过计算机处理得出三维图像。Kanemaki 等首次将 3D-IDUS 应用于胆、胰疾病的诊断,Inui 等认为,3D-IDUS 在判断胆道肿瘤浸润范围,特别是侵犯肝门静脉及胰腺的情况优于 CT 和血管造影,此外还可以计算出肿瘤的体积,从而判断预后及放射治疗的效果。也有学者认为 3D-IDUS 对胆管癌的诊断并不优于普通 IDUS,由于目前这方面的文献报道较少,其确切的临床价值还需进一步研究。

(4)胆道支架 Tamada 等应用 IDUS 对 26 例胆道狭窄金属支架置入术后的患者支架开放程度进行评估,并与胆道镜结果进行对比,结果发现 IDUS 显示在胆管壁与胆管内实质性回声之间存在光滑的低回声带时,表明阻塞胆管的成分为胆泥或组织碎片,这种情况下可采用气囊清洁胆道的方法使胆道再通,而不必更换支架;如果胆道内实质性回声与外部肿块相连,则表示治疗侵入胆管,此时需要重新插入支架。IDUS 对于判断胆道支架开放度及选择相应的治疗手段有较大的价值。

(5)EUS 引导下胆道-十二指肠置管引流术:阻塞性黄疸常规退黄治疗为 ERCP 下放置胆道支架,但有 3%～12%ERCP 造影失败的患者则需手术治疗或行 PTCD。PTCD 并发症较多而且患者需携带外引流袋,十分不方便。近年来国外有学者尝试在超声内镜引导下进行胆道-十二指肠置管引流术。

十一、内镜超声介入技术应用

近年来内镜超声引导下的介入技术逐渐发展起来,尤其是先后生产的各种介入用超声内镜,如 PENTAXEG3830U 等,不仅在超声显像上可以精确引导穿刺针进行穿刺,同时也配备了超大工作管道,大大提高了可以进行内镜超声引导下介入诊疗的范围,使内镜超声由单纯检查方法成为集诊断和诊疗一体的技术手段。内镜超声引导下的细针吸取细胞学检查和内镜超声引导下的各种穿刺治疗是临床上新的治疗方法。特别是近年内镜超声介入技术在国内蓬勃发展,大量新的技术得到快速推广应用,使许多疾病的诊断更准确、治疗方法创伤更小。

内镜超声介入诊疗技术主要有以下几点。

1. 内镜超声引导下细针吸取细胞学检查 内镜超声引导下细针吸取细胞学检查(EUS FNA),不同于体表超声引导下和 CT 引导下的穿刺,因 EUS 缩短了超声探头与病灶的距离,EUS FNA 不仅可以穿刺体表超声不能显示的病灶,而且穿刺针穿过的正常组织少,大大减少了组织损伤。所以,EUS FNA 造成的并发症很少,而且目前尚无因 EUS FNA 导致肿瘤种植的病例报道。此外,原因 EUS 较高的超声频率、分辨率明显优于体表超声,拥有熟练的操作技术就可以对直径<5mm 的病灶进行 EUS FNA,这是目前任何其他影像技术指导下的穿刺难以实现的。EUS FNA 的应用范围包括:①胰腺病变、左肾上腺病变;②纵隔及肺部病变;③直肠周围淋巴结及前列腺病变;④上消化道周围的不明性质的肿块等。如腹腔内不明原因的肿瘤、淋巴结、肝左叶病变和左肾上腺肿瘤、胆管癌、壶腹癌等,一般都可以行 EUS FNA。另外,对消化道周围的囊性病变的穿刺,也具有一定的鉴别诊断价值。针对消化道黏膜下肿瘤的 FNA,尤其是间质瘤,近年来争议较多,但需判断间质瘤转移灶和原发灶的关系时,进行 EUS FNA 是十分必要的。目前,超声引导下穿刺吸取材料的研究,向免疫组织化学和基因组织化学分析方向发展,使 EUS FNA 的诊断提高到一个新的水平。

2. 内镜超声引导下胰胆管造影技术及内引流诊疗 内镜超声引导下胰胆管造影技术(EGCP)是内镜超声引导下细针穿刺术的一种,主要针对 MRCP 显示胆管病变不理想、ERCP 插管不成功的情况下,直接对胆管穿刺造影,以了解患者胰胆管狭窄严重程度的一种技术。通过穿刺造影不仅可以显示胆管结构,还可以实现梗阻性黄疸的内引流诊疗,目前国内外在此方面已有不少研究,通过内镜超声引导,可以有效减少梗阻性黄疸盲目开窗诊疗可能造成的并发症。此技术有很好的发展前景,甚至有学者预言,随着内镜超声引导下胆管诊疗技术的发展,EGCP 和 ERCP 有合而为一的趋势。

3. 内镜超声引导下胰腺囊肿的穿刺和引流 内镜超声(EUS)引导下胰腺假性囊肿穿刺技术是胰腺假性囊肿的重要非手术治疗方法。在 EUS 的指导下,可以选择最佳的位置进行囊肿的穿刺造瘘,并放置内引流支架,将胰液和炎性液体引流至消化道,使囊肿在短时间内消退,从而降低复发率。除引流外,也有国内外专家开始应用囊肿内注射治疗,通过注射无水乙醇等方法来实现囊肿的消退。

4. 内镜超声引导下腹腔神经丛阻滞 内镜超声引导下腹腔神经丛阻滞(EUS CPN)是应用线阵超声内镜将药物注射于腹腔神经节区域,用于治疗由胰腺癌、慢性胰腺炎等上腹部疾病引起的剧烈腹痛。EUS CPN 治疗特别适合于晚期胰腺癌的腹痛,是晚期胰腺癌安全、有效、经济的镇痛方法。

5. 内镜超声引导下的注射肉毒杆菌素治疗贲门失弛缓症和奥狄括约肌功能失调　应用线阵式超声内镜引导下准确地对食管括约肌注射肉毒杆菌毒素,最大限度地阻断神经肌肉接头,来达到治疗贲门失弛缓症的目的。该方法疗效好,是贲门失弛缓症安全、微创的治疗方法之一,可作为贲门失弛缓扩张治疗的补充。此外还可以应用内镜超声引导下注射肉毒杆菌毒素于奥狄括约肌,用于治疗奥狄括约肌功能失调(SOD)。

6. 镜超声辅助黏膜下肿瘤的治疗　通过内镜超声检查可以确定黏膜下肿瘤的性质和起源,对于表浅的良性病变,可以着急进行内镜下电切治疗,如同一般的息肉切除或内镜黏膜切除术。对于深层的病变,目前认为简单地在内镜下切除邻近于浆膜与外膜的病变,发生出血穿孔的概率很大。所以多年来,内镜下治疗深层的黏膜下肿瘤曾一直作为内镜治疗的禁忌证。近年来,有学者在内镜超声引导下注射辅助黏膜下肿瘤的切除和在内镜超声指导下平滑肌瘤的结扎诊疗。为提高黏膜下肿瘤切除诊疗的安全性,往往需要在病变的深层注射盐水,过去一般都采用硬化针盲目注射,有时会将盐水注于浅层,往往使隆起的病变更扁平,这样不仅不能提高黏膜下肿瘤切除的安全性,而且还给切除治疗造成困难。为了保证治疗的安全彻底则采用内镜超声引导下穿刺,使针尖进至病变深侧边界处注射盐水,在超声引导下观察病变与深部组织分离的情况,可以有效地分离病变与深部组织,使病变向上突出,易于圈套,增加病变与浆膜与外膜的距离,减少穿孔的发生率。但这种治疗方法不宜片面追求切除的彻底性,因为治疗的风险还是很大的,应当说内镜下切除黏膜下肿瘤的诊断意义大于治疗意义。对于直径＜13mm是良性黏膜下肿瘤也有采用结扎治疗的。

7. 内镜超声引导下注射治疗反流性食管炎　在内镜超声引导下于贲门部黏膜下注射胶体(如 enteryx),实现黏膜隆起,减少食管反流。这种方法在国外已有较多研究,国内目前刚刚开始此方法,与内镜下缝合有异曲同工之处,但临床疗效有待进一步研究。

8. 内镜超声引导下肿瘤局部注射治疗　内镜超声引导下细针注射技术(EUS FNI)内镜超声引导下肿瘤的局部注射主要针对于失去根治手术机会或术后复发的上消化道及其周围的恶性肿瘤,如某些纵隔肿瘤、胰腺肿瘤等。免疫药物、化学药物、放射性颗粒、光动力治疗乃至基因药物等,采用局部注射的方式可以提高局部治疗的效果,减少不良反应。近几年来,有较多关于内镜超声下的免疫治疗(淋巴细胞转移)、基因药物治疗、光动力治疗等取得了很大进展。现在有学者引入 EUS 三维成像技术,在三维条件下制定介入药物的剂量和范围,预计在这种治疗系统的帮助下,能更高效、安全地实现微创治疗。随着这些技术的发展,相信内镜超声介入治疗技术一定能在临床上起到更大、更好的作用。

十二、超声多普勒定量血流量准确性的研究

多普勒超声(Doppler ultrasonography)能否准确地测量器官血流量一直是超声和临床所关注的课题之一。目前多普勒定量血流量测量的参数较多,如峰值平均血流速度(TA peak)、时间平均血流速度(TA mean)及血流速度时间积分(VTI)等,虽然其准确性多有争议,但仍广泛应用于心脏、颅内血管、颈血管、腹部大血管及四肢血管的血流测定。由于以上血流量测量参数多有缺陷,如超声探头的脉冲重复频率和声速与血管的夹角问题,所测量的器官血流量尚不准确。从理论上讲 TA mean 定量血流量较 VTI 准确。因为,正常的血流动力学表现为血管内为层流血流,即血管内的血流速度呈空间梯形分布,血管中心的血流速度较快,而接近血

管壁的血流速度则较慢。血管的每分血流量是指单位时间内通过血管截面上的血流多少。因此,准确定量血流量的参数应考虑到血管截面上的血流速度分布。而 TA mean 参数正符合上述要求。TA mean 含义有两层,即两次平均,包括空间血流速度平均和时间血流速度平均。前者即在某一时间点处多普勒取样门内,由血管周边至中心的个梯度血流速度的平均。后者是将心动周期中每个时间点的平均速度相加再平均,则获得时间平均血流速度 TA mean。因此,它更准确地反映血管内实际的血流速度空间分布和速度范围。而 VTI 则是最大流速的血流束在单位时间内运行的距离,并没有考虑到血管内血流速度的分布梯度。因此,在血流速度分布梯度较大(频谱带宽)的血管血流量的测量中,VTI 会明显高估实际的血流量。研究表明定量血流相对较准确的血流参数是 TA mean,其回收率最接近 100%。回收率越接近 100%说明该方法准确度越高。其次是 TA peak(RR＝91.6%)。而 VTI 准确性较差,RR 为159.9%,其血流量较实际血流量高估约 60%。

图 4-8 可进一步说明 TA mean 和 VTI 定量血流量的差异。a、b 两谱的峰值流速变化曲线均相同,即两者测量的 VTI 相等;而血流速度分布范围(频带宽窄)不同,即 TA mean 不同。由图可见,两谱的实际血流量不同,Qa＞Qb,而用 VTI 计算的每分血流量两者相同,测量出现误差,血流速度分布范围大(频谱带宽越大)测量误差越大反之则误差较小。TA mean 则能较准确反映出两者血流量的差别。应用频谱多普勒计算每分血流量应首选 TA mean。目前仅有少数几种仪器可自动检测出 TA mean,若仪器不能检测 TA mean,可以用 0.57 倍的 TA peak 来代替。而 VTI 仅仅能用于血流速度分布范围较小的血流量测定,如心脏瓣口血流测量。

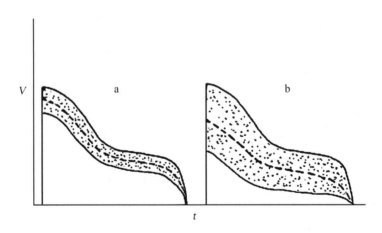

图 4-8　TA mean 和 VTI 示意图

"点"为多普勒频谱带宽;虚线为 TA mean 曲线;t. 时间;V. 血流速度

十三、超声内镜在非胰岛素瘤的 GEPETs 定位诊断中的应用

胃肠胰神经内分泌肿瘤(GEPETs)在临床比较少见。根据其激素分泌之不同,可分为胰岛素瘤、胃泌素瘤、胰高血糖素瘤。无激素分泌者则为无功能肿瘤。其中胰岛素瘤比较常见,其次为胃泌素瘤。GEPETs 发病率虽低,但所占的比例甚高,可达 50% 以上。

临床上准确的定位诊断是治疗成败的关键。但是,GEPETs 中有部分存在胰腺外部,采用常规方法进行定位诊断尚有很大困难。

超声内镜(EUS)近年来发展的一种影像技术,它可在十二指肠道腔内进行对胰腺及其周围组织的近距离超声检查,在探头频率较高时可提高病灶的分辨率。研究显示,EUS 对胰腺内分泌肿瘤的诊断敏感性可达 80%～90%。

国内一组 11 例非胰岛素肿瘤研究中,其中男性 4 例,女性 7 例,诊断时平均年龄为(51.4±12.2)岁。胃泌素瘤 4 例(伴肝多发转移者 3 例),恶性胰高糖素瘤 1 例,神经内分泌肿瘤 2例,神经内分泌癌 4 例。除 3 例胃泌素瘤患者为临床检查诊断外,其他患者均经手术或组织穿刺得到病理诊断。

结果显示,EUS 诊断敏感性为 75.0%,其中 1 例患者因有胃大部切除术史,EUS 检查遇到困难,如将其除外,EUS 的诊断敏感性可达 90.9%。而腹部 CT 平扫＋增强检查的诊断敏感性为 56.3%,体表腹部 B 超为 37.5%,生长抑素受体显像为 66.7%,血管造影为 57.1%。

研究认为,EUS 对胃肠胰神经内分泌肿瘤的定位诊断具有较高的敏感性,其诊断效果优于腹部 CT、生长抑素受体显像、血管造影以及体表腹部 B 超。

十四、肝纤维化的无创评估进展

肝纤维化是各种慢性肝病损伤修复过程的共同后果,最终可能发展成肝硬化。如得到及时治疗,肝纤维化,甚至早期肝硬化可达到逆转。因此,及时准确地判断肝硬化程度,对肝病治疗及预后有重要意义。虽然病理组织学检查是判断肝脏炎症及纤维化程度的"金标准",但仍有局限性。近年来,国内外学者致力于研究无创性评估系统。理想的评估指标应具备以下条件:具有肝脏特异性,不受肝肾和网状内皮组织功能改变的影响,可以测定纤维化程度和(或)细胞外基质沉积和降解,可以反映各种原因的纤维化,易实施以及能够区别不同程度的纤维化。目前的无创评估方法主要包括血清学指标、影像和肝脏弹性测定。

1. 血清学指标 血液生化检查是临床常用的判断肝纤维化的方法。目前应用较多的一些组合,如 PGA 指数、FibroTest、Acti Test、Forns 指数、谷草转氨酶-血小板比值指数 APRI、Hepascore、ELF 和 FibroSpectⅡ。这些综合模型对无显著纤维化(0～1 期)和早期肝硬化(4期)的判别作用良好,对于中间的肝硬化(2～3 期)鉴别能力则不佳。因此,这些模型只能部分代替肝穿。

2. 影像学

(1)超声显像:应用二维超声检查肝脏表面不规则改变是监测慢性肝病向肝纤维化进展过程的最有价值指标。我国学者的研究显示,脾长径、脾静脉内径在不同纤维化分级中有统计学意义。但以上结果仅局限于最低和最高纤维化分期之间的差别显著时。利用超声多普勒测量肝内血管血流动力学参数对肝纤维化程度的评估日益增多。Colli 等采用超声与病理对照的方法发现肝静脉频谱异常与肝组织纤维化显著相关。各种半定量超声检测获得了更好的结果,Stefano 等选择肝脏大小、形态、表面、实质回声、肝门脉内径、肝门静脉平均血流速度、脾指数等 7 相参数构建评分体系,诊断肝硬化的准确度达 80.4%;陈煜等筛选出肝脏表面平整度、肝脏边缘形态、肝实质回声强度、肝静脉清晰度、脾面积等 5 项与肝纤维化程度相关的超声指标,由此得出的超声总积分与肝组织纤维化分期的相关性达到 0.822。

李汉英等测量了 78 例慢性乙肝患者的二维超声图像的灰阶值,并将其与肝穿病理纤维化分级进行对比,结果显示,肝纤维化 So-S3 各组之间灰阶值有显著差异。

(2)CT 和 MRI:关于肝硬化的 CT 和 MRI 诊断已有大量文献,但有关肝纤维化 CT 和 MRI 诊断的文献报道较少。应用肝脏 CT 成像的光学分析(Fibro-CT)预测慢性丙肝纤维化的分期取得了比较好的结果。近来,有人用磁共振扩散加权成像的方法测定水分子表观扩散系数(ADC)来诊断慢性丙肝患者有无肝纤维化。结果显示,这种方法与其他识别显著肝硬化的非侵入性方法效果相当。

3. 肝脾瞬时弹性成像(fibroScan) 肝脏弹性成像是目前受到广泛关注的一种无创诊断方法。2003 年,法国学者 Sandrin 等根据声波传导速率与组织硬度相关的原理,采用一种切变弹性探测仪,对 106 例慢性丙型肝炎患者进行瞬时弹性测定,结果显示,其硬度测定值与肝纤维化分期有显著相关性,且这种测定不受操作者影响,可重复性好,被认为是一种无创、无痛苦、快速、客观定量检测肝纤维化的方法。其工作原理如下:仪器上装备有一个探极,探极中有一个超声换能器,固定于振动器的轴上。振动器传出的小振幅低频振动通过超声换能器向组织传递。这种振动在通过肝组织时引起弹性剪切波。同时,一种脉冲-回波超声捕获装置跟踪这种波的产生并测量它的速度,波的速度与组织的弹性直接相关,组织硬度越高,波的速度越快。测得的结果用千帕表示。此后,人们又对该方法的效果进行了多次验证。Castera 等在 183 例慢性丙型肝炎患者中进行了前瞻性研究,并与两种重要的无创血清模型(FibroTest 和 APRI)进行了比较,结果验证了该定量测定有良好的诊断价值,且发现其与 FibroTest 联合的诊断效率最高,通过两者联合检测,可使 84%～95% 的慢性肝炎患者避免肝穿。这种方法也有其局限性。由于超声波在脂肪组织和液体中迅速衰减,因此不适于检测有脂肪变性或有腹水的患者。另外,在一项研究中发现,FibroScan 的误诊率为 6%～7%。假阳性和假阴性发生率相当,后者主要发生在大结节性和非活动性肝硬化的患者中。目前,FibroScan 测定肝纤维化的研究主要集中在慢性丙型肝炎、酒精性肝病以及原发性胆汁性肝硬化和原发性硬化性胆管炎等疾病,诊断肝硬化的界值基本为 14～17kPa。对于乙肝病毒引起的纤维化或肝硬化的研究很少。现在,这种方法已经进入我国,对于乙肝肝纤维化程度的诊断正在研究之中。

十五、肝脏声像图纤维化量化分析

超声诊断除了受主观性和诊断经验等人为因素影响外,检测频率、机器参数的设置等成像条件的变化也会对图像产生很大的影响,因而使肝脏纤维化的量化分析受到很大限制。有研究显示利用肝脏超声图像的纹理边缘共生矩阵(TECM)进行纤维化量化分析,首先 Canny 算子提取纹理边缘,并计算其共生矩阵的熵作为分类的特征值。通过用 leave-one-out 最近邻法和 Fisher 线性分类器进行分类试验,证明其分类精度优于分形维(FD)。而且,用 Fisher 线性分类器对 TECM 和差分盒计数法(DBC)组成的联合特征向量(J-DT)进行分类试验。当阈值为时、分类正确率(CCR)可以达到 95.1%;取阈值为时,灵敏性可以达到 100%。

经肝穿刺或经腹腔镜肝活检,进行组织病理学检查仍是肝疾病的"金标准"。但是由于这些检查的入侵性,容易引起其他并发症。超声显像技术因其具有实时动态、灵敏度高、易操作、无创伤、无特殊禁忌证、可重复性强、费用低廉和无放射性损伤等优点,正逐渐成为临床各学科疾病的检查、诊断和介入治疗中所不可缺的重要手段之一。

利用超声图像的纹理特征进行肝脏组织分类的方法已经取得了一定进展：Ogawa 选择兴趣区（ROI）像素值的方差、变分系数、环形的傅里叶功率谱密度、纵向傅里叶功率谱密度和五个兴趣区均值的变分，以及灰度共生矩阵的角二阶矩和对比度等 7 个参数作为特征输入区分正常肝脏、肝炎和肝硬化；Wu 提出基于多分辨率分形特征向量和分形布朗运动模型的纹理特征集区分正常肝脏、肝硬化和肝癌；Mojsibvi 运用不可分小波分解得到的变换图像，区分正常肝脏、肝硬化和脂肪肝；Yeh 用灰度共生矩阵和不可分小波变换进行特征提取，用支持向量机（SVM）作分类器，将肝脏纤维化进行性分级。

现存的研究方法都必须在成像条件标准化的条件下进行，即对所有的组织采用同样的机器参数，超声波的频率也要一样，以保证组织特征的保真度。因为超声波的衰减主要与频率大小有关，同时机器参数的设置，如时间增益补偿（TGC），谐波组织增强（TEI），焦距，增益（G），对比度，和图像缩放都会不可避免地改变整个图像的增益和回声强度。这就大大限制了其实际应用，有研究提出实现对任意条件下成像的肝纤维化进行有效的量化分析。

分析正常和纤维化肝脏超声图像可以发现，正常肝脏的肝实质内呈均匀弥漫的点状回声，而纤维化肝脏的光点粗大，回声粗糙不均匀而欠规则，表面凹凸不整，病情严重者甚至可见先用高斯滤波器进行图像平滑，滤除噪声；用有限差分近似式计算梯度幅值和方向；通过非极大值抑制梯度线上所有非屋脊峰值的幅值，来细化幅值图像阵列的梯度幅值屋脊，生成细化的边缘；用双阈值进行边缘检测并且连接边缘。

由 Canny 算了检测出的纹理边缘，利用灰度共生距阵的分析方法，可以计算纹理边缘的共生矩阵。图像中相距的两个灰度像素对同时出现的联合斑形条索状回声或网络状图形。因此，可以从下面两个因素对纤维化进行分析：一是肝小叶的结构和分布，另一个就是肝实质表面的粗糙程度。

比较两类图像可以发现，正常图像的纹理轮廓分布比较紧密，而纤维化图像的纹理轮廓分布较稀疏和较不规则。正常肝脏图像的灰度分布比较集中，而纤维化肝脏图像的灰度分布范围比较宽。此项研究首先利用肝脏纹理的这些特点，用纹理的边缘共生矩阵和分形维进行特征提取，再用分类器进行分类实验，最后得出实验结果和结论。

该研究提出了用边缘共生矩阵（TECM）进行肝脏纤维化量化分析的方法，并由最近邻法和 Ficher 线性分类器进行验证，其分类精度优于分形维（DBC 和变换法）。这是因为图像灰度（回声强度）受超声仪的很多机器参数的影响，而肝小叶的形状和分布在探测深度相近（深度为 130mm 或 147mm）的情况下变化较小。同时，图像中包含的高频噪声也会影响分形维数的计算，而我们采用的 TECM 方法经过 Canny 算子高斯滤波器可以去除部分噪声。

用 DBC 和 TECM 组成的联合特征向量（J-DT）进行分类的精度优于单独的 TECM。同时，Fisher 线性分类器对 J-DT 的分类精度优于最近邻法分类。当 Fisher 线性分类器的阈值为 Y0 时，分类正确率（CCR）可以达到 95.1%；取阈值为 Y0 时灵敏性可达到 100%。

图像中兴趣区（ROI）的选择对分类精度有非常重要的作用。首先，因为声波是能量衰减，即使有 TGC，浅表部位和深部对超声波的反射能力也是有区别的。其次，超声的诊断区域是扇形的，而我们所选取的 ROI 是正方形的，因而会受到血管和声学阴影的影响。另外，ROI 的选择是交互式的，虽然希望所选取的图像块只包含肝组织，不包含血管、噪声和其他声学阴影，由于视觉和人为因素，在实际应用中也很难实现。同时，选用合适的方法去除噪声、增强纹理边缘信息以提高分类精度也是今后研究的方向。

十六、心脏超声新技术

计算机技术的快速发展推动了心脏超声技术的不断更新与进步,近年来出现的心脏超声新技术主要是组织多普勒成像(TDI)及相关技术,包括:组织多普勒速度成像(TVI)、位移(Displacement)、应变(Strain)、应变率(SR)和组织同步化成像(TSI)、二维应变超声心动图(2DSI)、自动功能成像(AFI)、速度向量成像(VVI),超声瞬时波强(WI),超声向量血流成像(VFM)、心肌对比超声心动图(MCE);心脏二维血流成像技术(CBFI),四维容积成像,三维斑点追逐超声(3DSTI)等。新近出现的心脏超声新技术的临床应用范围:评价局部心肌的收缩和舒张功能,观察心肌运动的协调性,评估心腔内和心肌内血流状态,判断局部和整体心肌的机械做功,它们不仅可能成为或逐渐成为心脏科医生科研和临床研究的重要诊断工具或即将成为临床心脏超声的常规诊断技术。因此如何正确认识和合理应用心脏超声诊断新技术甚为重要。

(一)组织多普勒成像及相关技术

组织多普勒成像及相关技术包括组织多普勒速度成像、位移、应变、应变率和组织同步化成像,可以有效地评估局部心肌的收缩和舒张功能,以及心肌运动的协调性。在上述技术中,组织同步化成像专门应用于评价心肌运动的协调性,而其他技术不仅可以评估局部心肌的收缩和舒张功能,而且同时可用于评价心肌运动的协调性。

其最大的优势是在同一个心动周期可以同时评价左心室内心肌运动以及心室内心肌运动的协调性。因此,组织多普勒成像及其相关技术目前主要用于心脏再同步化治疗患者的选择和术后优化。

(二)斑点追踪超声心动图

目前应用于临床诊断和研究的斑点追踪超声心动图技术有自动功能成像、二维应变超声心动图、速度向量成像、其成像原理都是应用二维斑点追踪技术,计算出心肌运动速度、加速度、应变和应变率等局部心肌的机械做功。其中,自动功能成像时经过美国食品和药品监督管理局(FDA)与中国国家药品监督管理局(SFDA)批准能够用于临床诊断的二维应变超声心动图,主要用于评价纵向心肌收缩期的应变峰,二维应变超声心动图和速度向量成像在显示模式上与斑点追逐超声心动图不同,评价的内容也略有差别。前者只是评价节段心肌的收缩和舒张功能,后者除了评价节段心肌的收缩和舒张功能之外,还能够评价心内膜和心外膜下心肌的收缩和舒张功能。该技术的临床应用价值主要体现在对局部和整体心肌功能的评价上,适用于冠心病、高血压、糖尿病以及心肌病等心血管疾病所致心肌功能损害患者。

(三)超声瞬时波强

1988 年美国学者 Zambanini 等提出,超声瞬时波强技术是一种综合评价心血管功能及心脏与血管交互作用的新技术。瞬时波强是指在循环系统任意点的压力变化(dU/dt)的乘积,即:$WI=(dP/dt)\times(dU/dt)$。

Zambanini 等提出颈动脉瞬时波强波形包括 3 个正向波及一个反向波,按出现的顺序依次为 S、R、X、D 波,其中 S 即瞬时加速度(W1),D 即瞬时减速度(W2),NA 即反向波 R 的面积。研究显示 W1 的大小与左心室收缩功能相关,而 W2 的大小与收缩晚期主动脉血流惯性及左心室舒张速度有关,从而间接评价左心室收缩和舒张功能。但由于易受操作者技术的影响,应用该技术检测出的结果变化较大,从而使其应用受到一定限制。

(四)超声向量血流成像

已知心室腔内血流状态在心动周期不同时相均存在着各种不同的层流和涡旋运动流场状态,上述流体状态形成了心脏特有的非线性流体动力系统。日本学者 Udesen 和 Ohtsuki 等报道,通过建立基于三维血流成像单平面多普勒频移信息的血流速度成像技术能够观察到心脏内血液流场状态,并能区分层流和涡流状态,同时可进行简单的量化评价。

该技术核心是追逐心腔内血细胞的多普勒频移,而以血细胞运动向量的形式显示在二维图像上。现有基于组织多普勒技术的血流场方法也存在以下局限性:①角度依赖性;②图像帧频依赖性;③量化评价技术方法不足;④单一二维切面难以完整反映三维血流真实情况;⑤基于数字模型,需要进一步试验证实可靠性。

(五)心肌对比超声心动图

心肌对比超声心动图是利用声学微气泡作为造影剂,经静脉注入冠状动脉循环,进入心肌的微循环,通过接受微气泡的背向散射信号,实现心肌灌注成像。本技术的临床价值为评价心肌的微循环灌注和利用微气泡作为载体进行心血管系统疾病靶向治疗。目前尚无 SFDA 批准用于心脏超声的造影剂,因此,该项技术目前只能停留于动物实验。

(六)心脏二维血流成像

心脏二维血流成像是利用多普勒追踪技术对心腔血流进行二维显示。它不仅能够显示心内膜的边界、观察室壁厚度及运动状态,同时可以实时地显示心内血液的分流和反流状态。由于此项技术不受扫描角度的影响,因此,可以有效和准确地评估心内血流状态,现可替代左心室超声造影。

(七)四维容积成像和三维斑点追逐成像

近年来,因容积探头技术的突破,使得三维超声心动图技术得以发展。基于容积探头获取的三维超声图像,不仅成像速度增快(实现一个心动周期成像),而且获取的信息量巨大。目前三维超声图像结合心电图,不仅能够清晰显示心脏的三维结构,同时可以自动分析左心室局部心肌在心动周期的容量变化,以及左心室整体容量的变化,如左心室收缩末期容量、左心室舒张末期容量、左心室射血分数等指标。此外,四维容积成像能够帮助临床医生进行左心室同步化的定量分析,而三维斑点追踪成像能够让我们更全面和系统地评价心肌机械做功。实时心脏全容积成像正在冲击和改变着传统超声心动图的检查方式。它可以在每一个心动周期内完成整个心脏的实时全容积图像采集,能够帮助临床医生更全面、准确地评估心脏结构、心内血流、心脏功能及心脏运动的同步性。

十七、血管内超声新进展——IVUS 指导冠脉介入治疗

血管内超声(intravascular ultrasound,IVUS)技术应用于临床已有 11 年。IVUS 图像分辨率高,准确性及可重复性好,已被广泛应用于临床和科研。IVUS 在介入心脏病的诊断和治疗中发挥着越来越重要的作用。由于空间分辨率高,并能分析血管内情况,与冠状动脉造影相比,其评价冠状动脉病变严重性更为准确。ICUS 指导的经皮冠脉介入治疗(PCI)比冠脉造影指导的 PCI 更有效减少再狭窄。近期有研究显示应用 IVUS 指导能减少药物洗

脱支架(DES)置入后支架内血栓形成(FT),同时 IVUS 能检出早期支架内血栓形成的机械性异常。

(一)判断支架失败的原因

1. **支架断裂** 在药物洗脱支架时代,支架断裂已成为少见的并发症。临床资料显示,绝大部分支架断裂发生在西罗莫司闭环洗脱支架,发生率为 0.8%～7.7%。支架断裂的时间大约 50% 在术后 1 年内,另 50% 支架断裂发生在术后 1 年后。目前,IVUS 是识别和排除支架断裂原因的最好方法,并已成为诊断支架断裂的金标准。IVUS 诊断支架断裂应当在介入后即刻进行,并在以后随访。据研究,IVUS 证实的 Ⅰ 型支架断裂,多见于钙化病变,支架断裂与支架的长度以及血管收缩有关。而 Ⅱ 型支架断裂的发生机制大多由 DES 引起血管局部的正性重构、流量扩张及贴壁不良等有关。

2. **支架内再狭窄** 相当于 BMS,DES 显著减少了支架再狭窄发生率和再次血供重建率。但是有资料显示 DES 置入后 2 年内支架内再狭窄的发生率仍可达到 10%。支架膨胀不全可能是 DES 发生再狭窄的主要原因。在一项 499 名患者(543 处病变)的研究中,置入 SES 的患者后进行了 6 个月的血管造影随访,PCI 后 IVUS 测量的最小支架面积和支架长度是预测 DES 再狭窄的主要因素。研究表明,较小的最小支架横截面积与 DES 再狭窄之间有明确关系。相反,PCI 后最小支架横截面积越大,再狭窄发生可能性越小。没有完全覆盖病变也是 DES 再狭窄的原因。在 SIRIUS 的 IVUS 亚组研究中,研究了 167 处支架的边缘。从这些人群中,在 8 个月的血管造影随访中检测出 18 处边缘狭窄。SES 组的边缘再狭窄和较大参考斑块面积与较大支架边缘面积(即参考最小管腔面积比)之间有明确关系。这些结果表明没有完全覆盖斑块可以导致支架边缘再狭窄。另一项研究显示,IVUS 所显示的支架不均匀膨胀与 SES 再狭窄有关。

3. **其他** 对于常规进行的 PCI 中 IVUS 对于确定病变的严重程度具有明显的优势,对于评价左主干病变、开口病变及临界病变具有重要意义。对于指导 PCI 手术 IVUS 能够准确地选择支架直径和长度,或根据钙化程度和深度判断是否应该选择旋磨术等。以上血管内超声研究使我们进一步认识到,IVUS 用于指导常规 PCI 术并能获得良好的影像学结果,IVUS 能预测支架内血栓形成、准确判断支架断裂、支架膨胀不全、支架贴壁不良等情况,并能减少支架内再狭窄等。

(二)预防急性及亚急性支架内血栓形成

IVUS 可指导 PCI 并能有效预防支架内血栓形成。早期在金属裸支架(BMS)时代,亚急性 ST 就是限制其应用的原因,其发生率高达 10%～15%。支架内血栓的预测及预后研究是一项多中心的研究,其目的是与冠状动脉造影相比、评价 IVUS 在预测 ST 中的作用。研究入选的患者为 IVUS 指导的 PCI 后 ST 患者。在 53 名患者中 94% 至少有一项 IVUS 异常(支架膨胀不全、贴壁不良、病变近端或远端血栓)。其结果表明,在支架置入中为了识别 ST 相关的特点,IVUS 明显优于冠状动脉造影。血管管腔内径减少、血栓形成和阻滞通过支架金属丝突出至管腔内是 IVUS 评价 ST 的常见异常表现。除了亚急性 ST,DES 置入后另外两个主要局限性就是晚期和急晚期 ST,他们发生的机制尚不清楚,可能不同于亚急性 ST 的发生机制。目前,有关晚期 ST 患者的 IVUS 资料较少。现有资料表明,与亚急性 ST 相比,晚期 ST 的机制可能是多因素的。

(三)评价支架贴壁不良和膨胀不全

Chechi T 等通过 IVUS 检查评价了晚期支架贴壁不良,紫杉醇支架置入后比 BMS 置入后晚期支架贴壁不良更多见。在晚期支架贴壁不良血管段,支架置入中和随访 IVUS 观察到血管面积明显减少及斑块面积较少。研究显示支架膨胀对于 PCI 的预后更为重要。在 Hong 进行的研究中,51 处 DES 治疗的病变介入治疗后支架贴壁不良发生率为 7.2%。

(富 玮 刘 洁)

第二篇

头颈部疾病超声诊断

2

第5章 颅脑疾病超声诊断

一、颅脑解剖

颅脑包括头颅和脑部,头颅包括颅顶盖和颅骨。

(一)头颅

1. 颅顶盖(头皮)　由浅至深分别为表皮、皮下组织、帽状腱膜、帽状腱膜下层和颅骨外膜共5层。表皮和帽状腱膜之间被皮下组织内的纤维结缔组织粘连,故此三层宛如一层,在颅骨外可被推动。帽状腱膜在头部前后延续于额、枕部肌肉。帽状腱膜下层为疏松的纤维组织。

2. 颅骨　由颅顶和颅底组成。

(1)颅顶:由7块颅骨组成,即前面的额骨、后面的枕骨、额枕之间的左右顶骨、两侧左右颞骨及蝶骨的左右小翼。在胚胎时期,颅骨的发育需要经过膜的骨化过程,新生儿由于颅顶骨尚未骨化,因此很薄,并且在其相交处仍有膜性间隙存在,诸如前后囟门等。前囟一般在12~18个月闭合,后囟一般在3~6个月闭合。未闭合的前后囟门可作为透声窗做颅脑超声检查。随着年龄的增长,颅顶骨在骨缝处相互严密镶嵌结合。颅骨本身分为3层,即由骨密质构成的内外板和夹于其间由骨松质构成的板障。平均厚度为2~5mm。由于超声波很难透过颅骨,所以成年人颅内超声检查甚为困难。

(2)颅底:为组成颅腔的底板,分为前、中、后3个颅窝。颅脑外伤史常致颅底骨折。由于颅底与硬脑膜紧密粘连,所以当颅底骨折时,易导致该处撕裂。

(二)脑部

1. 脑膜　覆盖脑实质的外表面,由外至内依次为硬脑膜、蛛网膜和软脑膜3层。

(1)硬脑膜:硬脑膜外层为骨内膜,其内含有供应颅骨血液的血管。在小儿硬脑膜与颅骨紧密结合,所以儿童的硬膜外血肿很少见。成人的硬脑膜只在颅底处与颅骨紧密结合,在颅顶部很容易与颅骨分离,所以成年人的颅顶部容易发生硬膜外血肿。硬脑膜存在一些突起分隔颅腔,有①大脑镰,它沿正中的矢状缝垂直向下插入两大脑半球之间,大脑镰下为胼胝体。②小脑天幕,是深入大脑与小脑之间的膈幕。它将颅腔分为天幕上的前中颅窝和天幕下的颅后窝。③小脑镰,它从小脑天幕的正中向下突入小脑两半球之间。

(2)蛛网膜:薄且透明,不含血管。它与硬脑膜之间为硬膜下腔,与软脑膜之间的间隙称蛛网膜下腔,内有脑脊液,并与蛛网膜下腔相通。由于大脑表面起伏不平,软脑膜随之曲折而行,故蛛网膜下腔宽窄不一。较宽处称为池,如枕大池(天幕下)、外侧池(外侧裂的表面)、视交叉池和脚间池等。

(3)软脑膜:为血管膜,紧贴于脑的表面,并深入脑的沟裂之中。在脑室的某些部位形成皱襞突入室腔,形成脉络丛。

2. 脑 由大脑、小脑和脑干组成(图 5-1)。

(1)大脑半球:左右各一,表面凹凸不平,总面积为 2 600cm^2,被大量的沟、裂和回分为额、顶、颞、枕各叶和脑岛。在这些结构中,应该注意的是新纹状体中的尾状核部分(在种系发生上,尾状核和壳是较新的结构,合称新纹状体。苍白球是纹状体较古老的部分,称旧纹状体。纹状体在人类为皮质下调节躯体运动的重要中枢)。尾状核位于丘脑的前外上方,分为头、体、尾三部分,和侧脑室的外侧壁室管膜相邻。在胎儿时期,有一胚性基质区(直径仅几毫米的胚芽隆凸),即位于尾状核的头部和室管膜上皮之间,此处血管壁薄弱,缺乏支持组织,是未成熟儿脑内出血的好发部位。随着胎龄的增长,此胚性结构逐渐消失,至孕龄 34 周左右便不复存在。

(2)间脑:位于中脑和大脑半球之间,主要为两侧丘脑,为皮质下感觉中枢。丘脑与大脑球深部的基底神经结之间围成内囊,此处为脑出血的好发部位。因其间有大脑皮质与下级中枢的主要运动和感觉纤维通过,所以可致对侧半身感觉障碍、偏瘫、偏盲。在临床上可引起所谓神经元症状。

(3)脑干:包括中脑、脑桥(即桥脑)和延髓。

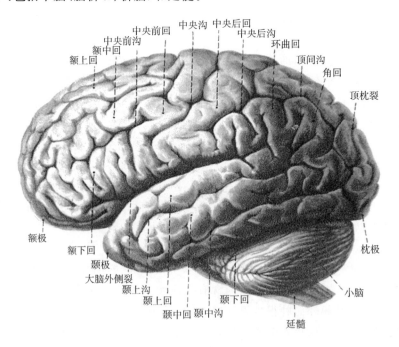

图 5-1 脑髓外侧面

3. 脑室系统　脑室有两个侧脑室、第三脑室和第四脑室。

(1)侧脑室：是位于两大脑半球白质内左右对称的窄裂,内含透明的脑脊液,超声探测易于显像,根据侧脑室所处部位及形态而分为体部(即中央部),位于顶叶内,是两条狭窄的水平裂,其顶为胼胝体,底为丘脑的背侧和尾状核。体部向前深入额叶形成前角,向后深入枕叶形成后角,向外下深入颞叶的部分最长形成下角。侧脑室内部的脉络丛位于体部和下角内,是产生脑脊液的主要源池。脑脊液经过室间孔(Monroi 孔)进入第三脑室,参与脑脊液循环。

(2)第三脑室：为丘脑和丘脑下部间的狭窄间隙,前方借室间孔与两侧脑室相通,后方由中脑水管(又名大脑导水管)与第四脑室连接。顶部有透明隔和胼胝体。透明隔腔在新生儿期比较宽大,并非第三脑室扩张,应加注意。第三脑室脉络丛位于室顶部,由两侧向下突入室腔,脑脊液由各室的脉络膜和脑室壁的室管膜产生。

4. 脑脊液行径　由两侧脑室→室间孔→第三脑室→中脑水管→第四脑室→第四脑室中间孔和侧孔→脑蛛网膜下腔和脊蛛网膜下腔,最后由大脑半球外侧面上的蛛网膜颗粒吸收进入静脉,回流入血循环系统。

5. 脑脊液供应　供应脑组织动脉血液主要是两侧颈内动脉和两侧椎动脉：

(1)颈总动脉→颈内动脉→大脑前动脉

　　　↓

　　→大脑中动脉

　　　　→供应前 2/3 大脑的血液

(2)椎动脉→基底动脉→大脑后动脉

　　　　→供应后 1/3 大脑的血液

　　　　→天幕下脑组织的主要血供来源

大脑前动脉在大脑半球内侧面,自下而上,由前向后而行。在脑血管造影中,病灶越近额叶前部,该动脉移位越明显。大脑中动脉主要沿外侧裂走行。

大脑纵裂、大脑镰、透明隔、第三脑室、松果体均位于颅脑的中线部位,一般称中线结构。此结构不仅为 A 型超声探测颅内有无占位性病变的主要依据,而且在判断 B 型超声声像图及 CT 图像时都是一个主要和明确的标志,对脑部病灶的诊断和定位甚为重要。

二、颅脑断面解剖

(一)矢状断面(图 5-2)

1. 正中矢状断面　可见大脑中央前回、中央后回和额上回、胼胝体、透明隔、第三脑室、中脑水管和第四脑室。

2. 正中旁矢状断面　可见大脑中央前回、额中回,其下方为海马。海马的前方为侧脑室下角,海马的下方为颞极。颞极的后方是小脑半球。

(二)冠状断面(图 5-3)

1. 侧脑室前角冠状断面　可见顶部两侧大脑半球,其间是大脑纵裂。下方为胼胝体、透明隔。透明隔两侧为侧脑室前角,侧脑室前角的外侧为尾状核头部。

2. 侧脑室体部及第三脑室冠状断面　可见顶部两侧大脑半球,其间为大脑纵裂。大脑纵裂下方为胼胝体干,其下方是透明隔。透明隔两侧为侧脑室中央部,透明隔下方是第三脑室。

3. 侧脑室三角区冠状断面　可见顶部两侧大脑半球,其间为大脑纵裂。大脑纵裂下方为胼胝体压部。胼胝体两侧为八字形的侧脑室三角区,其底部为小脑。

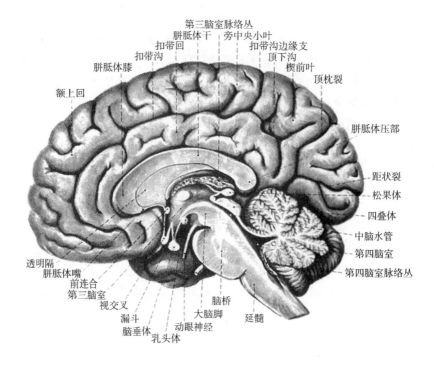

图 5-2　脑髓内侧面

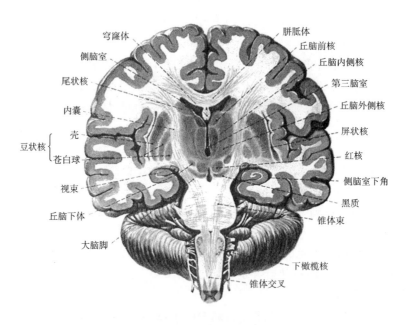

图 5-3　脑髓额状断面

(三)水平断面(图 5-4)

1. 侧脑室体上部水平断面　此断面位于外耳道孔上方 7cm 处,可见两侧大脑半球间的大脑纵裂与大脑镰。脑中部被胼胝体分开,两侧可见侧脑室体上部。

2. 侧脑室水平断面　此断面位于外耳道孔上方6cm处,可见两侧大脑半球,其前部为大脑纵裂,后部为大脑镰。正中线两侧可见X形的侧脑室底部,侧脑室前角突向额叶,后角突向枕叶。侧脑室后角内侧壁有脉络丛。

3. 第三脑室水平断面　此断面位于外耳道孔上方4～5cm处,可见两侧大脑半球,其前部为大脑纵裂,后部为大脑镰。两侧大脑半球间正中线上为第三脑室,呈裂隙状。其前方有两个羊角状裂隙,为侧脑室前角,后方有两个向两侧突出的侧脑室后角。

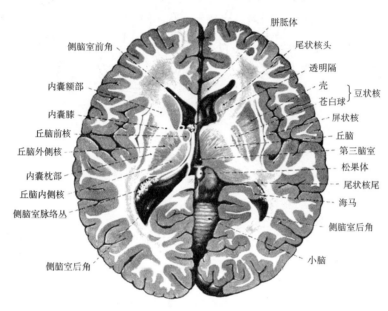

图 5-4　脑髓水平断面

三、超声显像探测方法和正常颅脑声像图

颅脑超声检查主要适用于前囟门未闭合的新生儿和婴幼儿。前囟门已闭合的儿童和成年人的颅骨可引起超声波明显衰减,超声显像质量较差,诊断价值有限。因此,成年人和儿童颅脑疾病检查宜选用CT及磁共振等影像技术。颅脑血管检查宜选用经颅多普勒超声(TCD)诊断技术。

(一)超声显像探测方法

一般可采用实时二维超声显像诊断仪或彩色多普勒血流显像超声诊断仪。探头选用扇扫及小凸阵探头为宜。婴幼儿经前囟门探查选用3.5～5MHz频率的探头,成年人及儿童经颞部扫查选用2.5MHz频率探头。术中选用频率为5～10MHz的探头。

1. 颅外扫查

(1)二维超声显像(图5-5)。

①矢状面扫查:探头置于前囟门表面,与头部长轴平行,先将探头偏向一侧观察一侧脑室及脑室周围结构,然后转向另一侧观察。

②冠状面扫查:将探头旋转90°,使扫查平面与头颅额部平行,先将探头偏向前方,然后由

前至后做一系列冠状面扫查。

③水平面扫查(轴位):探头置于耳上方颞部,变化探头角度使声束向上指向头顶部,向下指向颅底部。

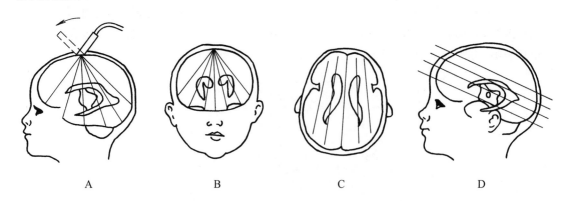

图 5-5　颅脑超声扫查方法
A. 冠状扫查;B、C. 矢状扫查;D. 水平横断扫查

(2)彩色多普勒血流检查

①前囟路径:经前囟门扫查。正中矢状位,声束从前向后扫查;冠状位,声束先垂直,然后向后扫查检测颅脑重要血管。

②颞侧路径:经颞侧扫查水平位。经颞横向水平扫查,显示 Willis 环。

2. 术中扫查　颅脑手术中超声检查需在打开颅骨后方能进行。探头消毒后,用无菌生理盐水作耦合剂,探头置于硬脑膜外扫查。可进行超声引导下的穿刺活检术、超声监视下脑脓肿血肿穿刺抽吸术及进行肿瘤定位。

(二)正常颅脑声像图及正常测值

1. 颅脑结构的二维超声显像　正常脑实质为弥漫均匀的中低回声。脑沟回为边界清晰的高回声带。脑室腔为细窄光滑的高回声,脑室内脑脊液为无回声,脑室内的脉络丛为均匀的高回声。大脑镰和大脑中裂呈高回声带,颅骨内板为弧形高回声带。

(1)矢状扫查(前囟路径)

①正中矢状切面:从浅层至深层依次显示回声为中等强度的弧形胼胝体、无回声的透明膈腔,下方呈三角形的第三脑室及其内呈高回声的脉络丛(图 5-6A)。第三脑室下方为三角形无回声的第四脑室(图 5-6B)。以上结构的周围是脑组织。后下方回声稍强的小脑蚓部和其下方呈无回声的小脑延髓池,最深面的强回声带是颅底。

②正中旁矢状断面(通过侧脑室):将探头由正中矢状面向颞侧扫查,直至显示眉梢状无回声结构——侧脑室及位于其下方的圆形低回声区丘脑,后者似眉梢下的眼球。尾状核位于丘脑上方,好似眉梢外下方的眼睑部。侧动探头可以观察到全部侧脑室,包括前角、体部、枕角、颞角及三角区(图 5-7A)。若将探头偏离中线然后再对准第三脑室(正中平面),则可显示第三脑室与侧脑室相交通的室间孔(图 5-7B)。

③正中旁矢状断面(通过脑岛):由上述通过侧脑室的正中旁矢状断面继续向外侧转动探头,可见侧脑室和丘脑回声消失,出现颞侧大脑组织的纵断面。

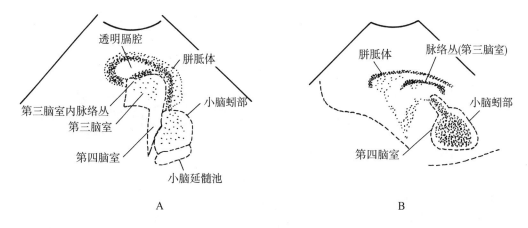

图 5-6　正中矢状切面

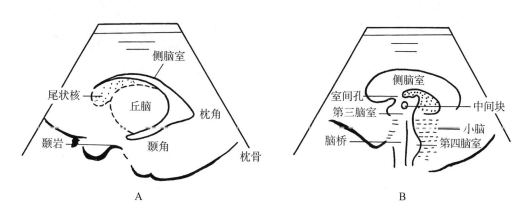

图 5-7　正中旁矢状断面(通过侧脑室)

(2)冠状扫查(前囟路径)。可以采用不同角度的多切面扫查,显示整个脑室系统及周围脑组织结构。为了扫查颅脑特定部位,应选用最合适的扫查角度。

①额叶切面:显示中低回声两侧对称的额叶及嗅束。两侧大脑半球中间有胼缘动脉和胼周动脉(图 5-8A)。

②侧脑室前角切面:脑实质为弥漫的中低回声。前侧中央可显示胼周动脉,其后为透明膈腔,两侧是侧脑室、尾状核和豆状核(图 5-8B)。

③侧脑室体部切面:前侧中央为胼胝体,后方两侧是侧脑室底部,似羊角状。透明膈后方是第三脑室,其后方为脑桥。脑桥前方两侧有大脑脚(图 5-8C)。

④侧脑室后角切面:图像中部显示左、右侧脑室。侧脑室下方有脉络丛,其后方为小脑幕(图 5-8D)。

(3)水平扫查(颞侧路径)。从外耳道上方颞部向对侧颞部方向做自下而上的扫查。

①脑干-小脑水平切面:中间为前正中裂、蝴蝶形大脑脚,其后为中强回声的小脑实质(图5-9A)。

②丘脑-第三脑室水平切面:可显示脑中线及两侧对称的椭圆形低回声结构(丘脑)。此处

73

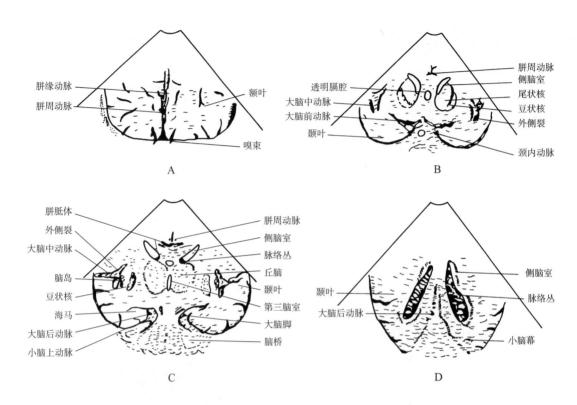

图 5-8 正常颅脑冠状扫查声像图

A. 额叶切面；B. 侧脑室前角切面；C. 侧脑室体部切面；D. 侧脑室后角切面

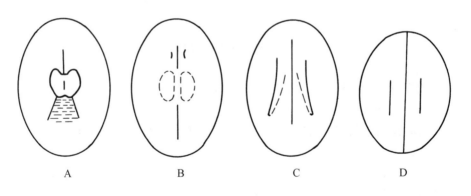

图 5-9 颅脑水平扫查(颞侧路径)

A. 脑干-小脑水平切面；B. 丘脑-第三脑室水平切面；C. 侧脑室水平切面；D. 高位侧脑室水平切面

第三脑室呈裂隙状，位于两侧丘脑之间。两侧侧脑室前角的外侧壁线状回声位于丘脑前中线两旁(图 5-9B)。

③侧脑室水平切面：两侧侧脑室外侧壁呈两条对称分布的弧形线，位于中线两侧。侧脑室旁可见"八"字形的高回声，为侧脑室内的脉络丛(图 5-9C)。

④高位侧脑室水平切面:图中显示三条平行纵线,中间高回声长线条代表大脑纵裂和大脑镰。两侧较短的平行线条为侧脑室体部外侧壁(图 5-9D)。继续向颅顶部扫查,两条平行的条状侧脑室回声逐渐消失,仅存中央的大脑纵裂和大脑镰的中线高回声。

2. 彩色多普勒血流显像　彩色多普勒血流显像可显示颅内的主要血管。

(1)前囟路径,经前囟门做矢状位与冠状位结合扫查,能清楚显示颅内解剖结构和大部分颅内血管。

①矢状位:前中矢状位浅层可见胼周动脉及其分支,其后方为基底动脉的末端。后中矢状位可显示脑内静脉、下矢状窦、胼胝体的扣带回。

②冠状位:从 Willis 环前逐渐向后扫查,可见大脑前动脉、颈内动脉末端及胼周动脉。转动探头,声束向后扫查,图像从前至后可显示基底动脉和椎动脉(两侧椎动脉不在同一切面)。右大脑后动脉部分均显示为红色血流。

(2)颞侧路径,图像可显示丘脑"心"形结构及完整的 Willis 环,特别可显示大脑中动脉全段。通过颞侧水平横向扫查显示呈红蓝色彩环状的 Willis 环、左侧探测大脑前动脉 A1 段(左侧呈蓝色,右侧呈红色)、大脑中动脉(左侧呈红色,右侧呈蓝色)、大脑后动脉(左呈红色,右呈蓝色)及前后交通动脉。三对大脑动脉多普勒频谱呈中等阻力型、完全充填的搏动性层流。三对大脑动脉多普勒频谱特征相似。

(3)颅脑超声测量及正常值,通过前囟门冠状扫查,在侧脑室体部和丘脑水平切面进行测量,测量项目包括以下内容。

①侧脑室宽度:为侧脑室内侧壁与外侧壁之间的最大距离。

②侧脑室外侧壁与中线的距离。

③侧脑室比率(LVR)测定:即侧脑室外侧壁至中线距离与同侧大脑半球横径比值。

以上 3 项指标,临床以测量侧脑室宽度最为常用。

新生儿侧脑室在冠状切面上呈狭窄的羊角形,尖端呈锐角,也可呈裂隙状。其宽度为 1~3mm,平均(1.9±0.7)mm。侧脑室外侧壁至正中线距离为 7~11mm,平均为 8mm。正常侧脑室比率(LVR)为 0.33±0.03。

新生儿第三脑室呈窄的裂隙状,为 1~3mm,平均为 1.8±0.8mm,有时仅隐约可见。如果第三脑室呈圆形,即表示脑室扩大。

成年人脑室测量需采用 2MHz 超声探头,可通过颞侧水平位扫查。第三脑室为(2.3±0.6)mm。通常侧脑室内壁不易显示。

④新生儿大脑动脉血流参数,见表 5-1。

表 5-1　新生儿大脑动脉血流参数

脑动脉		PS(cm/s)	Ed(cm/s)	TAV (cm/s)	RI
MCA	右	51.37±12.28	19.06±6.19	18.5±5.15	0.63
	左	60.81±16.46	20.68±8.55	20.18±7.29	0.66
PCA	右	40.50±9.42	14.62±4.24	11.93±4.07	0.63
	左	40.06±8.16	14.43±3.99	12.00±3.68	0.63
ACA	右	38.81±8.28	12.43±3.84	11.41±4.21	0.63
	左	34.37±8.13	11.43±3.60	10.84±3.71	0.67

四、婴幼儿脑积水

脑积水(hydrocephalus)是由于颅内脑脊液循环发生障碍,脑脊液量过多引起的脑室系统或蛛网膜下腔扩张,可伴有颅内压增高。婴幼儿脑积水多表现为头颅快速进行性增大,前额向前突出,前囟门扩大,双眼下视。成年人脑积水主要表现为颅内压增高。

先天性脑积水与先天畸形有关,后天脑积水与感染、外伤、肿瘤和脑出血有关。临床通常把脑积水分为梗阻性与功能性 2 种。本节讨论的是婴幼儿脑积水。

(一)超声显像表现

1. 脑室系统扩张

(1)前囟矢状切面:显示侧脑室前角、体部、后角、颞角均增宽,呈半环状无回声区。无回声区内可见附着在侧脑室一侧壁上的高回声脉络丛。

(2)前囟冠状切面:侧脑室前角三角区和颞角边缘变钝,增宽、饱满或呈椭圆形。裂隙状的第三脑室呈圆形。

2. 脑组织受压表现　轻度脑积水时,脑组织受压不甚明显。严重脑积水时,脑组织可变薄,甚至萎缩。

3. 对称性侧脑室扩张　双侧侧脑室无回声区扩张,其测值超过 3mm。国内外超声界认为正常侧脑室和大脑半球直径的比例小于 1:3,如果比例增大则考虑有脑积水发生。根据侧脑室扩张的测值可判定脑积水的严重程度。轻度脑积水测值为 4～6mm;中度脑积水为 7～10mm;重度则>10mm。

(二)鉴别诊断

1. 脑室萎缩性扩张　为大脑先天性发育不全或脑梗死后脑软化、脑萎缩等所引起的脑室扩张。超声显像侧脑室和第三脑室扩张,增宽的侧脑室前角形状呈长方形。

2. 脑贯通性囊肿　为脑实质出血的后遗症。超声显像脑实质内圆形或分叶状、多房性无回声,多位于侧脑室旁。无回声区内有时可见到残存的机化血块,呈不规则的高回声团块。囊肿与侧脑室相通时,脑室扩张。

3. 蛛网膜囊肿　多为软脑膜先天性套入,或蛛网膜局限性、非化脓性炎症陷入形成囊肿。多发生于第三脑室附近或其后方、大脑凸面等处。声像图呈圆形或多边形无回声区。

4. 脑脓肿　在脓肿早期,超声显像显示为团块状、杂乱的增强回声,边缘不规整。当脓肿液化后,形成无回声区。其边缘清晰,脓腔壁为厚薄不一的增强环状回声,结合临床可鉴别,见表 5-2。

表 5-2　脑积水的鉴别诊断

	脑积水	脑室萎缩性扩张	脑贯通性囊肿	蛛网膜囊肿	脑脓肿
临床表现	婴幼儿头颅进行性增大,囟门膨隆	小儿先天脑发育不全,成年人脑梗死后	起自脑实质出血,常伴有痴呆、瘫痪	来自软脑膜先天套入或炎症陷入	颅内感染后发热、头痛、呕吐、项强直等脑脊液检查正常

		脑积水	脑室萎缩性扩张	脑贯通性囊肿	蛛网膜囊肿	脑脓肿
超声显像	部位	脑室	脑室	脑实质及脑室	多位于第三脑室附近	好发于幕上、额、顶、颞叶
	形态	脑室扩张呈圆隆状	脑室扩张呈长方形	圆形或分叶状与脑室相通扩张	圆形或多边形	早期呈团块状，脓肿形成呈囊状
	内部回声	无回声	无回声	无回声区内有不规则高回声	无回声	早期为高回声，以后液化为无回声
	边界	清晰光滑	清晰	厚薄不一的高回声囊壁	囊壁菲薄	壁厚薄不均
	脑中线	无移位	无移位	可移位	可移位	多移位

五、新生儿颅内出血

（一）新生儿颅内出血（intracaranial hemorrhage）

是新生儿期，尤其孕34周以下未成熟儿常见的严重疾患，病死率高。存活者则常留有神经系统后遗症。新生儿颅内出血包括硬膜下出血、蛛网膜下腔出血、脑室周围-脑室内出血、脑实质出血、小脑出血及混合性出血。其中硬膜下出血和蛛网膜下腔出血常为产伤引起。近年因监护技术进步，已较少见。后几种类型出血多见于早产儿，因缺氧引起。

（二）脑室周围-脑室内出血

主要发生在侧脑室周围的室管膜下胚性基质，称室管膜下出血。90%以上室管膜下出血发生于尾状核头、体部附近。室管膜下出血进入侧脑室为脑室内出血，也可向脑实质内发展，形成血肿，称脑实质出血。脑室管膜下出血的超声显像显示侧脑室下方尾状核头部出现强回声光团，冠状位前房最易出现，出血可以是单侧或双侧。室管膜破裂后，血液进入侧脑室时，则侧脑室无回声区内出现点状回声，以三角区或后角明显。若出现团块状强回声，则提示有血凝块形成。出血量小时，脑室可不扩张或扩张不明显。大量出血时，患侧或双侧侧脑室扩张，侧脑室内充满强回声，多见于侧脑室体外侧和上部。出现量再大时，可引起第三脑室扩张，其内充满强回声。若脑室内出血伴有脑实质内出血，除脑室扩张外，脑实质内可出现强回声区，可使脑组织受压变薄，脑中线移位，侧脑室受压变形，常引起脑出血后遗症。

（三）硬膜下出血

一般为产伤引起硬膜撕裂或大脑表面静脉破裂所致。超声显像在水平断面可发现于对侧颅骨与脑组织硬膜外之间有不规则、新月形、或线条状无回声。出现量大者亦可在冠状断面上发现上述超声表现，后颅脑部位硬膜下出血超声显像可能漏诊。

（四）蛛网膜下腔出血

临床可分为蛛网膜小血管破裂出血，即原发性蛛网膜下腔出血，亦可继发于脑室内出血。血液可通过脑室系统进入蛛网膜下腔。一般为无症状的小量出血，大量出血可造成大脑压迫，但甚为少见。本病CT诊断正确可靠。超声显像可显示大量出血，其表现为：大脑外裂明显增宽,回声增强。可发现脑实质与颅骨之间新月形或梭形无回声区,其内可有不规则中强回声(血凝块)。位于顶叶附近的较大蛛网膜下腔出血可向颅前窝或颅后窝发展。血肿断面多呈梭形,边缘部位断面多呈新月形。蛛网膜下腔出血量大者可引起大脑实质受压变形,脑中线向对侧移位,或脑室扩张。

(五)鉴别诊断

1. 脑室膜下出血　局灶型缺氧缺血性脑损害和侧脑室脉络膜丛的超声表现有时与本病相似,其鉴别要点,见表5-3。

表5-3　室管膜下出血鉴别诊断

		室管膜下出血	局灶型缺氧缺血性脑损害	侧脑室脉络丛
发病人群		早产儿、产时缺氧新生儿	有缺氧史新生儿	正常新生儿
发病时间		出生后72h内	出生后7d内	无特殊病症
临床表现		烦躁、呕吐及昏睡、惊厥	嗜睡、拒奶、四肢或面部抽搐	
超声显像	部位	侧脑室前角外下方,尾状核附近	侧脑室周围和丘脑附近,单发或多发	侧脑室内,两侧对称分布
	形态	圆形	圆形或条片状	冠状面扁圆形,纵断面弧形
	内部回声	团块状高回声,随访团块中央可有液化呈囊性无回声	棉团状高回声	条索状中高回声
	边界	清楚,可压迫侧脑室	欠清晰	清楚

2. 脑室内出血

(1)室管膜下出血。

(2)脑积水:脑室内出血的血块阻塞室间孔或导水管时,引起阻塞性脑积水。此外,颅内肿瘤、寄生虫、脓肿等所致外部压迫、感染性疾病所致的继发性粘连,也可引起阻塞性脑积水。其临床表现为头痛、呕吐及视神经盘水肿等颅内压增高症状。超声显像显示受阻部位以上的脑室扩张,脑室内为无回声区,且常可扫查到脑室外占位病变。随访观察外部压迫所致阻塞性脑积水,可随占位性病变的发展而伴随脑积水的加重。先天性脑室畸形所致婴儿性脑积水亦称先天性脑积水。最常见的发病原因是导水管畸形。主要表现为婴儿出生后数周或数月内头颅逐渐增大、头形变圆、额顶部突出、囟门扩大、双眼下视。超声显像见脑室显著扩张、侧脑室对称性扩大、第三脑室呈圆球样膨隆扩张、脑室内为液性无回声,脑实质可受压变薄。

3. 脑实质出血

(1)脑肿瘤:小儿颅内肿瘤多发生于幕下,而成年人多在小脑幕上。起病较慢。超声显像为实质性、团块状高回声,边界不整齐。随访观察,肿块可逐渐增大,高颅压症状加剧。

(2)脑脓肿:急性起病,有感染症状。超声显像为脑实质内异常回声,在脓肿前期呈结构紊乱的不均质增强回声,周边不规整。以后囊肿形成,中心部液化形成无回声的脓腔区,周边为不规则厚壁中高回声。

(3)缺氧缺血性脑损害:发生于小儿,有缺氧损伤史。超声显像为侧脑室周围散在多个片状或团块状高回声,边缘欠清晰。随访高回声团块回声减弱。

4. 硬脑膜下血肿

(1)蛛网膜下腔出血:可因外伤护囊性动脉瘤破裂引起。后者发病前常有情绪激动等诱发。临床表现多有起病急骤、头痛、呕吐、烦躁、颈强直、昏迷等颅内压增高和脑膜刺激症状。超声检查不敏感,有时可见大脑外侧裂的水平部或垂直部无回声稍增宽。

(2)硬脑膜外血肿:外伤致血液积聚于颅骨与硬脑膜之间,常伴有颅骨骨折和脑实质损伤。表现为进行性加剧的头痛、呕吐、烦躁不安、昏迷等症状。超声显像显示病变处颅骨和硬脑膜之间梭形增强回声区。陈旧性血肿则为无回声区。

(3)其他:室管膜下出血、脑室内出血及脑实质出血,见表5-4。

表5-4　颅内出血鉴别诊断

		室管膜下出血	脑室内出血	脑实质出血	硬脑膜下血肿
临床表现		缺氧史,多为生后72h早产儿、新生儿,产时小时内发病;烦躁、呕吐、昏睡、惊厥	新生儿有产伤史,成年人有高血压出血史头痛、呕吐、昏迷、项强直,体温升高	新生儿产伤史,成年人高血压出血史头痛、昏迷及受损区定位症状	新生儿产伤史、成年人颅脑外伤史;急性,持续昏迷状态
超声显像	部位	侧脑室前角外下方,尾状核头部附近	脑室内	侧脑室附近的脑实质内	颅骨与脑实质之间
	形状	团块样	脑室扩张	团块样	新月形
	内部	团块样高回声	高回声	团块高回声	新月形高回声
	边界	清	脑室内	清晰	清晰
	脑中线	居中	多居中	可向健侧移位	可移位
	随访	中心液化呈囊性无回声改变,以后渐吸收	血块变小,脑室上方出现新月形无回声区	中央液化,周边机化呈囊样改变	慢性、陈旧性血肿无回声区

六、脑　肿　瘤

脑肿瘤(brain tumor)是神经外科最常见的病种之一,其发病率占全身肿瘤的 2%,包括颅内原发性肿瘤和继发性转移癌两类。原发性肿瘤大多来源于脑组织、脑膜、脑腺垂体、脑神经和胚胎残余组织。转移癌主要是肺癌、乳腺癌、消化道癌和前列腺癌的脑转移。脑肿瘤可发生于任何年龄,以 20-50 岁最多见,男女无显著差异。成年人以大脑半球的脑胶质细胞瘤最多,如星形细胞瘤、胶质母细胞瘤和少枝胶质细胞瘤。其次是脑膜瘤、垂体腺瘤和听神经瘤。儿童以颅后窝和中线区域肿瘤居多,如髓母细胞瘤、室管膜瘤和颅咽管瘤。颅内压增高是脑肿瘤的首要症状,约 90% 的脑肿瘤病人出现颅内压增高。由于肿瘤生长速度较为缓慢,颅内压增高呈缓慢发生,进行性加重。临床表现为头痛、呕吐和视盘水肿。若有肿瘤内出血,可出现急性颅内压增高。颅内压如不及时解除可发生脑疝,而危及生命。不同部位的脑肿瘤和不同性质的脑肿瘤引起颅内压增高的程度不同。肿瘤生长在中线或腔室系统内,瘤体可压迫和阻塞脑室系统,引起早期及严重的颅内压增高;如肿瘤生长在第三脑室则易堵塞室间孔或导水管,引起梗阻性脑积水;若肿瘤为活瓣性梗阻,临床发生与体位有关的头痛、呕吐等,病人常维持一种不自然的姿势,即强迫性头位。局部脑症状即神经系统定位体征和症状是肿瘤生长压迫和破坏周围脑组织或脑神经所引起,因此可根据病人的不同症状和体征推断肿瘤部位,即定位诊断。但应注意肿瘤引起的首发症状具有最大的参考价值。后因肿瘤侵犯广泛,症状和体征较多,要注意分析其发展顺序和关系。额叶肿瘤,尤其是当肿瘤侵犯双额叶时,病人可出现精神症状,如反应迟钝、记忆力下降或人格改变。额叶、颞叶及顶叶肿瘤可有癫痫全身性发作和局限性发作。优势半球肿瘤可发生失语。枕叶肿瘤侵犯视放散及视皮质,影响视觉成像,产生视野缺损。颅后窝肿瘤常有小脑半球症状,表现为同侧肢体共济失调,指鼻试验不稳,走路呈蹒跚步态。脑干肿瘤常发生在儿童,其特征为交叉性瘫痪。鞍区肿瘤较早出现视力下降,视野缺损及内分泌功能紊乱,较少出现颅内压增高。

　　CT 扫描技术检查脑肿瘤方便而可靠,结合平扫和增强可了解肿瘤大小、位置和周围组织的关系,还可作定性诊断,对制定手术方案和估计预后非常有用。对于 CT 检查后定位、定性有困难的病例还可进行 MRI 确诊。颅内肿瘤大多发生于成年人,由于颅骨的影响,超声波束不能进入颅内,显示不了肿瘤形态,超声显像诊断颅内肿瘤甚为困难,只是可以显示脑中线回声有无变形和移位,可粗略估计脑肿瘤的部位和大小。小儿脑肿瘤又多发生在颅后窝,从前囟路径超声显像容易漏诊,因此常规超声显像检查对于诊断颅内肿瘤可以说基本无用。只是在颅脑肿瘤手术中进行硬膜外扫查帮助准确定位,显示病灶范围和大小,并可在超声引导下穿刺活检。

　　脑实质性肿瘤鉴别诊断,见表 5-5。

表 5-5　脑实质肿瘤的鉴别诊断

		神经胶质瘤	脑膜瘤	脑转移瘤	颅咽管瘤(实体性)	脑脓肿(液化前)
临床表现		源于神经间质细胞,逐渐出现颅内压增高和神经定位症状	源于结缔组织,逐渐出现颅内压增高和神经定位症状	来自肺癌、乳腺癌、肾癌、肉瘤及白血病等,有癌病史,颅内压增高和定位症状	多为青少年,起病慢,常有视力减退,生长发育迟缓及颅内压增高表现	感染起病,发热、头痛、呕吐、颈项强直等脑膜刺激征,颅内压增高
超声显像表现	部位	可发生于颅内任何部位	好发于大脑镰、矢状窦旁	大脑皮质及皮质下区	好发于鞍区及其附近	多见于额、颞、顶叶
	形态	圆形	圆形、椭圆形	圆形、椭圆形	不规则形、圆形	圆形
	内部回声	不均匀中高回声	均匀高回声	不均匀中高回声	为不均质高回声,其内散在点片状强回声伴声影,为钙化灶	早期为紊乱的不均质高回声

七、颅内囊性病变

(一)脑脓肿

1. 定义　脑脓肿是化脓性细菌侵入脑内,引起脑的化脓性炎症,并形成局限性脓腔。有时真菌及原虫,如溶组织阿米巴侵入脑内,也会引起脑脓肿。耳源性脑脓肿以变形杆菌和链球菌感染多见;源于鼻旁窦者多为链球菌和肺炎球菌;开放性颅脑损伤和血源性感染以葡萄球菌多见;脑邻近的感染灶引起脑脓肿最为常见,约占 50%,由鼻旁窦炎、中耳炎、乳突炎、脑内静脉炎和颅骨骨髓炎等感染病灶直接蔓延所致。血行播散占 20%,由口腔、肺部、皮肤、消化道和心脏等处的病灶经血行播散所致。

2. 分期　本病病理分 3 期,初期为急性脑炎期,病理改变为炎性细胞浸润,脑组织坏死、液化;中期为脓腔形成期,液化区扩大,形成脓腔,有少量肉芽组织增生,周围出现水肿及胶质细胞增生;末期为包膜形成期,肉芽组织增生,形成包膜。脑脓肿常为单发,也可为多发。单发病灶可形成多房。

3. 临床表现　脑脓肿的典型临床表现以发热、嗜睡、抽搐等感染症状为主,伴有颅压增高、局部占位和脑膜刺激征状。诊断除依靠病史和临床表现外,影像学检查有一定价值。以 CT 和 MRI 最有诊断意义,可确定脑脓肿的存在、位置、大小、数目和形状。

在脓肿前期,超声显像显示病变部位为紊乱的不均质高回声团块,边缘不规则。以后团块中心坏死、液化,形成脓腔,声像图表现为无回声区,其内可见点状回声,并可见点状回声飘动。最初囊腔壁界限不清,边缘不规则,继之在无回声区周围出现环状增强回声、厚薄不一。

4. 鉴别诊断

(1)化脓性脑膜炎:在脑脓肿早期,两者均有明显的全身感染症状和脑膜刺激征,难以鉴别。脓肿形成后,影像学检查即可明确诊断。

(2)胶质瘤:胶质瘤起病较慢,脑脓肿起病较急。脑脓肿以发热、抽搐等感染症状为主,而胶质瘤以颅内压增高及局部占位症状为主。影像学检查可以鉴别。

(3)脑转移瘤:隐源性脑脓肿或慢性脑脓肿无典型的全身感染症状和脑膜刺激征,与囊性脑转移瘤鉴别有一定困难。转移瘤有肿瘤病史,经抗生素治疗后,脑脓肿的脑水肿可减轻,但转移瘤的脑水肿改变不明显。有时需要术中冷冻切片和囊液沉淀物细胞学检查或病理切片帮助明确诊断。

(二)脑贯通性囊肿(porencephalic cyst)

1. 定义　为脑内实质出血后遗症,一般由较大的血肿逐渐演化而来。脑梗死、感染及脑实质外伤亦可发生。囊肿经常和脑室或蛛网膜下腔相通,内有脑积液。

2. 超声显像表现为　①脑实质内显示囊性无回声,外形不规则或呈分叶状;②囊肿边缘不光滑,囊壁厚薄不均匀;③由脑内实质出血发生的囊肿囊内为无回声,在无回声下部可见到强回声血块,可伴有脑室系统扩张表现。

(三)积水性无脑畸形(hydraencephalic)

1. 定义　为先天性大脑畸形。通常为胎儿早期双侧颈内动脉阻塞,两侧大脑实质完全未发育。残余的脑室为一薄膜。颅底可存有脑干、视丘下、基底节及部分枕叶,大脑镰仍存在。

2. 超声显像表现　①内无大脑实质,由巨大液性囊腔所代替;②颅内中央可见强回声大脑镰;③颅底结构为中低回声团块。

(四)蛛网膜囊肿

1. 定义　蛛网膜囊肿一般是由软脑膜先天性套叠或软脑膜炎症所引起的囊肿。囊肿好发于脚间池及基底池附近,或由第三脑室部向后扩展而来。囊内含有脑积液,压力较大,可压迫脑组织。重度脑积水发生时,囊肿可疝入侧脑室三角区,甚至疝入小脑幕下,压迫颅后窝结构。

2. 蛛网膜囊肿超声显像表现为　①正中矢状面第三脑室后方可见圆形、囊性肿物压迫周围脑组织;②冠状切面显示第三脑室相对较小并可阻塞;③侧脑室显著扩大。

(五)颅内囊性病变鉴别诊断

1. 脑脓肿的鉴别诊断　见表5-6。

表5-6　脑脓肿的鉴别诊断

脑脓肿	脑包虫囊肿	脑肿瘤	颅咽管瘤	好发部位
临床表现	多有发热、头痛、呕吐、项强直等	多发生于畜牧区,儿童多见。颅内压增高、癫痫、偏瘫。包虫皮肤试验与补体结合试验阳性	可发生于任何年龄,起病缓慢,有颅内压增高和受损部位的定位症状	多为青少年,好发于鞍区,多有视力减退生长缓慢及颅内压增高症状
部位	额、顶、颞叶脑实质	额、顶、颞叶脑实质	颅内	好发于鞍区
形态	早期团块状,后期为囊肿	圆形囊性	圆形或椭圆形	圆形或分叶状
内部回声	早期团块状高回声以后液化呈无回声	无回声内可见点状回声	多为实体性高回声	多为囊性无回声,内有散在点状回声,有时呈实体性,常伴有钙化
边界	清,囊壁厚薄不均	清晰	欠清晰	清晰
脑中线	多有移位	移位	可移位	很少移位

2. 蛛网膜囊肿的鉴别诊断　见表5-7。

表5-7　蛛网膜囊肿鉴别诊断

		蛛网膜囊肿	脑包虫囊肿	皮样囊肿和上皮样囊肿	脑贯通性囊肿
临床表现		来自软脑膜先天性套入或炎症陷入,慢性颅内压增高及病灶定位症状	多发生于牧区,感染棘球绦虫幼虫后,慢性颅内压增高,包虫皮肤试验与补体结合试验阳性	为先天性囊肿,起病缓慢,视力、听力减退,慢性颅内压增高	脑实质出血后遗症,常有偏瘫、癫痫等
超声显像	部位	第三脑室附近及大脑凸面	多发生于颞、顶、额叶	鞍区、颅中窝、桥小脑角	脑实质及脑室
	形态	圆形或多边形	圆形	圆形或分叶状	圆形分叶状
	回声	囊性无回声区	无回声区内点状高回声	无回声区内液-液分层或棉团样高回声、点状回声	无回声区内高回声并与侧脑室相通
	边界	清晰,壁厚薄不均,脑中线可移位	囊壁菲薄,边界清楚多移位	边界清楚可有移位	清楚,囊壁厚薄不一可移位

(富　玮　单玉辉　刘　洁)

第6章 眼科疾病超声诊断

Chapter 6

一、眼 球 解 剖

　　眼是人体重要的感觉器官,感受外界光线,由视神经传导至大脑,产生视觉。眼球近似圆形,位于眼眶前部,直径约为24mm。眼球包括眼球壁与眼内容物两大部分。眼球壁由3层膜构成,外层为角膜与巩膜(纤维膜),中层为色素膜,内侧为视网膜。眼球构造,见图6-1及图6-2。

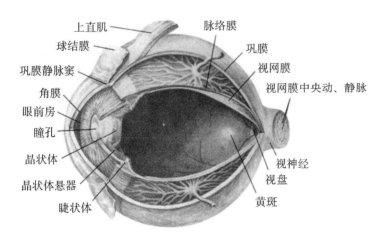

上直肌
球结膜
巩膜静脉窦
角膜
眼前房
瞳孔
晶状体
晶状体悬器
睫状体

脉络膜
巩膜
视网膜
视网膜中央动、静脉
视神经
视盘
黄斑

图 6-1　眼球构造

　　角膜约占眼球壁外膜前部1/6,无血管,厚度为0.8～1.0mm。角膜后面的虹膜颜色因人种不同颜色各异。巩膜为角膜延续,约占眼球壁外膜后5/6,质地坚韧,色乳白,不透明,厚度为0.4～1.0mm。巩膜与角膜紧密相连,共同构成眼球的外壳,对保护眼内组织和保持眼球的一定形状,有着重要意义。

　　中层色素膜位于纤维膜和视网膜之间,呈棕黑色,状似葡萄,故又称葡萄膜。因其富有血管,亦名血管膜。色素膜包括虹膜、睫状体与脉络膜3部分。虹膜呈棕褐色,中央有一孔称瞳孔。瞳孔可扩大及缩小,正常人瞳孔直径为2~4mm,双侧等大。虹膜根部与睫状体相连,睫状体在眼球内部,从眼外无法看到。睫状体有调节作用和分泌房水以营养眼内组织、排泄新陈代谢产物及维持眼压的功能。脉络膜为色素膜的最后部分,含有丰富血管,以营养视网膜。此膜无感觉神经纤维,故发炎时无痛感。

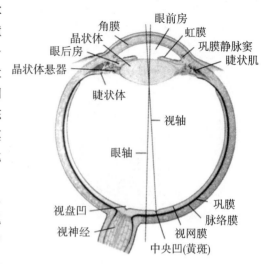

图6-2 眼球构造模式图(水平断面)

内侧视网膜为一透明薄膜,结构极为复杂。视网膜上有视神经盘与视神经连接。黄斑为视力最敏锐的部位。视网膜上并有中央动脉与中央静脉走行。这些结构均可用眼底镜看到。人体对光亮的感觉(光觉)、颜色的分辨(色觉)及物体形态的辨别(形觉),均依赖于视网膜的正常功能。

眼球内容物包括房水、晶状体及玻璃状体。眼球内被虹膜分隔为2个空间,虹膜前方称前房,后方称后房,前房与后房内充满透明的液体,即由睫状体分泌的不断流动的房水,总量约0.3ml。房水与眼内其他内容物对眼球壁产生一定的压力,称之眼压,以保持眼球的形状。正常眼压为12~22mmHg。晶状体为双凸面的扇形透明体,有一定的弹性,直径9~10mm,厚度4~5mm。晶状体通过悬韧带固定在玻璃体前面的髌状窝内,主要起调节视力的作用。因此,年老时晶状体硬化失去弹性后,则看近物不清,谓老花眼。玻璃体为无色透明的胶质体,充满晶状体后面的空腔内,主要起支撑视网膜内面的作用。故当玻璃体液化或脱失时,易发生视网膜剥离。

视神经:视神经起自眼球后极部。在眶内后行至眶尖部,通过视神经管至颅内。眶内视神经表面被覆软脑膜、蛛网膜和硬脑膜,长25~30mm,宽3~4mm,走行弯曲,略呈"S"形。

眼外肌:眼外肌共有6条,即内直肌、外直肌、上直肌、下直肌、上斜肌和下斜肌,分布于眼球周围。直肌长40mm,宽10mm,厚1~3mm,内直肌最厚,外直肌最薄。

泪器:泪器由分泌泪液的泪腺及分泌导管构成。泪腺位于眼眶外上角的凹窝内,形状和大小类似杏核,有数条排泄管开口于结膜囊上穹,泪液借闭眼活动湿润眼球,防止角膜干燥。泪腺为眶内肿瘤和慢性炎症的好发部位。

二、眼 眶 解 剖

眼眶略呈四棱锥状,为2个骨质空腔,有额骨、蝶骨、筛骨、腭骨、泪骨、上颌骨及颧骨7块颜面骨组成。眼眶内有许多裂、管、孔,为血管神经的通路,如视神经孔有视神经与眼动脉通过。由于眼眶的骨壁包绕着眼球,并形成环状隆起,牢固坚硬,对眼球有重要防护作用。眼眶内脂肪组织有枕垫作用,以减少眼球的剧烈震动。眼眶内尚有眼外肌鞘膜与眶骨膜,两者的连络可以固定眼球位置,并可防止眼球超常转动。

眶内血管：眶内结构由眼动脉获得血液，静脉血由眼静脉经眶上、下裂注入海绵窦。眼动脉起自颈内动脉，经视神经孔入眶，先在视神经下外侧，渐转至其上方，沿上斜肌下缘迂曲前进，至内眦附近分为鼻背动脉及额动脉二终支。眼动脉发出下列动脉滋养眼球。

1. 视网膜中央动脉　于眼球后方 1.5～2cm 处进入视神经内，营养视神经与视网膜。

2. 睫状后短、后长动脉　睫状后长动脉有 2 支，穿透巩膜，于脉络膜外间隙前行至睫状体，与睫状前动脉吻合。睫状后短动脉为 10 数条小支，穿透巩膜，于脉络膜上形成丰富的血管丛。睫状后长动脉于虹膜根部与后短动脉吻合，形成虹膜动脉大环，并于虹膜瞳孔缘形成动脉小环。两环相互吻合。

3. 睫状前动脉　来自眼动脉肌支，于角膜缘附近穿透巩膜，入睫状体，分布于睫状体并参与虹膜动脉环。

眼球中膜前半部的静脉汇入睫状静脉，中膜后部的静脉合成 4 条涡静脉。它们最终合成眼上、下静脉。眼上静脉起于内眦，沿眶上壁后行，眼下静脉沿眶底后行。两者在前方与面静脉吻合，向后经眶上、下裂注入海绵窦。

三、超声显像检查方法和正常声像图

眼位于头部表浅部位，由于其组织结构规整、层次分明、界面清楚，声学性质差别很大（对比度大），除晶状体外，眼内各组织含水量达 99％以上，声衰减很少，特别适合超声检查。二维超声显像很方便和直观显示各结构形态及病变情况。彩色多普勒血流显像可显示和检测眼内重要血管血流方面信息。因此，目前超声显像检查已成为眼科疾病诊断中有重要价值的技术。

检查眼部疾病所应用的超声显像诊断仪，除眼科专用超声显像诊断仪以外，其他各类型二维超声显像诊断仪和彩色多普勒血流诊断仪均可采用。临床应用时，应注意选择高频探头（7.5～10MHz），调低探头能量发射，并在尽可能短的时间（1～2min）内完成检查，避免超声波过多照射眼球。因此，具备熟练的操作技术是很重要的。

眼科超声显像检查无需特殊准备。检查前应详细阅读超声显像检查申请单，详细了解病史，参考眼科其他各项检查资料。对不能合作的儿童可适当给予镇静药，使其入睡后再检查。对眼外伤患者，应注意保护伤口，避免感染。超声检查分直接扫查和间接扫查（将一水囊放置在眼睑表面，探头置于水囊上进行扫查）。目前大多采用直接扫查法。患者仰卧，双眼轻轻闭合，眼球直视正前方。眼睑皮肤表面涂耦合剂后，探头垂直轻贴眼睑使声束方向与眼轴平行，采取横、纵切面，不断转动探头方向和角度进行全面扫查。重点观察病变区域及与周围结构关系，应同时进行双眼对比观察。

彩色多普勒血流显像可显示眼动脉、睫状后短动脉、视网膜中央动脉及相应静脉，以及球内、眼眶内肿瘤血流和眼内血管病变。由于眼内血管细小，血液流速缓慢，扫查时需用小取样容积、低脉冲重复频率及低滤波设置。调节声束与眼内血管血流方向尽量平行一致，持续记录 6 个搏动周期，选择频谱最为鲜亮清晰者停帧，进行测量和拍照。

1. 特殊扫查技术

(1)眼球后运动试验：探测球内异常回声时，探头固定不动，嘱患者眼球上下左右转动，眼球活动停止后仍有飘动即为后运动试验阳性，用于球内异常回声的鉴别。

(2)压迫试验：用探头轻轻压迫眼球，使压力传递至病变区域，观察眶内肿块有无变形。

（3）磁性试验：了解眼内异物是否有磁性时，首先应确定异物的位置，然后用电磁铁放于一侧，由远至近，观察异物有无移动或颤动。若有移动，并感眼球疼痛则为阳性。

2. 正常声像图及常用正常值（表 6-1）

（1）眼球：眼球的超声显像图像为一近似圆形无回声区，前后径 24mm。周围有强回声光带，为球壁，厚 1.5mm。眼球表浅部分的小无回声区为前房，其前方表面光带为眼睑和角膜。两侧宽带强回声为虹膜及其后方的睫状肌。中央为双凸面椭圆形的晶状体，厚度 3.5～4.5mm。正常情况下晶状体仅能显示其后缘，为弧形强光带。晶状体后方与球后壁光带之间的圆形无回声区为玻璃体，前后径为 14～15mm。

眼球壁由 3 层膜组成。外膜的前 1/6 为透明的角膜部分，后 5/6 为致密的纤维膜构成的巩膜，呈强回声光带；中层膜由虹膜、睫状体与脉络膜组成，因脉络膜富含血管，彩色多普勒血流显像可显示。脉络膜与睫状体的汇合点称锯齿缘，是确定视网膜脱离程度的前界；内膜由色素细胞层（外层）和视网膜细胞层组成。眼球壁的 3 层膜较薄，正常情况下较难分别显示，出现视网膜或脉络膜脱离时，才能分别显示其光带。

表 6-1　眼部超声显像正常测值

眼轴长度（外径）	23.09±1.06mm
前房深度	2.37±0.47mm
晶状体厚度	4.02±0.44mm
玻璃体腔轴径	13.90±0.63mm
眼球壁厚度	2.90±0.39mm
视神经横径近眼球段	右：4.44±0.47mm
	左：4.46±0.42mm
视神经横径球后 1cm 处	右：4.43±0.57mm
	左：4.34±0.47mm

1983 全国超声诊断专题学术会议制定（笔者参与）

（2）眼眶后间隙：眼眶后间隙声像图为三角锥形，呈密集的高回声光点，前后径为 20mm，由球后软组织充填，包括脂肪、眼肌、血管和神经。由于脂肪体为高回声，可衬托出弱回声的视神经、眼外肌等结构（对比度高）。眶内肿瘤、炎症和血管病变均易出现异常回声。

视神经为眼眶后间隙正中前后走行的带状低回声，多呈"S 形"，厚度为 4～5mm，视神经眶内段长度为 25～30mm。

眼外肌共有 6 条，均为低回声。四条直肌起自眶尖，呈放射状前行，附着于眼球四周，在声像图上显示眶壁与脂肪强回声之间的低回声带即为直肌。眼肌最大厚度不超过 3.5mm。

彩色多普勒血流显像很容易显示眼眶内血管，因超声束与眼眶后间隙血流方向几乎平行。动脉与静脉分别设定以红色及蓝色显示。眼动脉起自颈内动脉，常于眼球后 1.5～2.0cm 处视神经稍偏颞侧，探及到红色的动脉血流，其频谱呈一个高尖的收缩期峰，随后跟着一个稍低的重搏波和持续的舒张期低峰。收缩期峰值速度为 25～30cm/s。眼动脉的血流速度与人体体位有关，仰卧位时速度比坐位或站立位时高，年龄与速度成反比。视网膜中央动脉为眼动脉的分支，在眼球后极视神经处可显示并行的呈红色的视网膜中央动脉和蓝色的静脉。其动脉频谱与眼动脉频谱相似。血流速度较低，形似斜三角形。收缩期峰值速度为 8～12cm/s。文献报道随眼内压增高，收缩期峰值速度降低，伴舒张期血流消失。当眼内压＞80mmHg（10.7kPa）时，不能检测到动脉血流信号。睫状后短动脉的超声显像扫查与探测视网膜中央动脉的同一位置进行，将探头向两侧偏移，即可获得睫状后短动脉的血流信号。其频谱与眼动脉相似，收缩期峰值速度为 10～12cm/s。

四、晶状体疾病

晶状体是一个双凸面的透明体,富有弹性,屈光力极强。晶状体内无血管、神经等,其营养完全从眼内液中获得。因此,晶状体疾病较为单纯,主要病变就是白内障(cataract)。因先天缺陷、外伤、老年代谢障碍和其他原因致使晶状体内纤维组织增多、导致晶状体逐渐浑浊增厚并影响视力,即称为白内障。

白内障超声显像显示晶状体肿胀增厚、回声增强,若累及包囊与核时,可出现"双同心圆征"。慢性白内障可发生晶状体钙化,出现强光点、光斑回声。白内障手术前超声显像检查可测量眼球各径,以便选择适当人工晶状体。另外还可排除视网膜脱离等其他异常。由于外伤、手术或其他原因致使晶状体脱入玻璃体内即为晶状体脱位。经眼底镜检查,可看到晶状体随体位改变而活动。超声显像检查在正常晶状体位置扫查不到晶状体,而在玻璃体内可见梭形晶状体前后缘的弧形强光带,转动眼球可见晶状体活动。

五、玻璃体疾病

玻璃体为无色透明的胶状体,充满在晶状体后方的空腔里,无血管和神经,仅有部分游走细胞。玻璃体的原发病多为退行性变,从不发生炎症和其他疾病。但其邻近组织有病,就会很快波及玻璃体,导致玻璃体浑浊。另外玻璃体内可有寄生虫存在。

玻璃体常见病变为玻璃体积血(vitreous hemorrhage)及浑浊。玻璃体浑浊(vitreous opacity)范围较广,患者自觉有飞蚊幻视,眼前有黑点或黑块状物浮动,视力减退等症。凡有真性渗出物、游走细胞、色素颗粒、类脂状粒、纤维条索、出血机化等,均可出现玻璃体浑浊,如视网膜和脉络膜血管疾病、糖尿病动脉硬化、视网膜中央静脉血栓形成、眼球外伤、手术损伤、白血病及恶性贫血等病变引起视网膜和脉络膜出血时,血液流入玻璃体腔即可导致玻璃体浑浊。玻璃体积血临床表现为眼球萎缩、视力下降或消失,眼底镜内可见血块或黄色小点。若机化牵引可导致视网膜脱离。

超声显像显示玻璃体多量积血时,可见块状回声;中量出血可为散在回声光点;少量出血可见散在纤细光点。玻璃体积血常有明显的后运动。如已机化,则出现块状及条索状高回声。有时可伴发牵引性视网膜脱离。

六、视网膜脱离

视网膜脱离(detachment of retina)是指视网膜的神经上皮层(内层)和视网膜的色素上皮层分离,分为原发性视网膜脱离和继发性视网膜脱离。原发性视网膜脱离常见于高度近视、屈光不正等患者。其病理改变为视网膜周边部位或黄斑区域囊性变、玻璃体液化、玻璃体萎缩及视网膜发生裂孔。患者大多为男性,多为单眼。部分患者有外伤史或家族史。继发性视网膜脱离是由于炎症、肿瘤、外伤、糖尿病等引起视网膜神经上皮层和色素上皮层粘连松弛而发生分离。

视网膜脱离时,患者常有闪光感,视物如云雾遮盖,眼前黑影可由一个方向向中央移动。

如脱离波及黄斑时,则中心视力受损,出现视物变形。若完全脱离时,视力全部丧失。眼底镜检查时,可见玻璃体浑浊,脱离的视网膜呈灰白色或青灰色隆起和皱褶,形状不一。其上血管轻度弯曲。眼球转动时,脱离的网膜随之飘动。大多数患者都可找到裂孔,裂孔多为圆形或马蹄形。

超声显像显示原发性视网膜脱离图像简单明确,即在玻璃体无回声区内眼球壁前方可见脱离的视网膜回声带,光带凹面向前。后端连于视神经盘,前端可达锯齿缘。眼球运动时,视网膜脱离光带随之活动。脱离的视网膜光带与眼球壁之间为无回声区,是液化的玻璃体经裂孔流至视网膜下所致视网膜下液。视网膜下液之宽度可反映视网膜脱离的程度。宽度<5mm 为浅脱离,>5mm 为高度脱离。视网膜伴有裂孔形成时,可见视网膜光带连续性中断。但周边部位的小裂孔常难以显示。根据视网膜脱离程度、范围和时间长短,可分为部分性、完全性、陈旧性视网膜脱离,分别表现为"—"、"ν"及"～"形的光带回声。彩色多普勒血流显像显示脱离的视网膜光带上可见彩色血流信号,而玻璃体机化膜上则无血流显示,可资鉴别。

由渗出性视网膜脉络膜炎、外伤、出血、脉络膜肿瘤及糖尿病引起的视网膜脱离称为继发性视网膜脱离。这些疾病的视网膜下液可为渗出物或血液,随着视网膜下液的吸收,脱离的视网膜可以恢复原位。脉络膜肿瘤可将视网膜从后方顶起。玻璃体内机化物因其纤维组织收缩,可将视网膜向内牵拉,使色素上皮层与视网膜其他部分脱离。

继发性视网膜脱离的超声显像与原发性视网膜脱离相似,在距眼底相应部位出现脱离的视网膜高回声带。由肿瘤引起者可在脱离的视网膜光带后方显示低回声实性肿块,并向玻璃体内突出。属牵拉性者,可在玻璃体内见到不规则树枝状的玻璃体机化物,并与脱离的视网膜相连。视网膜脱离还需与玻璃体积血、玻璃体机化膜、脉络膜脱离等玻璃体内膜状物回声鉴别,见表 6-2。

表 6-2　玻璃体内膜状物回声鉴别

	视网膜脱离	脉络膜脱离	玻璃体积血	玻璃体机化膜
形态	凹面向前	凸面向前,半个球形、可多个	弯曲、多样或块状回声	不规则分支或块状回声
厚薄	薄、一致	较厚	不一致	不一致
边缘	光滑、整齐	不圆隆	不整齐	不整齐
回声强度	较高	较高	较弱	不一致
起止点	前锯齿缘、后视盘	睫状体赤道部前	有或无粘连	有粘连,一端连于球壁
后运动	有	差	活跃	不明显
玻璃体无回声区	较长	—	—	萎缩
病因	高度近视、外伤等	炎症、肿瘤	外伤、糖尿病等	炎症、积血等

七、视网膜母细胞瘤

视网膜母细胞瘤(retinoblastoma)是眼科较为常见的恶性肿瘤之一,以往称视网膜神经胶质瘤。此瘤多见于 5 岁以下的小儿,偶见于成年人。男女发病率相近。约 3/4 为单眼发病,双眼发病者多有家族性。本病病因不明,部分患者常染色体显性遗传,家族发病率为 15%。肿瘤内含有细胞团块、坏死区及钙化斑。本病恶性程度较高,发病后 1～2 年死亡。

视网膜母细胞瘤临床分为 4 期。

(1)眼内生长期:外眼正常,视力下降,表现为斜视及眼球震颤。病情发展可使视力丧失、瞳孔散大。瞳孔区可见黄光反射,极似猫眼,故称之黑蒙猫眼。眼底检查于视网膜任何部位,更常见后极部偏下方,可见边界清楚、表面不平、白色或黄色隆起,为圆形或椭圆形,其上可有新生血管。可为单个瘤体,亦可在一个大的肿瘤附近,发生数个大小不一的子瘤。肿瘤可向玻璃体内生长,也可向脉络膜生长,常使视网膜脱离。

(2)青光眼期:肿瘤增大,使眼压升高。因头痛、眼痛,可使患儿精神委靡,哭闹不安。因眼压增高,可导致眼球扩大,形成"牛眼"。此期尚可出现假性前房积脓和虹膜结节。

(3)眼外扩展期:肿瘤穿破角膜形成富有血管的溃疡巨块,突出于睑裂外面。肿瘤穿破巩膜形成眶内肿物,使眼球外突。肿瘤尚可沿视神经向颅内扩展。

(4)全身转移期:为肿瘤晚期,瘤细胞通过血供和淋巴向全身转移,可转移到淋巴结、骨骼、脑、肝、肾、脾、肺等处,最终死亡。

超声显像显示视网膜母细胞瘤基本表现为视网膜局部增厚并隆起。因临床分期不同,肿瘤大小和范围有各自表现。超声显像于玻璃体内可见高回声的圆形、半圆形或不规则的实质性肿块,与球壁紧密相连。肿块内部回声不均。如有液化时,内部可出现无回声区,亦可因钙化形成强回声光斑,后方伴声影。肿块大小不等,边缘不规则。较大肿块可占满整个玻璃体腔。玻璃体内可出现继发性视网膜脱离的光带回声。眼外扩展期,肿瘤可向眼球外生长或向四周侵润性生长,使球壁回声中断。视神经增粗,球后组织正常结构被破坏。彩色多普勒血流检测可见肿瘤内有斑点状或条带状彩色血流信号,由基底部伸向内部或包绕肿瘤周边,多呈搏动性动脉频谱。

婴幼儿白瞳孔除视网膜母细胞瘤外,还可见于其他眼内病,如先天性白内障、渗出性视网膜炎、玻璃体脓肿、永存性增殖体初发玻璃体、晶状体后纤维增生症等也有类似临床表现。超声显像却有各自表现,易于鉴别,见表 6-3。

表 6-3　视网膜母细胞瘤与其他白瞳孔的鉴别诊断

疾病	临床特点	超声显像			
		部位	眼轴	晶状体	玻璃体
视网膜母细胞瘤	猫眼症	75%单眼 25%双眼	正常或增长	(—)	不均匀实性回声与球壁相连伴视网膜脱离
先天性白内障	生后即有白内障	多为双眼	正常	回声增强	(—)
晶状体后纤维增生	早产儿有吸氧过度缺氧史	双眼	正常	(—)	晶状体后条索状不规则强回声光带,可伴视网膜脱离
永久增生原始玻璃体	原始玻璃体未消失,生后有白瞳孔	多为单眼	缩短	(—)	从晶状体后玻璃体内呈三角形或漏斗状强回声带尖向后与视盘相连

（续　表）

疾病	临床特点	超声显像			
		部位	眼轴	晶状体	玻璃体
渗出性视网膜炎（coats病）	视网膜外层血管渗出性病变	多为单眼	正常	（一）	伴视网膜脱离,脱离的视网膜光带下方与球壁之间可见细小光点
玻璃体积脓	全身脓毒血症,眼局部炎症	单眼	正常	（一）	玻璃体内布满光点或光团回声,明显的后运动

八、恶性黑色素瘤

恶性黑色素瘤（melanoma）是成年人最常见的眼内恶性肿瘤。多见于50－70岁老年人,为单侧性。男女发病率无差别。病因尚不明确,但有遗传因素。自觉症状与肿瘤部位有关。早期或有闪光感,或有视力障碍。继之眼压升高,出现头痛、恶心、呕吐。

虹膜恶性黑色素瘤于虹膜上可见有一褐色或黄褐色结节,表面不平,富于血管,肿瘤长大可继发青光眼。

睫状体恶性黑色素瘤早期不易发现。肿瘤增大可将虹膜向前推移,使虹膜根部离断而突向前方。肿瘤向后扩大进入玻璃体呈球形棕色肿块,可引起白内障和青光眼。晚期引起视网膜脱离。有的肿瘤向外蔓延穿破巩膜。

脉络膜恶性黑色素瘤较以上2种黑色素瘤更为多见,常发生在脉络膜后部。最初肿瘤呈灰褐色圆形或椭圆形隆起,边界较清楚。肿瘤上面的视网膜血管呈轻度纤曲状。肿瘤增大进入玻璃体内,则形成一个典型的蘑菇状,并引起继发性视网膜脱离和青光眼。晚期肿瘤可穿破眼球 向邻近组织、颅内扩散,有时也向肝、肺转移。

超声显像显示玻璃体无回声内可见边缘光滑、锐利的圆形或蘑菇状回声光团。肿块前部光点密集,后部接近球壁处回声减弱,似无回声区,出现"挖空现象"。肿瘤内部可出现坏死、钙化而呈强回声,后方伴声影。肿瘤基底部因脉络膜被肿瘤组织代替而出现"脉络膜凹陷"症,即局部眼球壁较周围正常者回声减低。视网膜脱离时,玻璃体内出现异常光带回声。彩色多普勒血流检测肿瘤内可见彩色血流信号,部分从基底部呈分支状进入肿瘤中央,周边也常可见血管环绕,血流频谱呈低阻型动脉频谱特征。血管丰富的黑色素瘤对放疗敏感,且在放疗后血流速度逐渐减低,直至血流消失。

恶性黑色素瘤需与以下疾病鉴别。

（1）脉络膜血管瘤：多位于眼球后极部,呈小的扁平状隆起光团,内部光点分布较均匀,无脉络膜凹陷及声影。

（2）转移癌：多见于肺癌、乳腺癌转移,呈不规则的光团,基底部较宽,回声不均,有原发病灶存在。

（3）脉络膜血肿：多发生于患有血管性病变的老年人或眼内手术后,新鲜出血未凝时,呈无回声区。陈旧性出血多为光点或光斑,随访可见血肿逐渐缩小。

（4）视网膜母细胞瘤：儿童多见,呈圆形或不规则光团,边缘不规整,无脉络膜凹陷及挖空现象。

九、眼 眶 疾 病

眼眶疾病的常见病因为炎症、肿瘤、血管畸形和外伤等。由于眼眶的特殊解剖关系,一旦出现感染病灶,极易引起扩散,甚至危及生命。眼眶疾病共有的特点是眼球突出。眼眶肿瘤多位于眼眶深部,部分也可继发于眼眶的邻近器官肿瘤或身体其他部位肿瘤。早期表现除眼球突出外,缺乏其他体征。X线检查仅在眼眶肿瘤晚期才可见到眼眶扩大或眶壁骨质破坏等变化。采用对比剂检查或血管造影,虽可早期发现肿瘤,但均属侵入性方法。超声显像可迅速准确地发现肿瘤,检出率可达88%～98%。常见眼眶疾病有以下几种。

1. 眼眶蜂窝织炎(orbital cellulitis) 本病是眶内软组织的急性化脓性炎症,病情严重,来势凶猛。多为单侧发病,偶见双侧。鼻旁窦炎,尤其是筛窦炎是致病的主要原因。其他邻近感染病灶都可能引起本病。眼外伤、手术后感染、急性传染病、败血症、菌血症等也是常见致病因素。因此,本病发病前常见有局部感染灶,特别是头面部,或有外伤、手术史等。患者出现头痛、寒战、高热、恶心、呕吐。严重者出现昏迷、惊厥及精神症状。外观可见眼睑红肿、球结膜明显水肿、眼球突出,重者眼球固定不能转动。引起暴露性角膜炎时,早期视力无改变,但炎症引起视神经炎,视神经萎缩时,可导致失明。

眼眶蜂窝织炎的超声显像在球后眼眶间隙可见异常回声,边界不规则,与周围组织界限不清,其内回声不均,呈强弱不等的光点光团及有间隔的小无回声区,似蜂窝状。脓肿形成时,可见边界清楚的无回声区,内有细小光点。眼眶蜂窝织炎需与球后眼眶肿瘤鉴别。良性肿瘤多有清楚的边界。恶性肿瘤形态不规则,回声不均匀。动态观察可进一步明确病变性质和治疗效果。

2. 眼眶囊肿(orbital cyst) 眼眶囊肿最常见者为先天性囊肿,儿童期即存在,青春期生长加快。好发部位为眶上外缘处,少数为眶上内上缘。大多为球形、大小不一,表面光滑,无痛感。部位表浅的小囊肿不引起眼球突出。位于球后深部者,病程缓慢,眼球逐渐向内下方或外下方突出,并可导致骨质破坏。

超声显像表现为囊性无回声,与邻近组织有明显分界。加压可致囊肿变形。黏液囊肿是鼻旁窦黏膜为衬里的囊肿,囊腔逐渐扩大,由筛窦或额窦向压力小的眶内深入,有时眼球后壁压陷。皮样囊肿是由胚胎时期异位上皮组织发展而来,常见于青年人。因病理内容物来自3胚层组织,声像图显示较为复杂。囊肿内可出现一些弱回声的脱落上皮碎屑等结构。有机化时可出现强回声。

3. 神经源肿瘤 包括视神经肿瘤和末梢神经瘤。

（1）视神经肿瘤：又可分为视神经脑膜瘤(meningioma)和视神经胶质瘤(optic glioma)两种。前者为起自蛛网膜细胞的良性肿瘤,主要向肌锥内生长。后者为起自视神经胶质内的良性肿瘤,常见于球后10mm处。肿瘤与眼球构成葫芦状,易向颅内生长。视神经肿瘤可导致眼球向正前方突出,造成视力障碍和视神经盘萎缩。X线摄片可见眼眶及视神经孔扩大。

（2）末梢神经瘤,又分两种,神经鞘瘤(neurilemmoma)：起源于神经鞘膜细胞,一般属良性,病程缓慢,可发生于任何年龄。多见于眼眶上方或眼睑皮下,也可起于肌锥内,若恶变则生长迅速。神经纤维瘤(neurofibroma)：为良性肿瘤,乃神经纤维在眶部的大量增生。表现为眼睑皮肤增厚,可扪及略有弹性的索状物。瘤组织可扩散到眶内,亦可单独出现在眶部。发展较慢,可有眼球突出。

神经源肿瘤的超声显像表现为圆形实质不均匀的低回声,与周围结构有分界,并有明显的前界。视神经瘤可产生眼球后壁向前的光滑凹陷。视神经锐角变钝或弯曲。末梢神经肿瘤则在眼眶中位置不一。

4. 泪腺肿瘤 泪腺肿瘤大多来源于眶部泪腺,少数起源于睑部泪腺或副泪腺。常见者为泪腺混合瘤,属良性肿瘤,有包膜。病程长,一般不易转移,少数可恶变。多发于中年人。泪腺癌发展快,转移早。泪腺肿瘤表现为眼球向内下方突出,眼球向外上方运动受阻。可在外上方眶缘扪及肿块,表面光滑,边界清楚,或为结节状,质地软硬不一。后期可有眼底受压征和视力减退。与眶缘粘连时,可引起明显头痛、眼痛和压痛。泪腺窝有骨质破坏则提示恶变。

超声显像显示泪腺混合瘤大多为球形,位于泪腺窝,内部为中等回声。囊腺癌、腺癌及未分化癌呈圆形或椭圆形,透声性差,为不均匀低回声。超声显像定位眶内肿瘤的位置有可能提示肿瘤的组织类型。在肌锥内累及视神经者最可能为神经源肿瘤、胶质瘤、脑膜瘤或神经纤维瘤。若位于眶的颞上方,最可能为泪腺瘤。超声显像并可显示肿瘤向后扩张的情况。

5. 眼眶血管疾病 眼眶血管疾病多为畸形和炎症所致,主要有3种。其中海绵状血管瘤(cavernous angioma)、静脉曲张和颈动脉海绵窦瘘较为常见。

(1)眼眶血管瘤(orbital angioma):在眼眶肿瘤中,血管瘤是比较常见的良性肿瘤。眼眶血管瘤多为先天性血管发育畸形,以后逐渐长大形成,绝大多数为实性即海绵状血管瘤,有完整包膜,少数为毛细血管瘤,无包膜呈弥漫性生长,并常与眼睑或结膜血管瘤并存。本病一般发病于儿童或青壮年,起病缓慢,病程长。主要症状是眼球向正前方突出,低头时突然加重。早期视力一般不受影响。检查时在眼眶深处可触到边界不清略带弹性的光滑肿物,无压痛。后期可出现眼球运动障碍和视力减退。眶内海绵状血管瘤的超声显像表现为眶内球后间隙圆形或椭圆形、边界清楚的不均匀高回声区,有包膜肿瘤内部可见间隔的低回声,或小的囊性无回声呈蜂窝状,为大小不等的血窦构成。因透声较好,肿瘤后壁可清晰显示并有增强。彩色多普勒血流显像显示肿瘤内部彩色斑点血流信号,收缩期峰值速度较低。

(2)眶静脉曲张(orbital varicocele):即静脉性血管瘤,是一种先天性静脉畸形,较多见于上眶。临床表现为体位性眼球突出。其他如咳嗽、深呼吸以及各种导致颈内静脉压增高的因素均可使眼球突出。超声显像显示眼球未突出时为正常眼声像图。因颈内静脉受压致眶内静脉充血、眼球突出时,球后间隙回声区内出现一个或多个弯曲的管状无回声区。彩色多普勒检测可见呈静脉频谱的彩色血流信号。

(3)颈动脉-海绵窦瘘:外伤性颅底骨折或海绵窦内段颈内动脉瘤破裂致动脉血进入静脉窦,引起眶内静脉充血、扩张和软组织水肿。临床表现为搏动性突眼、杂音。超声显像特点为眼球上静脉扩张,视神经与上直肌间出现管状无回声区。彩色多普勒检测显示眼静脉扩张,呈动脉化频谱及双向血流,血流速度增快。用"Valsalva"手法可见暂时的血管逆转。彩色多普勒血流显像还可显示瘘管栓塞治疗后获得的正常血流图像。

十、眼 外 伤

眼球位于体表,易受外界伤害,其中眼球贯通伤最为常见,发生率占眼外伤的50%以上。

致伤原因多为以铁屑、铁片、铁丝、树枝、竹签、石头、小刀、剪刀、缝衣针、玻璃片等扎伤。眼球贯通伤口无论是在角膜或巩膜,只要伤口较大,都可伴有眼内容物如虹膜、睫状体、玻璃体等脱出。眼球贯通伤还可引起白内障、虹膜睫状体炎、前房积血、眼内异物、青光眼、眼内炎、玻璃体积血等。最严重的是交感性眼炎。

眼球贯通伤的超声显像可见眼球壁光带连续性中断,其间出现无回声裂隙,破口处嵌有无回声的玻璃体,眼球内径较正常缩短。脱出的玻璃体在眼球周围形成无回声区或低回声区。玻璃体无回声区内因出血而出现光点或光斑回声。

眼部有异物时,超声显像于眼球无回声区或眼眶内出现强回声光点或光团,因异物不同示大小形态不一,后方可有声影。若异物较大而形态规则,其后方出现"彗星尾"征。位于球后组织内的异物强回声,在降低增益后,则正常结构回声消失而该异物回声仍然存在。若磁性试验阳性,提示为金属异物。尚可出现继发性改变,即玻璃体内出血因机化形成而出现相应异常光点或光带回声。如眼球壁穿孔破裂,则见球壁回声光带连续性中断,眼球缩小,失去正常形态。也可因继发感染导致玻璃体内出现异常回声。

十一、眼内实性肿物鉴别诊断

(一)眼内实性肿物鉴别诊断

见表 6-4。

表 6-4　眼内实性肿物鉴别诊断

		视网膜母细胞瘤	脉络膜黑色素瘤	脉络膜血管瘤	脉络膜转移瘤
临床表现		<5岁多见,粉红色肿物,房水内乳酸脱氢酶增高	20~50岁,棕灰色半球形或蘑菇形肿物,透明法阳性,^{32}磷(^{32}P)吸引试验阳性	<40岁多见,橙红色扁平状肿物,眼底血管荧光造影为海绵状	40岁左右,灰黄色扁平状高低不平癌斑可伴颅内转移表现
超声显像	位置	视网膜任何部位	脉络膜任何部位	视盘周围	眼底后极部
	形态	半球形或不规则	球形或蘑菇形	扁平状	扁平或半球形
	大小	大多>10mm	大多>10mm	5~12mm	>10mm
	前缘	规整或不规整	规整	规整	规整或不规整
	隆起度	>5mm	>5mm	≤5mm	高低不等
	内部回声	不均匀、强弱不等	尚均匀,有"挖空"现象	高而均匀	强弱不等
	脉络膜回声	无	显著	无或偶见	无或偶见
	声影	可见	显著	无	偶见
伴随改变		视网膜脱离,偶见眶侵犯	视网膜脱离,偶见眶侵犯	视网膜脱离	视网膜脱离,视盘水肿,眶侵犯
病情进展		较快	较快	甚慢	快

（二）脉络膜肿物的鉴别

脉络膜肿物是眼内较常见的病变，包括黑色素瘤、骨瘤、乳头黑色素细胞瘤等。各种脉络膜肿物、脉络膜结核及脉络膜下出血的鉴别诊断，见表6-5。

表6-5　各种脉络膜肿瘤、脉络膜结核及脉络膜下出血的鉴别诊断

疾病	临床表现	超声显像表现	CDFI表现
黑色素瘤	后极部见棕褐色实性肿物，后照和透明不透光	半圆形或蘑菇形实性肿物，边界清楚，内部回声前多后少，脉络膜凹陷肿瘤	肿瘤内血流为中高收缩期低阻血流，睫状后动脉血流直接供给肿瘤基底部
血管瘤	可见黄斑，周围有圆形或椭圆形扁平隆起，橙红色，边界清，眼底荧光血管造影为桑椹状强荧光	扁平或半圆形内部回声均匀，衰减不显著	高速低阻的血流频谱，由基底大血管供血
转移癌	有其他部位肿瘤，眼底见扁或高低不等的灰黄色隆起	扁平、半圆、表面不平实性肿物，内部回声强弱不等，分布不均	低速低阻血流频谱，由睫状动平脉供血
骨瘤	青年女性，视盘一侧隆起，边呈伪足样，中央白色表面色素不均	表面强回声，其后有声影，有血流信号	牙质型无血流信号
乳头黑色素细胞瘤	视盘表面有黑色隆起	扁平隆起，内回声高而均匀	内部无血流显示
脉络膜结核	后极部白色球形隆起伴视网膜脱离	半球形或扁平隆起，内部回声多少不等	可有丰富血流
脉络膜下出血	眼底紫黑色扁平隆起，边缘常呈紫红色	扁平隆起，为低回声	无血流显示

（三）眼球后部隆起性病变鉴别诊断

眼球后部隆起性病变一般隆起较低，超声显像特征多不明显，超声诊断时感困难。因此，必须结合临床表现、检查所见及超声显像，综合判断，见表6-6。

表6-6　眼球后部隆起性病变鉴别诊断

	脉络膜血管瘤	视盘黑色素瘤	视盘水肿	视盘玻璃疣	视盘炎
临床表现	50%伴眼睑及颜面血管瘤，眼底血管荧光造影呈海绵状	女性多见，眼底视盘黑染，轻隆起，边缘不规则	多双侧，有颅内压增高体征，生理盲点扩大，视盘边缘血管纡曲出血	男性多见，双侧，视盘高低不平，结节状，早期荧光造影见玻璃疣荧光点	单或双侧，骤然发病，早期视力减退，眼痛，视盘充血，视网膜静脉扩张

（续　表）

		脉络膜血管瘤	视盘黑色素瘤	视盘水肿	视盘玻璃疣	视盘炎
超声显像及眼底检查	位置	视盘附近	视盘表面	双侧视盘	视盘内多鼻侧	视盘
	视盘形态	扁平状	不规则,半圆形	扩大呈蘑菇状	多呈桑椹状	不规则
	大小	5～12mm	<1/2PD	大于视盘	稍大于视盘	重者大于视盘
	隆起度	≤5mm	约1mm	≤3mm	≤1mm	<1mm
	前缘	整齐	整齐光滑	锐利,视盘周围可见透声裂隙	结节状,边缘不整	边缘不清
	内部回声	均匀高回声	中等回声	中高点状回声	点状高回声	斑状低回声
	脉络膜凹陷	无或偶见	无	无	无	无
	声影	无	无	无	可有声影	无
	伴随改变	视网膜脱离	无	无	无	视网膜增厚玻璃体浑浊
	进展	慢	缓慢或不生长	病程较长,原因不同,预后不一	缓慢	严重者视神经萎缩

十二、眶内肿物鉴别诊断

（一）眶内肿瘤与炎性假瘤鉴别诊断

眶内肿物超声显像检查可以判定肿物的大小、形态、位置及其与周围解剖结构的关系,并能对肿物的良恶性进行判断,其鉴别诊断,见表6-7。

表 6-7　眶内肿瘤与炎性假瘤的鉴别诊断

		良性肿瘤	恶性肿瘤	炎性假瘤
临床表现		发病缓慢,眼部无炎症反应,视力减退不明显,突眼逐渐加重	发病较慢,进行性突眼,多单侧,有视盘水肿静脉扩张等受压现象,X线有眶骨破坏,穿刺有恶性细胞	发病较快,眼部有炎症表现视力减退常有发生,突眼时轻时重
超声显像	形态	圆形,椭圆形	不规则,也可圆形,椭圆形	圆形,扁平形或不规则
	边界	有包膜,边界清楚光整	不整齐,可向四周浸润	无包膜,边界清楚,不光滑
	内部回声	中等回声	不均匀	不均匀低回声
	透声性	一般可显示后界	透声差,后界不能显示,肉瘤透声较好,后界可显示	后界可显示或不易显示

(二)眶内转移癌鉴别诊断

眼眶内转移癌常来自身体其他脏器的恶性肿瘤,如肝癌、肺癌、乳腺癌、肉瘤等。儿童时期多为神经母细胞瘤。不同脏器的转移癌超声显像有其各自特点。

1. 肝癌　转移至眼眶,发展较快,肿块内有坏死区。超声显像显示为形态不规则、边界不整齐、声穿透性差,肿块内出现片状坏死液化区则为囊性无回声。

2. 肺癌　转移至眼部时,可同时侵犯眼球脉络膜及眼眶组织,并连成一片。眼球玻璃体内可见实体性肿物回声,在与球内肿物相连的眶内,可见形状不规则,边界不整齐的弱回声区,内部点状回声分布不均,强度也不一致,透声性差,后部回声衰减。

3. 神经母细胞瘤　早期转移至颅骨与眼眶,引起眼球突出。超声显像可见由眶壁至球后脂肪强回声区内,形状不规则,前界不整齐,内部低回声,后部回声衰减。

4. 恶性网状细胞增多症眼眶病变　为造血系统的恶性肿瘤。恶性网状细胞可侵犯眼眶并引起水肿,眼球突出、眼球转动受限。侵犯视神经时引起视力丧失。超声显像显示为球后组织炎症和肿瘤两种特征,即眶内肿块为形状不规则、边界不整齐的低回声区。球后组织炎症表现为眼外肌肥大、眼球筋膜囊积液。

眶内转移癌鉴别诊断,见表6-8。

表 6-8　眶内转移癌鉴别诊断

		肝癌	肺癌	神经母细胞瘤	肉瘤	恶性网状细胞增多症
临床表现		发展较快,有原发肝癌灶	有原发肺癌灶,可同时侵犯眼球及眼眶	多为儿童,转移至眼眶眼球突出,多由眶壁向眶内侵犯	可为原发、继发或转移,多出现眼部症状	恶网侵犯眼眶引起突眼、视力丧失等,有炎性反应及占位病灶
超声显像	形态	不规则	不规则	不规则	圆、椭圆或不规则	不规则
	边界	不整齐	不整齐	前界不整齐	较清楚	不整齐
	内部回声	不均匀低回声,内有囊性无回声区	不均匀低回声	较均匀低回声	较均匀低回声中有片状无回声区,有声衰	均匀低回声
	声衰减	有	有	有	透声好可显示后界	有
	伴随改变		多同时伴球内实性回声		病变发展快	同时伴眼外肌肥大,球筋膜囊积液

(三)眶内含液性病变鉴别诊断

眶内含液性病变超声显像可以判定病变的形态、大小、部位及其与周围组织器官的关系,还可结合 CDFI 进一步分析判断液体性质和内容,其鉴别诊断,见表6-9。

表 6-9　眶内含液性病变鉴别诊断

		黏液囊肿	皮样囊肿	眶内血肿	眶内脓肿	原发性眶静脉曲张	颈动脉海绵窦瘘
临床表现		单侧,源自窦囊肿眼球突向外下方,筛窦囊肿眼球前突及外侧移位,无痛	多位于眼缘外上及内上方,浅部可扪及肿物	多因外伤或血管畸形破裂引起,可突眼,眼部胀痛,视力减退,眼球转动受限	眶内急性化脓性炎症,多单侧,有急性炎症表现,白细胞增高	先天性眶内静脉畸形,体位静性突眼,颈内静脉可涨大	由颅脑外伤引起继发眶静脉曲张,搏动性突眼,眶区有血管杂音
超声显像	形态	圆形或半圆形位于眶内上方	圆形多位于眶上部	圆、椭圆或不规则形,多位于肌圆锥内	条状或不规则	肌圆锥内有形状不一相互连通无回声区,CDFI显示为静脉血流	眶上、下静脉呈圆形或扁形,有搏动,CDFI显示为搏动血流
	边界	清楚	清楚锐利	清楚不整齐	不整齐	清楚	清楚
	内部回声	囊性无回声	不均匀囊性无回声	液性无回声内有斑点	液性无回声内有斑块	液性无回声	液性无回声区
	透声性	好,后界可清楚显示	较好	较好	较好	好	较好
	伴随改变	肿物轴径测量多超过眶壁		血肿随诊复查有声像动态改变	脓肿较大压迫眼球,玻璃体可向内隆起,有时可有眼球筋膜囊积液	球后脂肪垫增宽	眼外肌肥厚,视盘增宽,球后脂肪垫增宽

十三、缺血性眼病

近年来全球区域的高血压病、糖尿病、动脉硬化、心脑血管疾病及外伤的发生率均有明显增高,尤其以上疾病的发生目前已成年轻化的趋势。这些都是缺血性眼病的基础。以往眼科界认为缺血性眼病是少见的疑难病症。近年则认为缺血性眼病是常见病、多发病。缺血性眼病包括原发性眼缺血和继发性眼缺血。前者有全身血管病变的基础,如高血压、动脉硬化、血管痉挛、低血压和糖尿病等。继发性眼缺血大多由直接或间接的眼外伤引起,而没有上述全身血管病变。眼外伤引起的眼缺血不仅受伤眼缺血,健眼也缺血。健眼缺血的程度与伤眼损伤程度成正比。缺血性眼病的发生大多有严重的精神创伤(如生气、着急、亲人故去等情感激动、过度疲劳及惊吓,及其过重的心理负担等)。以上诸多因素的精神创伤在原发性眼缺血中占90%以上。至于眼外伤引起的继发性眼缺血则100%都经受了精神创伤,致使自主神经系统调整血管运动功能失调。眼是重要的感觉器官,与中枢神经密切相关。眼球的脉络膜有大量的自主神经,很容易发生眼缺血。眼缺血主要是脉络膜缺血,脉络膜由众多血管和毛细血管构成,交感神经和副交感神经调节脉络膜血流量。脉络膜的血流量是全身各器官中血流量最大的器官之一,是脑血流量的 3 倍,肝血流量的 2 倍,与肾血流量相当。

(一)眼球的血液供应

1. 视网膜中央动脉 是眼动脉在视神经孔附近发出的一个小分支,它和睫状动脉平行前进,然后在视神经下面贴近硬脑膜外侧前性到达球后 10～15mm 处,垂直向上穿过硬脑膜在蛛网膜下腔内继续前性,成直角进入视神经。在视神经内和视网膜中央静脉伴行,穿过筛板,进入球内出现在视盘表面。视网膜中央动脉行经视盘内侧时,分为上下 2 支,成直角地折转到视网膜内,到视盘边缘或其附近时,上下 2 支血管又各分出鼻侧支和颞侧支。

黄斑区中央凹约 0.5mm 直径的范围为无血管区。此区的营养主要由脉络膜供应。由于视网膜血管属于终末动脉,一旦阻塞,供血即中断,导致很快失明。

视网膜中央动脉还发出几个小分支分布到秦氏血管环。视网膜睫状动脉就是从秦氏环上分出的一个分支。秦氏环又名视神经动脉环,由 4～5 支睫状后短动脉穿过巩膜在视神经周围吻合而成的环形血管网。视网膜睫状动脉就是从此环发出的一个分支。

2. 视网膜中央静脉 是由视网膜上、下静脉在巩膜的筛板平面汇合而成,其直径为 $250\mu m$,较其动脉的直径($200\mu m$)为大。在视网膜上其行程和动脉相同,常与动脉伴行或平行,有时则相互交叉。静脉的管径一般较其伴行的动脉约粗 1/3,若动静脉比例失常,则为动脉硬化或痉挛的一个重要征象。

视网膜中央静脉在眶内单独行走一段行程后,从眶上裂处出眶入颅,汇入海绵窦。有的在眶内汇入眼上静脉。

视网膜中央动脉以后的视网膜动脉及其分支,直径都在 $100\mu m$ 以下,管壁甚薄,内弹力层逐渐消失,肌层很不发达,甚至未形成连续的一层。其组织结构像肾脏的小动脉一样,属于一种小动脉型。它对血压突然升高的反应是动脉壁痉挛性收缩,此时眼底动脉变细。由于视网膜动脉和脑动脉都是终末动脉,两者的病理改变十分相似,因此,高血压患者的眼底血管改变,在一定程度上反映脑血管的情况。视网膜静脉也可发生硬化,可与动脉硬化并存,或单独出现。

3. 睫状后动脉、睫状后短动脉、睫状后长动脉及睫状前动脉 脉络膜血液循环由眼动脉发出的睫状后动脉供应。睫状后动脉多数分为 2～3 支。Hayreh 根据最终供血的脉络膜部位,将其称为内侧睫状后动脉和外侧睫状后动脉。内、外侧的睫状后动脉所供应的脉络膜区域界限清楚,两者的划分有明显的个体差异。内侧睫状后动脉可供应包括视盘在内的整个鼻侧的脉络膜;也可能在靠近视盘鼻侧脉络膜附近终止,丝毫不参与视盘的血供;或者供血区即在视盘中央终止。颞侧睫状后动脉供应鼻侧睫状后动脉所不及的区域。睫状后动脉进一步分为睫状后短动脉和睫状后长动脉。

睫状后短动脉在视盘和黄斑附近穿过巩膜进入脉络膜,呈节段性分布供应赤道以内的后极部脉络膜。该动脉绕视神经分 15～20 支,穿入巩膜后,在视盘附近的巩膜内互相吻合,形成完整或不完整的 Zinn-Haller 动脉环,由动脉环发出分支供应视盘附近的脉络膜以及视盘筛板前、筛板及筛板后的视神经组织。睫状后长动脉为 2 支,沿视神经两侧于鼻、颞侧睫状后短动脉入眼之前穿入巩膜前行。睫状后长动脉的眼前段分支、肌动脉及睫状前动脉发出返回支供应前部脉络膜。

睫状前动脉共 7 支,由眼动脉在眼眶内发出供应 4 条直肌的肌动脉分支而来。伴行肌肉向前至四直肌止端附着处,再发出分支向前供应眼前部组织的这些动脉称为睫状前动脉。

4. 脉络膜血管　解剖上脉络膜血管不是终末动脉,不论大、中和毛细血管层都有吻合,但功能上脉络膜却是终末动脉。脉络膜的血供结构可分为 3 层,即大血管层(位于最外层)、中血管层(位于中间层)和毛细血管层(位于最内侧)。视盘和黄斑之间的脉络膜大血管较纡曲,动、静脉交错分布。黄斑颞侧的脉络膜大血管分布比较有条理,动、静脉相互平行,从后极走向赤道部。众多独立的脉络膜小叶组成整个脉络膜毛细血管床,每一个脉络膜小叶是一个独立单位。每一小叶由终末小动脉供血,小动脉位于小叶的中央,静脉引流由小叶周围的毛细血管后静脉完成。

(二)眼的血流量和血流速度

近年来试验及临床研究显示,血流量和血流速度上,脉络膜比视网膜大 20 多倍。颞侧视网膜血流量比鼻侧大 3 倍。脉络膜血流量大且速度快。O'Day 等测定猴和兔眼内各组织血流量占眼球总血流量的百分比,见表 6-10。

表 6-10　猴和兔眼内各组织血流量占眼球总血流量的百分比

	脉络膜	虹膜睫状体	视网膜	巩膜
猴	83.7±6.4	10.3±2.4	2.9±2.3	4.2±3.0
兔	64.4±9.0	26.8±10.3	1.9±1.6	5.7±2.8

90% 以上的血液进入葡萄膜,4%～5% 进入巩膜,只有 2%～3% 进而视网膜。Takahashi 利用氯清除率测定猴和兔脉络膜血流量与全身其他组织比较,见表 6-11。

脉络膜血流分布在不同区域分布不同,在后极部特别是黄斑部脉络膜血管密度大,血流量分布也不同,见表 6-12。脉络膜血管含有眼部最大血流量,占整个眼球血流量的 85% 左右,而视网膜血流量仅占眼血流量的 4% 以下。

表 6-11　100mg 猴和兔脉络膜血流量与全身其他组织比较(ml/min)

	脉络膜	肾	肝	脑
猴	173	172.6	90	57.8
兔	197.1	186.9	85.5	50.2

表 6-12　100mg 猴和兔脉络膜血流量与全身其他组织比较(ml/min)

区域	脉络膜 mg/(min·mm²)	视网膜 mg/(min·mm²)
黄斑	6.49±0.62	0.25±0.03
视盘周围	4.53±0.52	0.18±0.02
赤道部	2.38±0.35	0.08±0.01
周边部	0.76±0.14	0.04±0.01

(三)缺血性眼病病因

眼缺血主要是脉络膜缺血,多种因素参与脉络膜血流量的调节,如自主神经系统、氧和二氧化碳浓度、花生四烯酸类物质以及循环中的激素和递质等。在微循环系统中,细胞间的温度差、生化物的浓度差、酶的作用等,都是由自主神经中枢自动调节和控制的。正常情况下,其缩血管的作用总是处于动态平衡,以维持正常的血流状态。

临床上许多眼病如老年黄斑变性、急性多发性脉络膜缺血病变(急性后极部多发性鳞状色素上皮病变)、周边部视网膜变性、高度近视脉络膜视网膜病变、视网膜色素变性、眼底玻璃膜疣以及眼外伤等所致的三角综合征等,都和脉络膜循环障碍有关。

1. 局部因素

(1)视网膜脱离手术及闭合性内眼手术:视网膜脱离术后有时可见脉络膜血管闭塞。若环扎带过紧或后极部外加压不当,可致脉络膜小动脉循环障碍或阻塞,或睫状前动脉阻塞;电凝或冷凝也可能阻塞睫状后长动脉,从而产生后部脉络膜或眼前段的缺血性损害。闭合性内眼手术如玻璃体切割术(术中或术后惰性气体膨胀),发生眼压增高、持续时间长,可致脉络膜灌注压下降、脉络膜血管闭塞而缺血。

(2)青光眼:青光眼急性发作时导致眼压与睫状后动脉压的平衡失调(眼压高而睫状血管的灌注压低),发生脉络膜血管或供应眼前段的血管阻塞,如前部缺血性视神经病变、虹膜节段性萎缩。

(3)眼球钝挫伤:挫伤后脉络膜血流量下降。重度挫伤可见脉络膜毛细血管形态学损伤,大、中血管阻塞,出现三角综合征等。

(4)解剖因素:脉络膜血管床分水界的位置是视盘和黄斑部容易发生缺血的解剖基础。视盘生理杯小或缺如,或远视小视盘,或视盘玻璃膜疣是视盘缺血的解剖因素。

2. 全身因素

(1)血管狭窄:眼缺血常是全身血管性疾病的临床表现之一。如高血压、小动脉硬化、痉挛、糖尿病、巨细胞性动脉炎、多发性结节性动脉炎等。前述疾病多伴高血脂、高血黏度而致血液黏稠,使血流变缓,严重时血流中断,使组织缺血、缺氧。这种情况发生在心脏可引起冠心病-心肌梗死;发生在脑则出现脑卒中;发生在眼底血管则致眼缺血、视力下降及失明。

(2)血流阻滞:分为血栓性、高血脂、高血黏度或低血压性。血栓以胆固醇为主,在血管壁上沉积,逐渐形成小斑块。这些斑块增多、增大,阻塞血管致组织缺血、缺氧。也可由血小板异常-血小板增多、聚集性增强,或与心内膜炎有关的栓子因素引起。血黏度高常见于红细胞增多症、巨球蛋白血症、白血病等。低血压性因素常见于外伤性休克、大出血及麻醉时的低血压均可致脉络膜循环障碍。

上述危险因素容易损伤血管内皮细胞,致自由基增高,在血管壁上沉积大量胆固醇、三酰甘油、低密度脂蛋白等"血液垃圾",成为动脉硬化的基础。

(四)缺血性眼病的发病机制

缺血性眼病发病机制甚为复杂,上述的全身和局部因素相互影响,互相引发。在多种因素的基础上遇到精神因素诱因(情绪激动、过度劳累及外伤等),交感神经过度兴奋使其调整脉络膜血管功能失调,致使脉络膜血管高度痉挛,严重者发生闭塞,从而发生脉络膜缺血,进而影响视神经和黄斑功能。经研究证实血管多肽-内皮素是作用最强、持续最久的收缩血管的活性肠肽。其作为激素神经调节肽在循环、中枢神经、呼吸、生殖、泌尿系均有生理调节功能。其存在于人眼组织内,并发现在脉络膜组织中含量最高。这种内皮素的主要作用是调节脉络膜血管张力和脉络膜血流量,参与眼压调控及视觉传导生理功能。

(五)彩色多普勒超声对正常人眼血流动力学研究

眼部的血管行径和血流方向决定了彩色多普勒血流显像检测的可靠性。高敏感度彩色多普勒血流显像(慢速血流)是多普勒超声显像诊断技术的又一进展,现在已经应用在眼科疾病的诊断与研究中,具有方便和非侵入性特点。眼球内部血管和眶内血管均源于眶间部位的视神经孔,动脉血管行径由后向前,静脉血管与动脉伴行,行径由前向后。轴位彩色多普勒血流显像检查时,动脉血流恰好与探头做迎(正)向流动,静脉血流则呈反向流动。因此,眼动脉、睫状体后短动脉和视网膜中央动脉均显示为红色血流束,蓝色显示为静脉血流。以上血管血流方向与探头声束方向基本一致,这就决定了眼动脉、睫状体后短动脉和视网膜中央动脉彩色多普勒血流显像检测的可靠性和准确性。

富京山等(1994年)用彩色多普勒血流显像对100例(200只眼)正常人视网膜中央动脉(central retinal artery,CRA)进行了检测,观察了正常人CRA血流的生理变化,并建立了血流参数正常值。测量出正常人CRA血流速度(cm/s),其中V_{max}左眼为8.9 ± 1.8,右眼为9.2 ± 1.7;V_{min}左眼为2.9 ± 0.7,右眼为3.1 ± 0.6;V_{mean}左眼为4.1 ± 1.0,右眼为4.4 ± 1.0。将100例正常人分为7个年龄组,并将所检出的CRA血流速度等6个参数分别作为应变量,将年龄、左右眼作为变量进行多元回归分析,结果CRA的V_{max}、V_{min}及V_{mean}作为应变量的三个回归方程均回归显著(P值均小于0.01)。另外年龄和左右眼的V_{mean}在方程中回归显著,其回归系数的显著性检测P值均小于0.01,见表6-13。在7个年龄组,第7组只有3例,不予分析。第5和第6组CRA血流速度小于第3、4组和第1、2组。1~4组合为一组,5~6组合为组。t检验显示两大组间的V_{max}、V_{min}及V_{mean}均有显著性差异($P<0.05$),见表6-14。100例正常人中男性46例,女性54例。CRA血流参数PI、RI及S/D在性别间亦有差异($P<0.05$,t检验),见表6-15。

表6-13 不同年龄组正常人CAR血流速度[$x\pm s$,v(cm/s)]

组别	年龄(岁)	n	V_{max}		V_{min}		V_{mean}	
			右	左	右	左	右	左
1	≤20	15	10.1 ± 1.0	10.2 ± 1.6	3.2 ± 0.6	3.2 ± 0.8	5.0 ± 0.9	4.8 ± 0.9
2	21—	15	9.8 ± 1.5	9.5 ± 1.9	3.3 ± 0.5	3.0 ± 0.8	4.5 ± 0.9	4.3 ± 1.0
3	31—	18	8.9 ± 1.5	8.7 ± 1.7	3.1 ± 0.7	2.8 ± 0.5	4.3 ± 1.0	4.0 ± 0.9
4	41—	16	8.9 ± 1.6	8.4 ± 1.3	3.1 ± 0.4	3.0 ± 0.5	4.3 ± 0.9	4.1 ± 1.1
5	51—	17	8.2 ± 1.7	6.1 ± 1.4	3.0 ± 0.4	2.7 ± 0.6	4.2 ± 0.9	3.7 ± 0.9
6	61—	16	8.6 ± 1.2	8.4 ± 1.5	2.8 ± 0.5	2.7 ± 0.6	3.9 ± 1.0	3.6 ± 0.8
7	>70	3	12.7 ± 3.1	11.7 ± 2.5	2.7 ± 1.2	3.0 ± 1.0	5.3 ± 1.2	5.3 ± 1.2

表6-14 两个不同年龄大组CAR血流速度比较[$x\pm s$,v(cm/s)]

年龄范围(岁)	n	V_{max}		V_{min}		V_{mean}	
		右	左	右	左	右	左
17—50	64	9.4 ± 1.5	9.1 ± 1.7	3.2 ± 0.6	3.0 ± 0.6	4.5 ± 0.9	4.3 ± 1.0
51—70	33	8.4 ± 1.5	8.2 ± 1.4	2.9 ± 0.4	2.7 ± 0.6	4.1 ± 1.0	3.7 ± 0.8
P		<0.05	<0.05	<0.05	<0.05	<0.05	<0.05

表 6-15 性别间 CAR 血流 PI、RI、S/D 比较(x±s)

性别	眼	PI	RI	S/D
男性($n=46$)	右	1.58 ± 0.32	0.69 ± 0.04	3.32 ± 0.46
	左	1.58 ± 0.29	0.70 ± 0.04	3.41 ± 0.48
女性($n=54$)	右	1.33 ± 0.27	0.65 ± 0.06	3.00 ± 0.79
	左	1.42 ± 0.28	0.67 ± 0.06	3.11 ± 0.67
P		<0.05	<0.05	<0.05

CRA 血流频谱波型反映了心动周期和 CRA 血流动力学情况,与心脏供血功能及外周血管状态有关。正常青年人 CRA 多普勒血流频谱呈三峰二谷形,即收缩期 2 峰、舒张早期 1 峰。收缩期第 2 峰与第 1 峰和舒张早期峰之间各存低谷,收缩期起始部为非陡峭形,舒张期呈均匀持续低速血流。研究中发现,随年龄增长 CRA 血流速度逐渐减低,波型也有改变。似可认为与随年龄增长心脏功能逐渐减低,动脉弹性减弱有关。由于男性在身高、体重、心脏功能、血管口径及代谢等诸多方面均高于女性,因此 CRA 血流参数(RI、PI 及 S/D),在性别间可有差异。受检者为右利型,右眼功能和代谢可能高于左眼。头壁干是动脉弓三大分支中第一只,也是最大只。因此可能右眼 CRA 血供要高于左眼 CRA。所以两眼 CRA 平均血流速度(V_{mean})亦有差异,见表 6-16。

表 6-16 富京山等测得正常人 OA 和 SPCA 血流参数值

血管		V_{max}(cm/s)	V_{min}(cm/s)	V_{mean}(cm/s)	PI	RI	S/D
OA	右眼	30.530 ± 7.800	7.870 ± 2.100	14.270 ± 4.600	1.636 ± 0.152	0.740 ± 0.032	3.920 ± 0.555
	左眼	32.670 ± 5.900	8.400 ± 1.900	15.670 ± 3.200	1.560 ± 0.130	0.741 ± 0.015	3.975 ± 0.270
SPCA	右眼	18.330 ± 2.400	5.600 ± 1.100	9.930 ± 1.600	1.285 ± 0.106	0.697 ± 0.042	3.331 ± 0.455
	左眼	17.800 ± 1.700	5.730 ± 0.900	9.870 ± 1.500	1.241 ± 0.146	0.682 ± 0.028	3.141 ± 0.302

(六)彩色多普勒超声在缺血性眼病中的应用

富京山等(1996 年)用彩色多普勒血流显像对低压性青光眼(LTG)进行血流动力学研究,结果显示:

1. 19 例 LTG 患者和 15 例正常人的睫状后短动脉血流参数比较,见表 6-17。LTG 组与正常人组睫状后短动脉血流速度比较,差异有显著性($P<0.05$);左眼 RI 和 S/D 两组比较,差异有显著性($P<0.05$)。

表 6-17 LTG 组与正常人组睫状后短动脉血流参数比较(x±s)

组别		V_{max}(cm/s)	V_{min}(cm/s)	V_{mean}(cm/s)	PI	RI	S/D
LTG 组	右眼	15.790 ± 3.800	4.530 ± 1.500	8.210 ± 2.700	1.420 ± 0.303	0.717 ± 0.060	3.647 ± 0.689
	左眼	15.840 ± 3.300	4.680 ± 1.300	8.680 ± 2.300	1.351 ± 0.255	0.712 ± 0.051	3.524 ± 0.699
正常组	右眼	18.330 ± 2.400	5.600 ± 1.100	9.930 ± 1.600	1.285 ± 0.106	0.697 ± 0.042	3.331 ± 0.455
	左眼	17.800 ± 1.700	5.730 ± 0.900	9.870 ± 1.500	1.241 ± 0.146	0.682 ± 0.028	3.141 ± 0.302
P	右眼	0.024	0.019	0.027	0.085	0.262	0.119
	左眼	0.031	0.009	0.077	0.126	0.038	0.042

2. LTG 组与正常人组视网膜中央动脉参数比较见表 6-18。LTG 组与正常人比较,左眼视网膜中央动脉血流 V_{max} 和 V_{mean} 差异有显著性($P<0.05$)。

3. LTG 组与正常人组眼动脉血流参数比较见表 6-19。差异无显著性($P>0.05$)。

表 6-18　LTG 组与正常人组视网膜中央动脉血流参数比较($x\pm s$)

组别		V_{max}(cm/s)	V_{min}(cm/s)	V_{mean}(cm/s)	PI	RI	S/D
LTG 组	右眼	10.608±2.400	3.070±0.800	5.050±1.400	1.551±0.299	0.719±0.043	3.628±0.856
	左眼	10.160±1.200	3.000±0.800	4.950±1.200	1.531±0.298	0.712±0.039	3.547±0.715
正常组	右眼	11.330±2.200	3.200±0.800	5.530±1.600	1.477±0.150	0.717±0.042	3.617±0.621
	左眼	11.870±1.800	3.470±0.700	6.000±1.000	1.427±0.175	0.712±0.024	3.506±0.504
P	右眼	0.414	0.641	0.351	0.357	0.848	0.965
	左眼	0.004	0.092	0.008	0.215	0.992	0.843

表 6-19　LTG 组与正常人组眼动脉血流参数比较($x\pm s$)

组别		V_{max}(cm/s)	V_{min}(cm/s)	V_{mean}(cm/s)	PI	RI	S/D
LTG 组	右眼	31.260±7.600	8.160±3.500	15.000±5.100	1.655±0.318	0.766±0.070	4.106±0.846
	左眼	30.840±6.500	8.370±2.600	14.740±3.600	1.563±0.285	0.734±0.047	3.895±0.914
正常组	右眼	30.530±7.800	7.870±2.100	14.270±4.600	1.636±0.152	0.740±0.032	3.920±0.555
	左眼	32.670±5.900	8.400±1.900	15.670±3.200	1.560±0.130	0.741±0.015	3.975±0.270
P	右眼	0.787	0.766	0.663	0.818	0.164	0.446
	左眼	0.389	0.968	0.428	0.966	0.550	0.855

探讨 LTG 的发病原因是目前青光眼研究的重要课题之一,在原发性开角型青光眼中有 15% 为 LTG。这些患者眼压一般不超过 2.8kPa(1kPa=7.5mmHg),但常合并全身相关疾病,如低血压、远端血管痉挛等。因此 LTG 的发病原因更倾向于血管学说。近年一些学者应用彩色多普勒血流显像对 LTG 的血流动力学进行研究,且多数人侧重于对眼动脉或视网膜中央动脉进行检测,但对其血流参数变化报道不一。Butt 等对 34 例 LTG 的眼动脉和视网膜中央动脉的血流进行检测,结果眼动脉的 V_{min} 降低,眼动脉和视网膜中央动脉的 RI 增高。Harris 等对 LTG 进行血流检测,亦发现眼动脉的 V_{min} 降低,RI 增高。Rojanapongpun 等采用经颅多普勒检测青光眼和正常人眼动脉血流速度,结果原发性开角型青光眼和 LTG 的眼动脉血流速度与正常人比较,差异均有显著性。作者(1996 年)所作 LTG 的眼动脉血流速度等 6 项血流参数与正常人比较,差异无显著性,这与以上文献报道不同。Butt 等报道的 34 例 LTG 中,发现有动脉血管疾患者高达 71%,而我们选择的病例均无心脑血管和糖尿病史,目的是尽量排除血管疾病和药物对本研究的干扰。这可能是本文的研究结果与文献报道不同的原因之一,也许是本文患者病情较轻,不足以引起眼动脉血流参数的变化。

笔者研究结果显示 LTG 睫状后短动脉血流参数有明确改变,支持 LTG 视盘损害的血管学说。由于睫状后短动脉供应脉络膜的血流量占整个眼球血流量的 90%,且筛板区是视神经轴索受损害的主要部位,所以对于 LTG 检测睫状体后动脉具有重要意义。有学者认为检测睫状体后动脉较困难,且不能分辨睫状体后短动脉和睫状体后长动脉。笔者认为应用现代高敏感度彩色多普勒血流显像技术确定睫状体后短动脉并不困难。彩色多普勒血流显像可清晰显示睫状体后短动脉的颞侧支和鼻侧支,笔者检测的是颞侧支。笔者的研究结果表明,LTG组睫状体后短动脉的血流速度低于正常人组,对揭示 LTG 的病因有重要意义。由于睫状体后短动脉的血流速度变慢,筛板区域血液供应减少,导致其结构变化和功能不良。研究结果支持 LTG 乳头损害的血管学说。

傅宁华(1995 年)亦报道青光眼 OA 血流参数 PI 和 RI 与正常组比较亦无明显差异($P>0.01$)。杨漪等(1995 年)所作彩色多普勒超声观测青光眼 OA 血流变化的研究结果显示:青光眼 OA 血管阻力随眼压增高而增高,严重者可致舒张期血流缺如。青光眼患者健眼也有舒张末期血流减低,阻力指标增高。手术后 OA 舒张期血流增高,阻力指标减低。

傅宁华等(1995 年)用 CDFI 对糖尿病眼血流动力学进行了研究,分别测量 OA、PCA 和 CRA 的搏动指数(PI)和阻力指数(RI)。结果表明:糖尿病组的 PI 和 RI 测值均明显高于正常组($P<0.01$),另外,眼底镜检查糖尿病眼未见血管改变,PI 和 RI 亦明显增高,说明 CDFI 检测的血流动力学改变早于眼底镜检查的血管改变。笔者对糖尿病眼的研究亦有类似发现。

杨漪等观测高血压病 OA 血流变化,结果为高血压病 OA 呈高阻力、低流速状态,OA 血管阻力明显增高,舒张末期血流明显降低,甚至缺如。

楼定华等(1996 年)对 Graces 病手术后血流动力学进行研究发现:Graces 病组与对照组 CRA、CRV、OA 的各项参数无显著性差异($P>0.05$),Graces 病组与对照组的 SOV(眼上静脉)最大血流速度有显著性差异($P<0.01$)。SOV 最大血流速度下降程度与突眼程度呈负相关($r=-0.59$)。推测 Graces 病突眼患者存在着眼眶静脉淤滞而加重突眼。

十四、彩色多普勒超声在眼科肿瘤诊断中的应用

张文静等(1995 年)所做眼部肿瘤的 CDFI 超声诊断报告。利用彩色多普勒超声检测了 102 例眼部肿瘤内部 CDFI 及 PWD 频谱分析,其中 16 例眼内肿瘤中恶性肿瘤和脉络膜血管瘤供血丰富。而瘤样病变如玻璃体囊肿病和黄斑变性无血流显示,因而 CDFI 对于肿瘤和瘤样病变有鉴别诊断意义。CDFI 结果和肿瘤的位置、结构及内部血循环情况密切相关、视网膜母细胞瘤源于视网膜的不成熟细胞,CDFI 显示视网膜中央动脉及其分支供血。脉络膜黑色素瘤和脉络膜血管瘤则于肿瘤基底部显示血流,是和脉络膜循环相沟通,由睫状循环系统供血。PWD 频谱显示视网膜母细胞瘤高收缩期流速,低舒张期流速,阻力指数高,脉络膜血管瘤流速较高,高收缩期和较高的舒张末期流速,脉络膜黑色素瘤流速较脉络膜血管瘤流速低。根据 CDF 和 PWD 频谱不但可以鉴别眼内肿瘤的原发位置,还可以判断肿瘤种类,解决了临床一大问题。

眶内肿瘤内部 CDFI 和肿瘤的性质相关。恶性肿瘤生长快,血液供应丰富,为搏动性动脉血流,流速较高。炎性假瘤为一种炎性肿物,血液供应丰富,CDFI 也显示丰富的彩色血流。PWD 示搏动性动脉频谱,流速较高,有些良性肿瘤虽然肿瘤内也可显示彩色血流,但不丰富。

吴中跃等(1997 年)报道 CDFI 显示 21 例视网膜脱离至少部分脱离的视网膜血管血流,而 22 例玻璃体积血病例中,21 例玻璃体腔内无血流显示,仅在 1 例糖尿病增殖型视网膜病变中可见细小的血管血流,在 18 例脉络膜黑色素瘤中的 17 例和 4 例脉络膜转移瘤中的 3 例可见肿瘤内呈树枝状分布的血管血流,频谱显示为较高阻力的供血血流波型,5 例脉络膜血管瘤显示肿瘤内充满或呈弥漫散星状和混杂血流。频谱显示为含动脉血流和静脉血流的波型;而在

类似的肿瘤病变中,5 例脉络膜积血和 2 例视网膜下出血病变区无血流。在 3 例(4 只眼)永存性原始玻璃体增殖症中,玻璃体腔内可见呈条索状由乳头向晶状体后延伸的动脉血管血流。

(富京山 丁维萍)

十五、眼科急症超声检查与鉴别诊断

(一)急性充血性青光眼(急性闭角型青光眼)

急性充血性青光眼为严重的眼病,是由于虹膜根部组织阻塞前方角的入口,使前方角闭锁,房水的外流途径骤然被切断而导致突发的眼压升高,称为急性闭角型青光眼。前方浅和房角窄是本病的基本解剖特征。各种原因引起的葡萄膜充血以及药物或交感神经兴奋所致的瞳孔散大都可使虹膜组织增厚,或向边缘部位拥挤而阻塞前方角。

急性闭角型青光眼是眼科急症中最危险,最紧急的疾病之一,它可使视觉功能完全正常的眼在短时间内(甚至几分钟内)视力急剧下降。若得不到及时、正确的处理,常可导致失明。临床症状有剧烈眼痛、视物模糊,严重时仅剩眼前数指和光感,常合并恶心、呕吐、发热、寒战、脉缓等全身反应。眼科检查有以下异常表现。

1. 眼压突然升高,常在 50mmHg 以上,个别病例可超过 80mmHg。

2. 瞳孔散大,并向上呈竖直卵圆形,此种瞳孔形态为高眼压造成虹膜供血不足,瞳孔括约肌受损所致。

3. 结膜混合性充血,有时可合并眼睑水肿。

4. 角膜水肿,常呈雾状或磨砂玻璃状,其后壁可有色素沉着。

5. 裂隙灯检查发现前房变浅,虹膜周边几乎与角膜内侧相贴。由于角膜水肿,多难于看到房角。

6. 高眼压可使虹膜动脉环受到压迫,发生循环障碍,造成局部虹膜缺血,最后引起虹膜节段性萎缩。

7. 晶状体前囊下有灰白色、卵圆形、片状或点状浑浊。此种表现是由高眼压所致,称为青光眼斑,具有诊断意义。本病多数病例为首次发病,但也有部分病例在急性发作前可有一次或多次小发作,表现为一过性雾视、眼部不适、恶心及头痛等症状。经睡眠或休息后症状可消失。此时若能早期诊断本病更有意义。因本病常合并恶心、呕吐、头痛等全身症状,故易被误诊为颅脑或胃肠道疾病。若误诊为急性胃肠炎,而给予阿托品类药物,则可使病情恶化。

鉴别诊断如下。

1. 与其他眼前节充血疾病的区别 急性青光眼常有显著的睫状充血,易被认为"红眼病",与急性结膜炎、急性虹膜睫状体炎混淆。有时急性青光眼发作后,因睫状体上皮分泌房水的功能受到暂时损伤,眼压不高,但睫状充血仍未消退,前房内有少量渗出物,容易误诊为虹膜睫状体炎。此时应详询病史,认真检查。急性青光眼的瞳孔会散大、固定,虹膜睫状体炎的瞳孔不散大,且较正常为小,这是一个重要的鉴别指征。

2. 与其他类型青光眼的区别 一些继发性青光眼,如青光眼睫状体炎综合征、溶晶体性青光眼、出血性青光眼等,常有眼压突然升高,症状与急性青光眼很相似,需加以区别。鉴别的关键是要进行前方角镜检查。这些继发性青光眼眼压升高时,前方角仍开放,与急性青光眼前方角的形态明显不同。青光眼睫状体炎综合征常无明显原因,眼压升高,视功能尚好,角膜后有中度大小灰白色渗出物。溶晶体性青光眼常发生于白内障病人中。出血性青光眼可有前房或玻璃体积血史。

(二)恶性青光眼

恶性青光眼指抗青光眼手术后一种少见的、但极其严重的并发症。其典型表现为前房持续变浅或消失,眼压升高。此症可发生于急性、亚急性或慢性闭角型青光眼的各种类型手术后。可发生于有晶体眼,亦可发生于无晶体眼。其发生时间可在术后立即发生或数月、数年后,尤其好发于手术后停用睫状体麻痹药或开始滴用缩瞳药之时。一般抗青光眼治疗对它无效,用缩瞳药后反而使其恶化。处理不当常导致失明。本病的发生率占闭角型青光眼术后的2%~4%。

近年来,已注意到一些未手术的闭角型青光眼滴用缩瞳药后,发生以上类型的过程,也归为恶性青光眼。恶性青光眼发生时,前房角关闭,所以它实际上是一种特殊类型的闭角型青光眼。

1. 诊断　根据患者的临床表现和发病特点,诊断并不困难。本病常发生于闭角型青光眼的各种手术,特别是眼外滤过术或滴用缩瞳药后,前房持续变浅或消失,眼压升高。开始患者感到眼痛加重,并有流泪,睫状体充血加重,睫状体部触痛明显并合并有严重头痛。以下表现有助于恶性青光眼的诊断。

(1)闭角型青光眼角膜直径小,前房极浅,虹膜膨隆明显,虹膜与角膜间距很小。晶状体顶住虹膜,并将虹膜向前推移。这种情况容易发生恶性青光眼。

(2)恶性过程常为各种抗青光眼手术后诱发,尤以眼外过滤术为常见。

(3)应用缩瞳药导致恶化,反而使眼压升高。用新呋林、阿托品治疗可使眼压下降。

(4)一般有恶性青光眼,对侧眼亦极易发生。

(5)双前房深度有明显差异,前房角也不对称。

2. 鉴别诊断　一旦怀疑恶性青光眼,必须注意与脉络膜脱离、瞳孔阻塞性青光眼和脉络膜上腔出血进行鉴别。

(1)脉络膜脱离和恶性青光眼鉴别　两者都发生在抗青光眼手术后,前房浅或无前房。但是前者眼压低,眼底可见脉络膜局限性隆起,而恶性青光眼眼压高,见表6-20。

(2)脉络膜上腔出血和恶性青光眼的鉴别　脉络膜上腔出血易与恶性青光眼相混淆,不

表6-20　脉络膜脱离和恶性青光眼鉴别要点

	脉络膜脱离	恶性青光眼
发病率	较常见	少见
眼压	低于正常	高或正常
眼底检查	脉络膜局限性隆起	无脉络膜隆起
巩膜切开术	在脉络膜上腔有液体	无液体

同的是前者常有疼痛、炎症,眼底可见脉络膜突起,后者眼压升高时才有疼痛,见表6-21。

表6-21　脉络膜上腔出血和恶性青光眼的鉴别

		脉络膜上腔出血	恶性青光眼
相同点	前房	浅或消失	浅或消失
	眼压	升高或降低	升高或正常
	发作时	手术时(罕见)或5d后	手术后即刻或数月数年后
不同点	眼底脉络膜突起	黑棕色或红色突起	无
	巩膜切开术	有血	无液体或血
	痛	常有	通常无,直到眼压升高

（3）瞳孔阻塞性青光眼与恶性青光眼鉴别，见表6-22。

表6-22 瞳孔阻塞性青光眼与恶性青光眼鉴别诊断要点

		瞳孔阻塞性青光眼	恶性青光眼
发病		多见	罕见
年龄		多发生于老年、妇女，年轻人较少发病	任何年龄
发作时	前房	双侧均浅，差别不大，中央稍深而周边逐渐变浅	发作眼浅，双侧差别大，中央周边均一地变浅
	前房角	双侧窄或变浅	两侧不对称，发作眼关闭对侧眼较宽，发作眼近视
	视力	差别不大	
治疗	对缩瞳药反应	开放前房角，眼压下降	无效或加重病情
	对阿托品反应	术前禁用	眼压下降，前房变深
	高渗药	可控制急性发作	降压是暂时的

（三）视网膜血管病变

1. 视网膜中央动脉阻塞　视网膜中央动脉和供应脑部的血管都是颈内动脉的分支，它和供应脑部的动脉一样，彼此之间无吻合支，属于终动脉。由于动脉痉挛、血栓形成或栓塞等原因，使管腔主干或分支阻塞血流中断时，称为视网膜中央动脉阻塞。阻塞一旦发生，被供应区视网膜立即缺氧、坏死、变性，常常难以恢复而使视力遭受严重破坏。由于视网膜中央动脉阻塞多与全身疾病密切相关，导致阻塞的种种血管壁病理改变，也往往提示了其他器官特别是颅内小动脉的管壁也有同样病变。因此，视网膜中央动脉阻塞的发生常被看作为其他器官特别是颅内也将出现并发症的先兆。

眼球视网膜血液供应有两个来源，视网膜外层由脉络膜毛细血管供血（后睫状动脉系统），视盘和黄斑中央凹也由后睫状动脉供血；内层视网膜由视网膜中央动脉供血。以上任何一种供血障碍都将发生视力障碍，视力下降严重程度与阻塞动脉的大小、数目及程度有关。视网膜中央动脉阻塞在眼科急诊中甚为常见，尤以老年人居多。

视网膜中央动脉阻塞是眼科的危急症，患眼视力突然丧失，瞳孔散大，对光反应消失。眼底镜下见视盘苍白，视网膜动脉显著狭窄。视网膜呈乳白色水肿浑浊，视盘附近更为明显。黄斑由于视网膜组织菲薄，能透露脉络膜毛细血管层，与周围乳白色浑浊对比，形成典型的樱桃红点，中心凹反射消失。发病几周后视网膜浑浊消退，但血管更细，伴以白鞘或形成白线，黄斑区色素紊乱，视盘颜色变为苍白。

视网膜中央动脉不全阻塞时，视力减退及眼底病变的程度均较轻。若患眼有睫状动脉供养黄斑及其附近，则中心视力及该区眼底可保持正常，但视野呈管状。偶然也有睫状体动脉单独发生阻塞者，此时中心视力突然丧失，视盘黄斑区呈舌状乳白色浑浊，有樱桃红点。该动脉管腔呈一致性或局限性狭窄，视野有包括注视中心的大暗点，阻塞也可仅侵犯中心动脉某一分支，而以颞上支最为常见。视网膜水肿及视功能的损害局限于该支供应的区域，视野呈扇形或象限性缺损。若黄斑受到侵犯中心视力则下降。视网膜中央动脉阻塞的并发症有以下几种。

（1）视神经萎缩：阻塞后期视盘苍白、边界清楚、网膜动脉细。可有白鞘或呈白线。静脉较细,黄斑色素变性,视网膜恢复透明,出现淡红色。

(2)视网膜出血:典型的视网膜动脉阻塞看不见视网膜出血,只有在晚期病例可能由于新生血管破裂,或毛细血管因缺氧损害,偶见小出血点位于视盘附近。当合并有视网膜中央静脉阻塞时,眼底可布满出血和水肿。视力突然完全消失,可协助诊断。

(3)继发性青光眼:为少见的并发症。见于病后4~10周,多为50岁以上的老年人,大部分是中央动脉阻塞的病例。发生青光眼的原因尚不明确。有作者认为是坏死性视网膜的毒性产物刺激虹膜产生纤维血管膜,覆盖房角阻碍房水排出,使眼压增高。

视网膜动脉阻塞的原因有血栓形成、栓塞或痉挛,视网膜动脉粥样硬化和高血压动脉硬化时,管壁内面粗糙,管径逐渐呈不规则狭窄,易于形成血栓,栓子并不多见。老年人栓子多来源于有病的颈内动脉或椎动脉。年轻人栓子多来源于风湿性心脏病或细菌性心内膜炎的赘生物,特别是在心导管或瓣膜手术后,长骨骨折后可能产生脂肪栓子。

2. 视网膜中央静脉阻塞 视网膜中央静脉的主干或其属支,可因种种原因而发生阻塞,称为视网膜中央静脉阻塞。阻塞发生后,静脉血液回流被阻断,阻塞处远端的静脉扩张纡曲,管壁缺氧导致渗透性增加,以致血细胞及血浆渗出,引起广泛出血、水肿和渗出。对视网膜的破坏程度虽不如视网膜中央动脉阻塞来得迅速和严重,但也足以造成内层视网膜的广泛萎缩和变性。而高达10%~20%的新生血管性青光眼的并发率又进一步增加本病预后的严重性。

视网膜静脉阻塞较之视网膜动脉阻塞常见。视网膜中央静脉阻塞时,视力多降低至仅能辨别指数或手动,但光感经常存在。眼底所见视盘红色、边界模糊,整个眼底布满视网膜出血斑,以后极部最为显著,主要为浅层火焰状或条状出血。在出血较少或近周边处,也可见到圆形或不规则形的深层出血。渗出斑块掺杂于出血之间。视网膜水肿在后极部显著,甚至隆起。视网膜静脉显著扩张、纡曲,颜色暗紫,可呈腊肠状。动脉由于反射性收缩而变狭窄。阻塞不完全时,上述眼底改变程度较轻。有的阻塞发展缓慢,在全部典型改变发生之前数周或数月内,即开始出现一些征象。当阻塞仅涉及某分支时,称视网膜静脉分支阻塞,一般多发生于动静脉交叉处,眼底各种改变仅出现于该静脉的引流区。由于黄斑经常受到侵犯,中心视力也受到损害。

并发症如下。

(1)黄斑水肿:长期慢性黄斑水肿常形成囊样变性,严重者可有板层穿孔。

(2)新生血管形成:可反复出血,严重者玻璃体内积血,使视力严重障碍。

(3)新生血管性青光眼:多见于视网膜中央静脉阻塞。常于发生后3个月,虹膜及前房角出现新生血管膜,玻璃体内充满血液,眼底不能窥入。常见光感消失,眼压升高,药物难以控制。

年轻病人局部吸收功能较强,后遗损害较之老年人为少。

阻塞的病因较多,主要为动脉硬化、炎症及血循环淤滞。老年病人多有高血压及动脉硬化,年轻病人多由于静脉炎症改变使血管内壁粗糙,易致继发血栓。血液病如红细胞增多症、高眼压、视神经或眶部肿物压迫均可致视网膜血液循环淤滞,尤其是当静脉管壁已有病理改变时,更易形成血栓,阻塞静脉管腔。

大部分分支阻塞患者预后较好,视网膜中央静脉阻塞患者的预后往往不佳。

3. 视网膜静脉周围炎 视网膜静脉周围炎是指发生在视网膜中央静脉周围间隙或其血管外膜的炎症病变。其结果常常使静脉管壁遭受炎症的损害形成血栓或破裂出血,出血量多少不一,但可反复发生。若吸收不全,可引起机化而导致瘢痕增殖。以往认为由结核引起。事实上,许多其他的疾病诸如糖尿病、镰状细胞贫血、肉样瘤病、红斑狼疮等都可产生同样的临床病变。

视网膜静脉周围炎又称青年性复发性视网膜玻璃体积血,多见于青年男性。发病年龄以20-30岁为最多,常两眼先后发病。自觉症状主要为视力突然减退。有的病人在开始数日内,感觉视物轻度模糊或有类似飞蚊幻视症状,随后视力在短期内可降至仅能辨认指数甚至光感,发病轻者可无症状。

眼底在玻璃体内有大量积血时不能看到,只见黑色或红色反射。玻璃体积血吸收后,才能看见本病的主要改变,但玻璃体常遗留或多或少的不规则条索状、膜状或尘状浑浊。周边视网膜小静脉呈现不同程度的扩张、充血,管径不规则和纡曲。邻近的视网膜上有火焰状或不规则形状出血。在小静脉外有白色结节状或不规则片状或形成边缘不清、宽窄不一的白色片状或条状带。当病变进展时,受侵犯的小静脉越来越多,并且逐渐波及大支。有时则大支先受侵犯。病变附近的小动脉偶然也有同样病变。有的病例在活动期可合并脉络膜视网膜炎。在出血后几周内,视网膜损害常自行好转。本病有反复发作倾向,往往在视网膜损害未完全吸收之前,又出现新的出血。在出血吸收过程中,往往发生机化及新生血管增殖,形成增殖性视网膜病变,可导致继发性视网膜脱离。严重者晚期还可伴发青光眼及白内障。病理表现为非特殊型与肉芽肿型。前一种较为多见,静脉壁及其周围组织有淋巴细胞浸润,内皮细胞可轻度增殖,渗出可侵犯管腔并使之闭锁。后一种病理类型中可见上皮样细胞、淋巴细胞,有时也有巨细胞浸润,形成结节,围绕静脉,或多或少阻塞管腔。曾有人报道在病变区找到结核杆菌。

4. 鉴别诊断

(1)周边部葡萄膜炎:因为本病也是周边部静脉炎为病理基础,所以有时与周边部视网膜静脉周围炎难以鉴别。鉴别要点是,患眼前房水中含有浮游体,房水闪光阳性,前房角有灰白色渗出或粘连;玻璃体内出现雪球样渗出,周边部眼底尤其在下方见大片渗出或网膜前灰黄色渗出,为周边部葡萄膜炎的特点。相同点是,视网膜周边部小血管白鞘、网膜上出血、渗出及病灶。

(2)视网膜分支静脉阻塞:患者年龄多在50-60岁,常有高血压病史。分支静脉阻塞病变仅限于某一分支静脉引流区。病变的静脉充盈纡曲,常见于动静脉交叉后。病变以出血为主。视盘及阻塞部位常出现新生血管,因黄斑常被累及而发生永久性视力损害。

(3)糖尿病性视网膜病变:糖尿病性视网膜病变常为两侧性。双眼病变可有轻重之差。典型眼底改变主要集中后极部,微血管瘤分布于小动脉或静脉的末端或附近,散在、圆形、点状的深层出血及小的浅层条状或火焰状出血。灰白色小硬性渗出成组地分布于颞上下血管之间或后极部,亦可见到新旧不等的灰白棉絮样白斑。视网膜静脉饱满,当视网膜病变进展时,大支静脉中段出现管径不均匀呈梭形、串珠样或球状扩张,尤其是主支静脉明显。在动脉小支闭锁后静脉肿胀处可发生新生血管。中年以上患者视网膜动脉可呈高血压样改变,在进展快的眼底病变可见到小分支动脉呈白线。晚期糖尿病视网膜病变可发生视网膜前出血,玻璃体积血,机化条索或膜片而形成增殖性视网膜病变。

(四)眼球穿通伤及眼内异物

眼球穿通伤及眼内异物是常见而严重的眼科急症。急诊处理是否及时正确,对视功能的保存与恢复关系极大。治疗上的延误可能导致眼球丧失。锐利及高速飞溅的物体最易穿破眼壁而造成穿通性眼外伤。锤击金属、爆破以及儿童在玩锐利器时较常发生。眼球穿通伤除直接造成眼组织的损伤外,还会因眼球内容物脱出、感染、眼内异物以及愈合过程中瘢痕收缩所致的严重影响而失明。若发生交感性眼炎,还可能累及健眼。

眼球穿通伤大多以发生在眼球前部、角膜、角膜缘及前部巩膜最为多见。根据穿孔的部位不同,其邻近的眼内组织往往同时受到损伤,例如,角膜穿孔时,巩膜及晶状体常被累及。角膜缘或前部巩膜穿孔时,虹膜、睫状体、脉络膜,甚至视网膜及玻璃体亦常受到损伤。未伤及眼内组织的单纯角膜或巩膜穿通伤,经过处理后预后一般良好。除了伤口位于角膜中央,瘢痕遮盖瞳孔外,视力可能不至于受到严重影响,但若眼内组织特别是晶状体、睫状体、脉络膜、视网膜等严重受伤时,将会引起各种不同的合并症,对视力构成极大的威胁。晶状体损伤后即形成外伤性白内障,释出皮质到前房或玻璃体内,可以引起反应性炎症。如吸收不完全则形成后发性白内障,对视力影响甚大。睫状体和脉络膜的损伤,往往伴有眼内大量出血,直接或间接影响视网膜和玻璃体,日后结缔组织增殖,瘢痕收缩牵引,使视网膜、睫状体脱离,终于导致眼球萎缩。可见涉及多种眼内组织的穿孔性眼外伤,预后十分严重。

眼球异物穿孔伤患者急诊时,大多数病史明确。主诉有异物碎屑打入眼内,故诊断一般没有困难。但有少数患者诉说眼受伤,并不知道是否有异物进入眼内,甚至全然不知道患眼受过外伤,一直到出现铁质沉着症、白内障或玻璃体浑浊才确诊。临床上常有发生眼内异物的漏诊或误诊。因此,必须通过详细询问病史和仔细的检查眼部来鉴别眼球钝挫伤与眼球穿孔伤,或两者兼而有之。在眼球穿透伤患者要鉴别单纯性穿孔与异物穿孔伤,及时给予摄 X 线眼眶像及眼科超声显像检查。如果是后者,要初步判断异物是磁性的还是非磁性的。除眼外伤处,是否合并邻近器官如颅脑、颌面的损伤。针对这些不同情况而采取相应的治疗措施。

根据病史和检查,不难对新鲜的眼球穿通伤做出诊断。角膜穿孔可造成前房变浅、眼压降低、虹膜与晶状体物质脱出嵌顿及白内障等。巩膜穿孔可有出血、葡萄膜、视网膜及玻璃体脱出、嵌顿等。后巩膜穿孔常有前房变浅、眼球变软及玻璃体积血等。看到铁质沉着症、铜屑沉着症、角膜上有穿透性斑翳、相对处的虹膜上有裂洞或原因不明的葡萄膜炎,或单侧性白内障的病人时,都应想到有陈旧穿通伤的可能,应进一步追询病史和仔细检查。

眼部检查首先应注意寻找异物的入口和穿道。异物必须穿通眼球壁才能进入眼内。故新鲜的异物穿透伤患者,伤眼球壁上必定有伤口,一定可以找到。否则,要怀疑异物是否已进入眼内。异物入口多在眼球前部,如角膜、角巩膜缘及巩膜。还要注意眼睑的伤口,异物先穿通上或下眼睑,再穿通巩膜进入眼内并不少见。有的病例伤口急诊时,只发现眼睑穿孔伤并给予缝合,数天后因视力下降复诊查眼底才发现眼内异物。所以对眼睑的伤口,缝合时应注意探查是否为全层贯通伤。若为贯通伤,应怀疑异物的穿孔伤,摄 X 线眼眶像和超声显像检查,并给予足够的抗感染治疗。否则,遗漏了异物穿透伤的诊断,可能给患者造成不可弥补的损失。

穿孔性眼外伤时异物进入并潴留在眼内部,称为眼球内异物。

眼内异物除造成机械性损伤及可能导致感染外,异物存留在眼内还会引起物理或化学刺激。异物对眼组织所造成的机械性损伤程度,取决于异物的大小、形状、冲击力的强弱和眼球受伤的部位。大而有棱角的异物所引起的破坏较重,小而圆钝的异物则较轻。位于睫状体的异物常引起长期的慢性虹膜睫状体炎和继发性青光眼。在玻璃体内漂浮的异物则可引起视网膜反复出血及视网膜脱离。

异物对眼组织的化学性损伤与异物的性质、大小和所在的部位有关。最常遇到的铁、铜异物可引起铁质沉着症。眼内铁质经氧化变位氧化铁,与组织蛋白结合成不溶性含铁蛋白质,并扩散到眼内各组织形成棕色沉着物,常使眼内组织受破坏,出现视力减退、视野缩小、夜盲、视网膜电流图异常等典型表现,并可引起白内障、晶状体脱位和继发性青光眼等。铁质沉着症发生的早晚和进展情况与异物的大小、铁含量、部位及是否被结缔组织包裹等有关。一般开始于数周内,而于 1～2 年或以后失明。若及早摘除异物,则可阻止铁质沉着症的进一步发展。若时间已久则难以恢复。药物治疗可局部或全身应用依地酸二钠及 Desferal(desferroxamine),在早期可能有帮助。

纯铜异物可引起无菌性的化脓性炎症,铜合金则可引起铜质沉着症。铜质在眼内和二氧化碳作用变为碳酸铜,呈有金属光泽的黄绿色微粒,沉着于眼的各种界膜中,如角膜周边部的后弹力层、晶状体前囊、玻璃体纤维及视网膜表面,而以葵花状的铜白内障最为典型。其出现的迟早与异物大小、含铜量及部位有关,多于数月或数年后开始,视力逐渐减退。一般不致完全失明。及早取出异物或异物已被包裹则可减轻症状。

非金属性异物,如玻璃、石、瓷及组织能耐受的某些塑料,可不引起化学性损伤。动物性,尤其是植物性异物,由于常常带有细菌,大多引起强烈的炎症反应,迅速发生化脓性眼内炎。

在诊断眼内异物时,病史询问十分重要。眼球前段的异物较易发现,前房角异物可通过前房角镜看到。晶状体异物可在扩大瞳孔后发现,由角膜进入眼球的异物,常可见到角膜全层穿透的痕迹。相应处虹膜穿孔,晶状体穿破造成的局限性浑浊或全浑浊。通过巩膜进入眼球的异物,常可在该处看到有球结膜与巩膜粘连的痕迹,进入眼球后部的异物,常在玻璃体内形成灰白色或带有色素颗粒的条索,为寻找玻璃体内或视网膜上异物提供线索。只要屈光间质仍属透明,借助检眼镜或裂隙灯三面镜,一般可以看到有金属光泽的异物,或包绕异物的机化物团块。眼球各部位的金属以及某些密度较高的玻璃、石屑等异物,一般可通过 X 线摄片技术和超声显像检查加以发现。眼内异物摘出的成功关键,取决于定位的准确性。

超声定位法:超声定位不受屈光介质浑浊和异物性质是限制。

(五)葡萄膜炎

葡萄膜丰富的毛细血管网给随着血液循环的病原体造成较多的停滞机会,也是构成抗原抗体复合物沉积的条件。另外色素是容易发生自体免疫反应的一种自体抗原组织,同时对有毒的一些化合物有特殊的亲和及聚集能力。这些因素使葡萄膜炎有较高的发病率,也使它成为致盲的主要原因之一。

1. 葡萄膜炎的病理　急性期主要的病理变化为多形核白细胞浸润,并有少量嗜酸性白细胞和肥大(嗜碱性)细胞参与,使毛细血管扩张、通透性增高,引起渗出性反应。这种渗出物可有浆液性、纤维素性(成形性)、化脓性和出血性等不同性质。前列腺素的产生进一步破坏了血-眼屏障,引起局部充血和一过性眼压升高。

葡萄膜的慢性炎症在病理上有非肉芽肿型和肉芽肿型两种表现。前者主要为淋巴细胞和浆细胞浸润,以侵犯前部葡萄膜为主,病程相对较短。后者除了淋巴细胞外,主要为巨噬细胞和类上皮细胞浸润,形成各种形式的结节,病程较长,复发率高。

2. 葡萄膜炎的症状和体征　前部葡萄膜炎有眼痛、畏光流泪、视力减退等。视力减退常由于角膜内皮水肿、角膜后沉着物、房水与玻璃体内的炎性渗出物影响了间质透明度而造成。睫状肌受炎症刺激发生痉挛而造成的假性近视,也可使视力下降。如果炎症是慢性起病,则可没有刺激症状,而以视力减退为主要症状。后部葡萄膜炎病人常以眼前有黑影飞动为最早主诉。这是炎症引起玻璃体内渗出物所致。弥漫性的后部葡萄膜炎可致视力急剧下降。若为局限性病灶,则只有在其侵及邻近部位时,才能损害中心视力。病人可有变视症、视物变大或变小症及闪光感,这是炎症累及视网膜所致。

急性前部葡萄膜炎时,睫状充血是重要体征,表现为围绕着角膜缘一圈晕轮状暗红色环,提示是深埋在巩膜实质内的血管丛充血。化脓性炎症时,大量脓细胞沉积在前房下方,可有一液平面,称为前房积脓。

发生的炎症细胞可沉着在角膜内皮上,典型时呈三角形排列,成为前部葡萄膜炎的重要诊断依据,称为角膜后沉着物,简称KP。急性炎症还使虹膜组织发生水肿和浸润。虹膜表面纹理模糊不清、瞳孔缩小。睫状体前囊与其接触的虹膜后表面,由于渗出物的机化可发生后粘连。炎症反复发生后,虹膜组织可陷于萎缩,并在其表面形成一层机化膜,伴有表面新生血管,称为虹膜红变。急性弥漫性后葡萄膜炎时,眼底模糊,视盘充血,边界不清。用裂隙灯结合眼底前置镜检查,可在玻璃体内见到灰白色间杂黄色的细点浮游物,并可有翻滚度较低的浓烟样膜样组织形成。炎症严重时常使眼底无法看到。

3. 葡萄膜炎的并发症与鉴别诊断

(1)并发症:葡萄膜炎的并发症很多,有的甚至相当严重。这些并发症中有些是葡萄膜炎本身引起的,有些则是由于所采用的各种治疗引起的。

①角膜病变。带状角膜病变:多见于青少年及近乎失明的眼,大部分由葡萄膜炎引起。主要位于睑裂部角膜前弹力层浑浊,有一个清亮带与角膜缘分开。浑浊区内可见小圆孔,此处是神经纤维穿过处。角膜水肿:常是葡萄膜炎使角膜内皮损伤和眼内压升高引起。

②白内障。为长期葡萄膜炎如虹膜睫状体炎等常见的并发症。某些病人又可以由于白内障而发生晶状体蛋白的渗漏到囊肿外,使葡萄膜炎加重。

③继发性青光眼。为葡萄膜炎的严重并发症。发生的原因很多,如房水分泌过多;炎症碎片等阻塞葡萄膜滤帘网;前房角部位由于大的结节或由于滤帘被细胞浸润或虹膜肿胀,而使虹膜与滤帘粘连,导致房角变短;前房角及虹膜前表面新生血管形成,导致纤维血管性周边前粘连。

④低眼压。葡萄膜炎发生低眼压并不常见,一般均是在急性期睫状体炎症严重房水分泌减少所致,多为暂时的,随着炎症控制眼压逐渐上升到正常。

⑤视盘病变。葡萄膜炎发生视盘炎或视盘水肿是常见的。有时视盘水肿是首先出现的体征。

⑥黄斑部病变。葡萄膜炎常引起黄斑-视盘病变。最多见是水肿。长期水肿可导致黄斑囊样变性,甚至破孔。此外还常发生网膜前纤维化形成玻璃纸样黄斑病变。

⑦视网膜病变。葡萄膜炎经常同时发生视网膜的炎症,严重者可发生视网膜脱离。

(2)鉴别诊断:葡萄膜炎的诊断还是比较容易的,因其临床表现较明显,不容易漏诊。问题在于鉴别葡萄膜炎是由于炎症、肿物、血管病或慢性病引起,有时确实十分困难,如坏死或转移性肿物可以产生葡萄膜炎的反应,视网膜脱离常有少量KP(色素性)、闪光和房水浮漂体。玻璃体内也有色素性颗粒。再如白血病的白细胞浸润或虹膜少年性黄色肉芽肿,有时十分像眼内炎。又如原发视网膜色素变性,老年渗出性黄斑变性等玻璃体内有细胞性碎片或色素等。上述均有葡萄膜炎症反应,但并非属真正的葡萄膜炎,故应鉴别。有时需从房水或玻璃体内取出标本做病理检查,才能确诊。

（六）眼内炎

眼内炎是眼科严重的急诊,若诊断处理不及时,常使眼球萎缩而失明,或继发青光眼而被迫摘除眼球。眼内炎为化脓性致病菌通过血行或创口侵入眼内,迅速蔓延扩展的全部葡萄膜炎。炎症往往使眼内组织遭到严重破坏,导致眼球萎缩。视力恢复常无希望。感染还可向眼球筋膜和巩膜表浅组织扩展,造成全眼球炎,以致眶蜂窝织炎、海绵窦血栓、脓毒血症而危及生命,故须紧急处理。

1. **内源性眼内炎**　病源菌从身体其他部位的化脓性病灶经血行到达眼内。因为身体有脓毒病灶(如亚急性细菌性心内膜炎、肾盂肾炎、化脓性骨髓炎、肺炎、蜂窝织炎等),病人的一般情况往往很差。或由于有恶性肿瘤、脏器移植后长期应用皮质类固醇和抗代谢药物,使机体机体处于免疫抑制状态,而招致感染。各种化脓性细菌都能致病。

病变往往开始于后部葡萄膜,视力迅速下降以致光感消失,晶状体后见有污暗灰黄的玻璃体浸润,瞳孔后粘,前房积脓。然而睫状充血和刺激症状可能并不显著。

2. **外源性眼内炎**　是穿通性眼外伤和眼内手术后最严重的并发症,也可发生于角膜溃疡穿孔之后。细菌也可通过抗青光眼性滤过手术后所形成的滤泡薄壁侵入眼内。肺炎球菌、链球菌和葡萄球菌是最常见的病原体。近来一些革兰染色阴性细菌如铜绿假单胞杆菌、产气杆菌、变形杆菌的发生率有所增加。细菌尚可由外界物体或消毒不严密的手术器械带入眼内。结膜、睫毛、皮肤特别是慢性泪囊炎的黏脓分泌物更是危险的病菌隐蔽处。外伤或手术后存留的异物(线头、人工晶状体、残余皮质等)也常是构成感染的根源。

炎症一般在细菌进入眼内36~48h发作,病人突然眼痛、视力下降,眼睑及结膜充血水肿。结膜囊有大量脓性分泌物。创口及前房内积聚着脓液。角膜水肿浑浊、虹膜肿胀、纹理模糊。真菌感染潜伏期较长,病程也较缓慢。疼痛及眼周组织充血程度一般较轻,常表现为玻璃体前界面有膜样形成,逐渐扩展致虹膜表面、前房以及玻璃体后部。本病在早期时需和转移性化脓性视网膜炎相鉴别。它也是一种由菌血症引起的严重眼部并发症。由于抗生素的应用,目前链球菌和肺炎球菌致病者少见,而耐药性金黄色葡萄球菌及肠道革兰阴性杆菌可致病,一般发生于长期和大量应用激素之后,以及多发性细菌栓塞为常见。发病急,侵入视网膜下腔或玻璃体内的脓性渗出,可呈液平面。炎症进一步发展,可变为化脓性眼内炎。感染或细菌毒力小者,可形成亚急性或慢性局限性脓肿,病情可持续数月,导致炎症部位广泛出血、渗出及水肿。恢复期内,视网膜上出现胶质组织及新生血管。随着机化物的收缩可导致视网膜脱离。炎症如侵犯视神经,最后引起视神经萎缩,以致失明。

（七）晶状体移位

晶状体以悬韧带附着体和玻璃体囊膜韧带固定于睫状体上,以维持其正常位置。如果是悬韧带松弛,可有晶状体位置改变。若悬韧带附着体和玻璃体囊膜韧带断裂,可出现晶状体的移位,是眼科急症之一。

1. **悬韧带松弛、眼受钝挫伤后**　晶状体悬韧带松弛,致使晶状体前移、瞳孔阻塞、前房变浅、房角窄及眼压升高。在此情况下,若应用缩瞳药,则因睫状肌痉挛而前房变浅,眼压更高。因此,必须用扩瞳药或行虹膜切除术,以解除瞳孔阻塞。如果悬韧带非常松弛,则应摘出晶状体。

2. 晶状体脱位

(1)病因

①外伤：成年人晶状体脱位发生率最高年龄是 60 岁左右，因其悬韧带纤维比年轻人弱，而他们尚有一般体力活动。外伤机会男性多于女性。当眼受钝挫伤时，产生了作用于晶状体的猛然力量，悬韧带被牵拉或是玻璃体的推压，致使悬韧带断裂，出现晶状体脱位，脱入前房，嵌于瞳孔区或向后脱入玻璃体内。

②继发于某些眼内疾病：过熟期白内障因悬韧带变性，牵拉皱缩的晶状体；先天性青光眼、葡萄膜炎以及高度近视：悬韧带受机械性牵引；眼内肿瘤向前推晶状体；色素膜炎后悬韧带变性和分解，均可因晶状体本身的重量或是受到轻微创伤，如用力咳嗽，可使晶状体脱位。

③先天和遗传：表现为双侧性，如单纯性晶状体脱位、单纯性小和圆晶状体伴有其他眼病，如无虹膜；伴有系统结缔组织病，乳 Marfan 综合征、同型胱氨酸尿症、Well-Marchesani 综合征以及亚硫酸氧化物缺乏、高赖氨酸血症等。

（2）临床表现。轻度部分移位而晶状体仍位于瞳孔后，可无症状，或是由于悬韧带松弛，晶状体凸度增加，而引起近视。晶状体在水平、垂直和斜轴上的倾斜可引起明显散光，且难以矫正。若瞳孔后部分有晶状体，部分无晶状体，则前房部分加深，虹膜震颤，瞳孔后可见晶状体赤道部弓形线和悬韧带，部分玻璃体疝出于前房，在眼底的红光反射背景上出现上、下两部分。此时出现双重视力，即有晶状体部分是近视影像，无晶体部分为远视影像。因此，在单侧晶状体脱位病人，出现单眼复视。双侧晶状体脱位者，出现四重视。

脱位至前房时，视力明显减退。若晶状体清亮，因其边缘显示金黄色光泽，而似油滴样。若晶状体浑浊，呈灰白盘状或浓缩的白色钙化团块。

脱位至玻璃体时，为无晶状体眼的改变。晶状体可位于玻璃体下方或在其内漂浮。此时，必须用检眼镜方可查见。时久因机化膜而粘连，若晶状体囊膜完整，可存在于眼内多年而不致病。如果为针拨手术的晶状体，可致脉络膜萎缩和色素变性改变，终至损害视力。

（3）并发症。

①继发性青光眼：半脱位的晶状体位于瞳孔区时，在瞳孔缘和晶体之间有玻璃体疝，致使瞳孔阻塞，或晶状体向前移位压迫前房阻止房水流出。或时间长久引起房角粘连，均可使眼压升高。继发性青光眼是较为常见的。脱位于玻璃体内的晶状体囊膜破裂后，晶状体纤维分解、溶化，有毒性的液化皮质渗入到前房，被巨噬细胞吞噬。在虹膜隐窝和滤帘处浸润，组织碎片在前房内积聚，因此而发生开角型青光眼，并伴有轻度前节炎症。此时药物治疗无效，立即摘出晶状体是唯一有效的治疗措施，甚至光投射差的眼也可恢复视力。

②色素膜炎：晶状体位于睫状体和虹膜之间，可引起刺激性虹膜睫状体炎。虽为暂时，但其表现严重。若囊膜破裂，可出现剧烈的晶状体过敏性色素膜炎。

③视网膜脱离：该病治疗困难，因晶状体移位而不能发现视网膜变性区和破孔。因此，必须先摘出晶状体，但摘出晶状体的手术又使视网膜脱离加重而难以治疗。

④角膜炎：晶状体脱位在前房，损伤角膜内皮，甚或粘连在角膜内皮表面，引起角膜水肿。

（富　玮　范安娜）

第7章 颈部疾病超声诊断

Chapter 7

一、甲状腺及甲状旁腺解剖学

(一)甲状腺

甲状腺是人体最大的内分泌器官,由两个略呈锥形的侧叶与居其中间的一个峡部所组成,似"H"形。甲状腺位于颈前部气管上端的前面和两侧面。粉红至淡棕色,质软,切面因含胶质而有光泽。其重量成年人平均 20～25g,但随年龄和食物或饮水中含碘量等因素而变化。如出生时重约 1.5g;10 岁时 10～12g;性成熟期甲状腺显著增大;老年人腺体缩小,重量减轻;食物和饮水中缺碘地区居民的甲状腺较非缺碘地区居民的甲状腺为重。

甲状腺侧叶的上极位于甲状软骨中部,下极平第 5～6 气管环。侧叶长约 5cm,宽约 2.4cm,厚 2～4cm。右叶略大于左叶。侧叶的外侧面隆凸,内面凹陷。内面的下部自前向后与气管、喉返神经及食管相紧贴,当此等器官为肿瘤侵犯或压迫时,可发生呼吸困难,声嘶和吞咽困难等症状。

峡部位于第 2～4 气管环的前面,其宽窄因人而异,为 1～2cm,厚度 0.2～0.6cm。8%～14%的人无峡部,仅见纤维结缔组织。有 30%～80%的人自峡部中线偏左处呈舌样向上伸出一个锥状叶,此为胚胎性甲状舌管的残余,随着年龄的增长而渐行萎缩,故成年人较儿童为少见。有时在甲状舌管径途中的任何部位可有单独存在的甲状腺组织,称异位甲状腺(ectopic thyroid tissue)。

甲状腺表面覆盖有 2 层被膜:外层为疏松的气管前筋膜的一部分,称假被膜(外科被膜),仅覆盖于甲状腺的前面及两侧。内侧紧贴于腺体表面,称真被膜。两层被膜间有甲状腺的血管、喉返神经及甲状旁腺。

甲状腺由于位置表浅,并由被膜发出的纤维束附着于气管和喉,故正常人触诊时其境界清楚,且随吞咽而上下移动。但颈短粗或胸锁乳突肌很发达者触诊常常不满意。

甲状腺的动脉有两对,即一对甲状腺上动脉和一对甲状腺下动脉。甲状腺上、下动脉间彼此吻合,并与喉、气管、食管的动脉之间也有丰富的吻合支,故在施行甲状腺大部切除术时,结扎甲状腺上、下动脉并不影响残留甲状腺组织的血液供给(图 7-1)。

甲状腺上动脉为颈外动脉的分支,下行到甲状腺侧叶的上极,在此分出前、后 2 支,分别进入甲状腺前、后面,分布在甲状腺的上部。甲状腺下动脉为锁骨下动脉的甲状颈干的分支,从后面到甲状腺的下端,分上、下两支,分布在甲状腺下部的后面。有时(5%~10%)有来自头臂干或主动脉弓的一条甲状腺最下动脉进入甲状腺的峡部和一侧侧叶的下极。进入腺体内的动脉在被膜下分支,经小叶间结缔组织,最后到达滤泡周围并围绕滤泡形成丰富的滤泡周围毛细血管床,其血流量大,在弥漫性毒性甲状腺肿(Graves 病)时其血流量更大,故可听到流入甲状腺的血流声,即甲状腺的血管杂音。

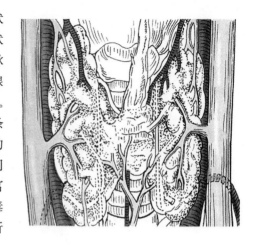

图 7-1 甲状腺及周围血管

静脉起自滤泡周围静脉丛,经由小叶间结缔组织在被膜下吻合成血管丛,最终汇合成 3 对静脉,即一对甲状腺上静脉,一对甲状腺中静脉和一对甲状腺下静脉。甲状腺侧叶上部的血液由甲状腺上静脉流入颈内静脉,侧叶前部及中部的血液经甲状腺中静脉流入颈内静脉,侧叶下极的血液由甲状腺下静脉流入头臂静脉。

甲状腺的淋巴管起自滤泡周围毛细淋巴管网,围绕许多滤泡并且也与 C 细胞密切接触,然后汇集成为甲状腺被膜下淋巴管,自此发出许多集合干支。甲状腺上部的淋巴管直接注入颈深上淋巴结或喉前、气管前、咽后外侧淋巴结。甲状腺下部的淋巴管直接注入到颈深下淋巴结或气管旁淋巴结。有的甲状腺下部的淋巴管可到上纵隔的纵隔前淋巴结,少数情况下可注入到气管前淋巴结和咽外侧淋巴结。

甲状腺表面的淋巴管注入其周围的小淋巴结内。淋巴管通入小淋巴结内,并和小淋巴结一起构成围绕甲状腺的淋巴管丛。左、右两侧叶的淋巴管可直接或间接相通,故在甲状腺发生癌瘤时,癌细胞可经被膜周围小淋巴结和淋巴管丛从部分腺体的表面到达另一部分腺体的表面,或由腺内淋巴管从一叶经峡部到另一叶。此外,癌瘤还可自被膜周围小淋巴结进一步达到颈深淋巴结。

Richardson(1964 年)在甲状腺非癌瘤病变患者手术时注射广蓝 V(patent blue V),发现染料的分布与先前研究及大多数解剖书上研究尸体所得的资料描述不同,染料可进入气管壁内,显示该处具有丰富的淋巴管网,此或可说明甲状腺癌(特别以未分化癌)常可累及气管,并使手术切除受到限制。对于气管与食管沟内有一淋巴结链以及上已述及的峡部以上喉前的一组淋巴结(即 Delphi 淋巴结)应予以重视,因甲状腺癌时,上述两组淋巴结常可见到转移,有时 Delphi 淋巴结的肿大可能是甲状腺癌的淋巴播散的一个早期体征。锁骨上窝的淋巴结在甲状腺癌进一步转移时亦可累及。

甲状腺的神经有来自交感干颈上、颈中神经节出发的节后纤维,为血管运动神经,主要分布于血管上。还有起自迷走神经,经由喉上神经而抵达甲状腺的感觉纤维。

(二)甲状旁腺

甲状旁腺为扁圆形小体,又称上皮小体,棕黄色。通常为上、下两对,分别称为上甲状旁腺和下甲状旁腺,位于甲状腺左、右叶的后面,居甲状腺与甲状腺囊之间,偶尔亦可埋入甲状腺或胸腺的实质内。每个甲状旁腺长 4~6mm,宽 3~4mm,厚 1~2mm,重 30~50mg。甲状旁表面包绕一层结缔组织被膜,被膜向腺体实质发出小隔,将其分成若干个不明显的小叶。小叶中有分泌功能的细胞是主细胞。主细胞可分泌甲状旁腺素,其功能是加强破骨细胞的活动,动员骨钙入血。与此同时,它促进肾小管对钙的重吸收,而抑制其对磷的吸收作用,致使血钙浓度增高,磷离子浓度下降。血钙浓度过高又可抑制甲状旁腺素的分泌,从而维持正常血钙水平(9～11mg%)(图 7-2)。

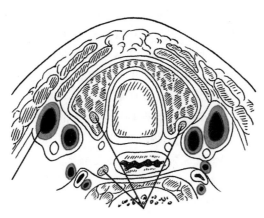

图 7-2　甲状旁腺

二、甲状腺组织学

(一)被膜

甲状腺的被膜由致密纤维结缔组织所构成。被膜的结缔组织伸入腺内将腺体分隔成许多不明显、大小不一、形态不规则的小叶,每个小叶内有 20～40 个滤泡。小叶周围及滤泡间有少量的结缔组织的间质,其中有血管、淋巴管及神经等。

(二)滤泡

滤泡是甲状腺结构和功能的基本单位,由嗜银纤维的基底膜围绕而形成的封闭性圆形及卵圆形囊泡,内衬单层滤泡上皮细胞,中央为滤泡腔。滤泡的大小不等,直径 $100～500\mu m$,平均 $200～300\mu m$。滤泡周围包绕有丰富的毛细血管网,滤泡上皮细胞有 2 种:一种为滤泡细胞,数目较多;另一种为 C 细胞,数目较少。

1. 滤泡细胞　呈立方形,境界较清楚,平均高度 $10～15\mu m$,可随功能状态而变化。细胞质(细胞质)微嗜酸性至微嗜碱性,细颗粒状。胞质内有胶质颗粒、脂滴等,内含酸性磷酸酶、过氧化酶。胞核圆形,染色质少,细颗粒状,故呈空泡状,其内可见核仁。胞核位于细胞中央或偏基底部。滤泡细胞排列整齐,细胞间隙很小。

2. C 细胞　此细胞首先由 Baber(1876 年)描述,过去因其功能未明,大多根据其形态及染色反应命名。至 20 世纪 60 年代,证明这种细胞能分泌降钙素(calcitonin),由 Pearse 命名为 C 细胞(calcitonin cell)。苏木素——依红(H.E.)染色不易辨认;银染法(如 Grimelius 法)时见其细胞质内有棕黑色嗜银颗粒;三重染色时亲苯胺蓝(aniline blue)。C 细胞较滤泡细胞为大,呈卵圆形、圆形、梭形或多边形,常单个或二三个群集,分布于滤泡细胞之间,位于滤泡基底膜内,但其靠滤泡腔面有邻旁滤泡细胞的细胞质覆盖,故 C 细胞与胶质分隔,此种 C 细胞称滤泡内型 C 细胞;另有部分 C 细胞位于滤泡之间,常呈小簇,靠近毛细血管,称滤泡间型 C 细胞,此型以儿童多见。C 细胞的细胞质淡然,内有大量线粒体,高尔基复合体发达,此外还含有 α-甘油磷酸脱氢酶、胆碱酯酶、单胺氧化酶等,但无胶质颗粒。胞质亦较滤泡细胞的胞核大,呈圆形,染色质细,有一个或数个小的核仁,胞核居中或偏位,C 细胞排列无极向。C 细胞主要分布于左、右侧叶的上 1/3 和中 1/3 的实质深部,而侧叶的下极及峡部甚少或缺如。

3. 大嗜酸性细胞　亦称 Hürthle 细胞或 Askanazy 细胞。细胞大,呈多边形,胞质呈嗜酸性颗粒状。胞核可较大或有异性,也可深染而较小。细胞常排列成实性团或小滤泡状。此种细胞常见于甲状腺的炎症或肿瘤内,以往误认其为退化的滤泡细胞,因其胞质内有多量线粒体和氧化酶,表示系滤泡细胞的增生性或化生性改变。

4. 胶质　充于滤泡腔内,为均质性嗜酸性物质。浓稠的胶质染色深,呈淡红色,稀薄者染成浅蓝色。胶质与滤泡细胞接触处形成锯齿状的"吸收空泡"。胶质主要为甲状腺球蛋白,系糖蛋白,内含 10.6% 的糖,故 PAS 反应强阳性(抗淀粉酶)。

滤泡细胞和胶质的含量随年龄和功能状态等而不同。在胚胎 12 周以后甲状腺呈实性小梁,其中出现含胶质的小滤泡;出生时滤泡小,内含弱酸性的胶质,滤泡内衬高柱状活跃的滤泡细胞,有的见有空泡,有的脱落入滤泡腔内;婴儿和儿童期胶质更丰富、更嗜酸性,滤泡大小、形态颇规则,滤泡细胞呈立方形;自 12 岁起,滤泡的大小、形态变得不规则,除成团的滤泡大小一致外,则有较小的滤泡群分布于整个腺体内,小的滤泡群凸向邻近的大滤泡内,形成所谓"Sanderson 垫",即大滤泡内的小滤泡群凸入处内衬以高柱状滤泡细胞,而其他部分则衬以扁平滤泡细胞。表明部分区域功能活跃,部分区域不活跃;老年人主要由小滤泡构成,内含崩解的胶质,滤泡衬覆高立方滤泡细胞。

当甲状腺功能不活动时,滤泡细胞变为扁平,滤泡腔变大,胶质量多而且染色深,常不见"吸收空泡"。相反,当功能活动增高时,滤泡细胞呈高柱状,胞核增大,有核分裂象,或滤泡细胞增生呈实性乳头状突起,滤泡腔变小,胶质量少且染色淡,常见大量"吸收空泡"。滤泡细胞胞核的大小、形状较一致。通常在细胞呈扁平时,核亦扁平;细胞呈立方时,胞核呈圆形而核仁明显;细胞呈柱状时胞核呈卵圆或圆形,位于细胞的基底部。一般而言,滤泡细胞的高度可视为垂体促甲状腺激素(thyroid-stimulating hormone,简称 TSH)活性的形态学标志;而滤泡细胞的高度及滤泡的大小、胶的多寡可视为甲状腺功能活动程度的形态学指标。故甲状腺就其形态随功能而变化方面而论几乎仅次于子宫内膜和乳腺。

在正常甲状腺滤泡之间常可见到大小不等、圆形或卵圆形、边界光滑的"实性细胞群",其中的细胞及其胞核的形态、大小、染色甚一致,分布均匀,形态与正常滤泡细胞相似。从连续切片中证明"实性细胞群"实系滤泡顶的切线面,此种"实性细胞群"在良性肿瘤时外形变得不规则,其中的细胞分布不均,有时"实性细胞群"也可消失,如乳头状腺瘤;在癌瘤时则往往严重变形或消失,而周围残留的正常甲状腺组织内仍可见到此种"实性细胞群"。

三、甲状腺生理学

(一)碘代谢和甲状腺激素的合成

正常成年人每日平均摄碘量在 0.5mg 以上,其中 30%~50% 为甲状腺所摄取。碘化物可见于乳汁中,并可通过胎盘,故妊娠和哺乳时不可用^{131}碘(^{131}I)做体内诊断或治疗。碘化物主要自尿、胆汁和粪便排泄。甲状腺激素的合成需 4 个步骤。

1. 碘的主动运送或摄取需有 Na^+-K^+-ATP 酶的参与,系一需要能的过程,是控制激素合成的关键步骤,缺碘和 TSH 可加强碘运送。此一运送过程需通过甲状腺细胞膜中的 Na^+/I^- symporter 蛋白来完成。碘化物的主动运送超过自细胞被动往外扩散,形成甲状腺/血浆浓度比值,一般情况下,甲状腺碘化物浓度与血浆浓度之比为 25:1 或更大。

2. 酪氨酸碘化作用 碘化物进入滤泡细胞后经过氧化酶作用,产生活性碘,活性碘迅速与胶质腔中甲状腺球蛋白(相对分子量约 660 000)分子上的酪氨酰基结合,形成单碘酪氨酸(MIT)和双碘酪氨酸(DIT)。

3. 碘化酪氨酸耦联作用 带有 MIT 和 DIT 的甲状腺球蛋白肽链发生围绕,毗邻的碘化酪氨酸相互靠拢,使 DIT 和 DIT 耦联成甲状腺素(T_4),MIT 和 DIT 耦联成 $3,5,3'$-三碘甲状腺原氨酸(T_3)贮存于胶质腔中。胶质腔中 T_4 贮存可以维持人体正常代谢约 2 个月。T_4/T_3 比值平均为 20,在甲状腺功能亢进时,由于分泌增多,腺泡内 T_4 含量减少 T_3/T_4 比值则增加。

4. 甲状腺球蛋白的分解和甲状腺激素的释放,在 TSH 的兴奋作用下,滤泡细胞顶部的微绒毛包围一小片胶质,经胞饮作用进入细胞。胞内胶滴由蛋白酶分解,从甲状腺球蛋白释放出甲状腺激素 T_4、T_3,以及 MIT 和 DIT。T_3 和 T_4 通过细胞基膜进入血液,此外少量甲状腺球蛋白、MIT 和 DIT 也可以进入血液。大部分碘化酪氨酸经脱碘酶作用,脱下的碘可重被利用。

甲状腺是体内 T_4 的唯一来源,而甲状腺分泌 T_3 的量仅占全部 T_3 的 20%,其余 80% 则在甲状腺以外的组织,在脱碘酶的作用下自 T_4 转化而来。

(二)甲状腺激素的转运与代谢

合成的甲状腺激素(T_4 和 T_3)进入血循环后即几乎完全与血浆蛋白结合。包括血浆中甲状腺素结合球蛋白(TBG,一种糖蛋白,相对分子量 64 000)结合,约占 75%,其次是甲状腺素结合前蛋白(TB-PA)约占 15%,白蛋白约占 10%。血浆中甲状腺激素的浓度取决于其产量和结合蛋白质的含量。TGB 可因妊娠、服用雌激素制剂、病毒性活动性肝炎而增高,因服用糖(盐)皮质激素、肾病综合征、低蛋白血症等而减少,此外,尚可因遗传性血浆蛋白过高或过低而影响 TBG 的含量,从而影响血清甲状腺激素的总浓度。

T_4 在外周组织(特别肝、肾),主要经脱碘作用进行代谢。T_4 的 30%~40% 经外环 $5'$-脱碘而生成 T_3。其产量占总 T_3 的 80%~90%。可以认为机体甲状腺激素的生物活性,几乎均由 T_3 表达,而 T_4 作为甲状腺激素的前体,根据生理需要不断转变成 T_3。约 40% 经内环 $5'$-脱碘而形成无生物活性的 rT_3。rT_3 的代谢在甲状腺生理中起重要调节和缓冲作用。甲状腺功能减退时,T_4 的代谢向 T_3 倾斜,故 rT_3 浓度甚低。相反在甲状腺功能亢进时,T_4 的代谢向 rT_3 倾斜,故 T_3 浓度可以不致很高,借此对诊断也有帮助。在新生儿、老年人、饥饿、手术后以及许多非甲状腺性全身疾病如营养不良、重症肝炎、肾病和应用糖(盐)皮质素、胺碘酮、丙硫氧嘧啶或普萘洛尔(心得安)时均可出现低 T_3 和高 rT_3 现象。

$5'$脱碘酶有Ⅰ型和Ⅱ型之别。Ⅰ型酶主要在肝和肾中将 T_4 转变成 T_3。Ⅱ型酶见于垂体、中枢神经,胎盘及棕色脂肪,自 T_4 生成 T_3。在系统疾病中和正常胎儿中,Ⅰ型酶活性弱,可导致血清 T_3 降低。在甲减时Ⅱ型酶活性增加,在垂体和脑组织中形成 T_3,以代偿 T_4 水平的降低。T_4,T_3 及其代谢产物在肝内与葡萄糖醛酸和硫酸结合,进行脱碘或自胆汁和尿排泄。

　　游离的甲状腺激素,主要是 T_3 进入靶细胞细胞核后和细胞核中特异的 T_3 受体结合而产生生物效应。T_4 在体内的半衰期约 7d,而 T_3 约 1d。

(三)甲状腺功能的调节

　　脑垂体细胞分泌的 TSH 刺激和调节甲状腺功能,促使甲状腺腺体增大,血流增加,垂体细胞呈柱状,顶部有伪足形成,蛋白质和 RNA 合成增多时可有变化。TSH 受下丘脑正中隆起分泌的 TSH 释放激素(TRH)调节。突遇寒冷,各种情感和应激冲动均可通过高级神经中枢如边缘系统兴奋下丘脑释放 TRH。去甲肾上腺素可增加 TRH 合成,大量皮质醇可抑制 TRH 分泌。血浆中游离 T_4 和 T_3(为主)增高后,进入垂体细胞核中和 T_3 受体结合抑制 TSH 分泌。生长素抑制素及可能多巴胺也抑制 TSH。

　　在无 TSH 作用情况下,甲状腺尚有重要的自身调节作用。缺碘时甲状腺可促进碘化物摄取,腺体内 MIT 和 T_3 的含量较 DIT 和 T_4 增多,故在缺碘地区的甲状腺功能亢进症属 T_3 型者较多。如摄入过量碘化物时,可阻滞碘化酪氨酸的有机结合和耦联作用,避免生成过量激素,称为 Wolff-Chaikoff 效应,此种抑制效应通常仅属一时性。但在少数人中,如长期摄入碘化物对激素合成呈持续抑制作用,则可产生甲状腺肿和甲状腺功能减退。此外,T_3、T_4 过高也可直接抑制甲状腺内的腺苷环化酶,阻滞甲状腺对 TSH 的反应,也是一种自主调节的方式。在 Graves 病及桥本病中,对碘的阻滞作用较为敏感,故有时可致甲减。胎儿甲状腺也对碘较敏感,孕妇摄碘过多。可导致胎儿甲减。

(四)甲状腺激素的生理作用

　　甲状腺激素的作用需通过与其受体结合来实现。甲状腺激素有二组受体(TR),又分别为 TR_α 和 TR_β 亚组,定位于第 17 和 3 染色体。TR_α 和 TR_β 受体蛋白具有 T_3 结合区和 DNA 结合区。T_3 和 TR 的复合物与甲状腺应答要素(TRE)结合后,可中介激活和调控其转录率。在垂体中,T_3-TR 复体和 TRE 结合后可抑制合成 TSH 的 α 和 β 亚基。垂体中 TR 的含量最高,而所有含有高亲和力核 T_3 结合的组织均可表达 TR_α 和 TR_β 受体。在脑、肝、心和肾脏含有高浓度的 TR_β。在某些组织发生 T_3 抵抗,主要由于 TR_β 中 T_3 结合区发生突变所致。

　　1. **产热作用**　甲状腺激素促进氧的消耗,而增加产热作用。甲状腺功能亢进患者多怕热,甲状腺功能减退时耗氧率减少,患者怕冷。甲状腺激素的产热作用,可能由于激素首先诱导细胞膜上 Na^+-K^+ 泵(Na^+-K^+-ATP 酶)的合成,线粒体的能量代谢活动增强,氧化磷酸化作用加强,进而耗氧和产热增加。

　　2. **蛋白质代谢**　甲状腺激素的基本作用是诱导新的蛋白质包括特殊酶系的合成。但激素过多时,蛋白质分解,呈负氮平衡。甲状腺激素也是胎儿和产后高级神经和全身组织生长发育所必需,儿童期缺乏时,生长发育停顿,智力显著减退,但过量时由于过多的蛋白质分解也可抑制生长。

　　3. **脂肪代谢**　甲状腺激素促进脂肪合成和降解,以降解较明显。甲状腺激素促进胆固醇浓度降低,甲状腺功能减退时,血胆固醇常增高,主要由于胆固醇分解减慢。对三酰甘油和磷脂代谢的影响也基本相同。甲状腺激素还可通过增强腺苷环化酶-cAMP 系统的影响和组织对儿茶酚胺、生长素等脂肪动员激素的作用而促进脂肪分解。

　　4. **糖代谢**　甲状腺激素可自多方面影响糖代谢。主要通过调节其他激素特别是儿茶酚胺及胰岛素对糖原的作用。小量激素增加糖原合成,大剂量则促进糖原分解。甲状腺激素尚可促进葡萄糖及半乳糖在肠道吸收,故口服葡萄糖后出现高血糖,提示过多甲状腺激素可诱发或加重糖尿病。

5. 维生素代谢　甲状腺激素过多时,组织中维生素 B_1、维生素 B_2、维生素 B_{12} 和维生素 C 的含量均减少,自维生素转化为辅酶的能力减弱。脂溶性维生素 A、维生素 D、维生素 E 在组织中含量也减少。甲状腺功能减退时体内胡萝卜素合成维生素 A 下降,而组织中积聚,形成皮肤特殊黄色,但巩膜不黄。

6. 水和盐代谢　甲状腺激素具有利尿作用。在甲状腺功能减退伴黏液性水肿时,细胞间液增多,自微血管漏出的白蛋白和黏蛋白也增多,补充甲状腺激素后可纠正。甲状腺激素尚可兴奋破骨和成骨细胞,导致骨质脱钙,尿钙、磷排泄增加,血浓度则一般正常或稍高,血 AKP 可增高。

7. 神经肌肉系统　甲状腺激素除对大脑的发育和功能活动有密切的关系,过多或过少均可以引起精神神经症状,脑电图出现异常。甲状腺激素缺乏如发生在胎儿早期,脑部生长成熟受影响,其功能损害常不可逆转,有聋哑、痴呆等神经精神症状;如发生在晚期,则出生后治疗愈早,智力改善的可能性愈大。甲状腺激素过多时,肌肉神经应激性增高,震颤,尚可由于 ATP 及磷酸肌酸形成减少,肌酸呈负氮平衡等各种原因发生肌肉病变。甲状腺功能减退时,全身肌肉体积增大,但收缩缓慢。

8. 生长和发育　甲状腺激素除对脑和肌肉的发育有重要作用外,对全身的生长和发育,组织的成熟,细胞呼吸以及多数的维生素和激素的转换均有明显的影响。对细胞的部分作用主要通过线粒体水平,影响氧化代谢或通过细胞膜和内质网影响 Ca^{2+}-ATP 酶的活性。

甲状腺激素受体有 α 和 β 两类,受体蛋白编码有一个 T_3 结合区和一个 DNA 结合区。DNA 结合区可与某些转录作用受 T_3 调节的靶基因,如 TSH,溢乳素和生长素基因等相连接,提示甲状腺激素与生长发育的密切关系。

四、甲状腺功能测定

(一)甲状腺摄[131]碘试验

1. 原理　示踪[131]碘进入甲状腺后,利用其能发出 γ 射线的特性,用探测器在甲状腺部位可测出甲状腺对[131]碘的摄取率,借以了解无机碘进入甲状腺的数量和速度,从而反映甲状腺的功能和状态。

2. 方法　目前国内大多采用晚期吸收试验,空腹口服 7.4×10^4 Bq $(2\mu Ci)$[131]碘化钠后,分别在 3h 及 24h 用 γ 射线盖革计数管在甲状腺外颈部(或闪烁计数器距甲状腺表面 15～25cm 处)测定其放射性,并与 7.4×10^4 Bq $(2\mu Ci)$ 标准源比较,算出甲状腺摄取百分率,计算按如下公式:

$$甲状腺摄^{131}碘(\%) = \frac{甲状腺部位放射性脉冲数 - 本底脉冲数}{标准源放射性脉冲数 - 本底脉冲数} \times 100\%$$

3. 结果分析

(1)摄[131]碘率的正常值 甲状腺部位 3h 及 24h 摄[131]碘率分别为 5%～25% 及 20%～45%(γ 计数管近距离法)。摄[131]碘率的正常值因不同地区饮水、食物及食盐中碘的含量多寡而有所差异,故必须强调不同地区要有自己的正常值。

(2)摄[131]碘率增高 3h > 25% 和 24h > 45%(近距离法)表示摄[131]碘率增高。吸[131]碘率增高常见于下列情况：

①未经治疗的甲状腺功能亢进症（简称甲亢），除摄^{131}碘率升高外，多伴有高峰提前出现（3～6h出现）。

②缺碘性甲状腺肿及单纯性甲状腺肿：吸^{131}碘率增高，但无高峰提前现象。

③先天性甲减（碘的有机化过程障碍所致），例如，彭德莱综合征（Pendred syndrome，又称家族性呆小聋哑症）。

④女子青春期、绝经期、妊娠6周以后或口服雌激素类避孕药，亦偶见摄^{131}碘增高。

(3)摄^{131}碘率减低 3h<5％和(或)24h<15％（近距离法）表示摄^{131}碘率减低。主要见于下列情况。

①原发性甲状腺功能减退症。

②继发性甲状腺功能减退症（垂体性或下丘脑性）。

③亚急性非化脓性甲状腺炎。

④药物影响因素：任何含碘药物或食物以及抑制甲状腺摄^{131}碘的有关激素均可影响试验结果，故进行本试验前应停用上述药物等至少2周至1个月（含碘X线造影剂需停用1～3个月，碘油造影则需间歇一年或更长）。

4.临床评价

(1)对甲亢诊断价值较大。

(2)甲状腺功能正常的缺碘性甲状腺肿摄^{131}碘也可增高，故单凭本试验有时难以和甲亢鉴别。

(3)对甲减诊断的准确率低，这是因为与正常组交叉较大，且临床上表现为甲状腺功能减退，而其发病机制不一定是甲状腺摄碘的障碍，而可能是在于合成（有机化）功能的障碍（例如彭德莱综合征）。

(4)甲亢患者接受抗甲状腺药物治疗后，常不能依靠^{131}碘试验来考核疗效。

(5)目前国内、外均普遍应用体外试验（T_3、T_4、TSH及125I-T_3吸收或结合试验）来代替本试验法，使病人无辐射危害之忧（尤其对儿童、妊娠及授乳妇女）。但摄^{131}碘试验也并未完全摒弃，在下列情况下仍有价值：①甲亢需服^{131}碘治疗者，摄^{131}碘率作为估计用药量的参考。②^{131}碘代谢动力学观察（过氯酸盐排泌试验）。③亚急性甲状腺炎（T_4升高而摄^{131}碘率降低）。④甲状腺^{131}碘有效半衰期测定。就摄碘试验本身而言，近年国外也有所发展，例如，示踪剂多采用^{99m}锝（^{99m}Tc）及^{123}碘（^{123}I）；仪器方面用电子计算机IDA系统进行自动和快速测量；同时提倡早期吸收试验（20min吸收试验）等。

(二)甲状腺显像

1.原理 甲状腺显像的原理与吸^{131}碘试验相同，但应用方法不同。给患者口服^{131}碘化钠（Na^{131}I）/^{99m}锝后一定时间内，应用扫描机或γ闪烁照相机使甲状腺显像，可得到甲状腺闪烁图。近年有应用单光子发射型电子计算机断层扫描仪（SPECT）及正电子发射断层仪（positron emission tomography；PET），得到甲状腺的断层图。甲状腺显像应用的示踪剂除^{131}碘外，还可利用^{123}碘、^{99m}锝、^{18}氟-脱氧葡萄糖（^{18}F-FDG）等。

2.临床应用

(1)甲状腺结节的诊断 根据甲状腺结节对^{131}碘代谢的性质，一般可分为三类。①"热结节"：结节部位的放射性高于正常甲状腺组织。②"温结节"：结节部位的放射性等于或接近于正常甲状腺组织。③"冷结节"结节部位无放射性或其放射性较邻近正常甲状腺组织为低。但"冷结节"并非甲状腺癌所特有，腺瘤、囊肿、出血、钙化、纤维化、甲状腺炎（慢性淋巴细胞性或亚急性）均可以有"冷结节"出现。与良性病变不易区别时，可配合超声显像、^{201}铊（^{201}Tt），对结节的良、恶性鉴别有一定帮助。扫描显示之"热结节"几乎无恶性（功能亢进性的甲状腺癌仅有极个别报道）。但扫描上表现为"热结节"有下列可能：①自主性功能亢进性腺瘤。②先天性一叶缺如（左叶未发育者居多）。③局部甲状腺组织增生、肥厚，吸^{131}碘相对增多。自主性功能亢进性腺瘤，扫描图上可以表现为只有一个"热结节"，其周围甲状腺组织由于萎缩而不显示，必须与先天性一叶缺如鉴别，给予肌内注射外源性 TSH 10U 后重复扫描，前者因结节周围萎缩的甲状腺组织重新恢复功能，图形上除"热结节"外，对侧甲状腺轮廓又重新显现，后者则仍然只有一叶显示。有时自主性功能性腺瘤扫描图除单个"热结节"外，周围甲状腺组织未完全被抑制，可以有不同程度显示，这时须慎与局部甲状腺增生相区别，此种情况下如间隔一定时间后给予口服 T_3 再重复扫描，前者"热结节"图形不变，后者由于吸^{131}碘受抑制，重复扫描时可不显示。

（2）甲状腺大小、位置和形态的观察　用于^{131}碘治疗甲亢前甲状腺的估重，以及术后观察残留甲状腺组织的形态等以及异位甲状腺（胸内或舌根部）诊断。

（3）异位甲状腺的诊断。

（三）过氯酸盐排泌试验

1. 原理　过氯酸盐、卤素元素与硫氰酸盐的离子相似，也有阻止甲状腺从血浆中摄取碘离子或促使碘离子从甲状腺内释出的作用，如患者存在碘有机化缺陷，则进入甲状腺细胞内的高氯酸离子将置换细胞内未被有机化的碘离子，因而发生高氯酸盐所致的碘离子的"排泌"。此试验适用于诊断酪氨酸碘化受阻的某些甲状腺疾病。

2. 方法　口服法：口服示踪^{131}碘后 1h 或 2h，测量甲状腺吸^{131}碘率，继之口服氯酸钾（$KClO_4$），服量按 10mg/kg 计算，1h 后再次测量吸^{131}碘率。甲状腺功能正常者，第二次测量的吸^{131}碘率较第一次无明显下降；当某些疾病使酪氨酸碘化受阻时，再次测量其吸^{131}碘率较第一次明显下降（大于甲状腺总放射性的 10%）。

3. 临床应用

（1）彭德莱综合征（Pendred syndrome，又称家族性呆小聋哑症）。

（2）慢性淋巴细胞性甲状腺炎（桥本甲状腺炎）。

（3）碘化物所致甲状腺肿。

（4）甲亢者服用硫氧嘧啶类药物及接受^{131}碘治疗后，有时本试验也呈阳性，判断时宜加注意。

（四）血清甲状腺及相关激素测定的方法学

血清甲状腺及相关激素定量测定的方法学，近年进展较快，总的趋势是：放射免疫（RIA）和免疫放射（IRMA）有所减少，而非放射的标记免疫测定技术逐渐用于临床，后者的优点是试剂比较稳定；容易进行质量控制；出结果快（1～2d）；操作全自动化，提高实验结果的精确度，但试剂及仪器的价格较 RIA 高。目前国内、外用于甲状腺及相关激素测定的非放射性方法主要有下列几种：①酶免疫荧光分析（EIFA）。②荧光免疫。③镧系元素标记的时间分辨荧光测定。④化学发光免疫。⑤电化学发光等。值得指出，随着新技术的引进，甲状腺及其相关激素的标示单位亦与国外接轨。

1. 血清总 T_4 的测定

(1)正常值：74～146nmol/L。

(2)临床意义

①血清 TT_4 测定可作为甲状腺功能状态最基本的一种体外筛选试验。与甲状腺摄^{131}碘比较，有下列优点：受含碘食物、药物，特别是 X 线造影剂的影响相对较吸^{131}碘试验小。T_4 测定系体外试验，对患者无辐射危害，适用于哺乳妇女及年幼儿童患者。对于在药物治疗中甲亢的病人，尽管利用 T_4 测定来随访患者的甲状腺功能状态也存在一定问题（主要是一部分患者经治疗后，T_4 已可能转为正常甚或降低，而血清 T_3 仍高），但仍然优于摄^{131}碘率测定。对甲减的诊断较摄^{131}碘试验灵敏、可靠。对由甲亢抑或单纯性甲状腺肿引起的吸^{131}碘率增高难以区别，而患者又无条件进行 T_3 抑制试验时，测定 T_4 对两者的鉴别有一定参考价值。

②凡能影响血中甲状腺激素结合球蛋白（TBG）浓度的各种因素均能影响 T_4 测定结果。TBG 升高者血清 T_4 值也高，反之降低。故当 TBG 浓度正常时，TT_4 能反映甲状腺功能状态；当 TBG 浓度或结合能力有改变时，单项 TT_4 测定不可靠，宜同时测定 FT_4 或 FT_4I。

③对仅有 T_3 升高的甲亢（T_3 型甲亢）不能确立诊断，需联合测定 T_3 和 T_4。此外尚有某些异常甲状腺功能综合征（低 T_3 综合征、T_4 型甲亢、T_3 型甲状腺功能正常综合征等）亦需联合测定 T_4、T_3 才能诊断。

④服用外源性 T_4 可使血中 T_4 测定值升高，故甲亢患者治疗过程中若合用甲状腺片治疗，测定前可不停药。

2. 血清总三碘甲状腺原氨酸（TT_3）放射免疫测定

(1)正常值：1.0～2.6nmol/L。

血清 T_3 浓度较 T_4 低得多（T_4：$T_3 \approx 66:1$），正常人 TT_3 大部分与血浆中特异蛋白结合[TBG，甲状腺激素结合前白蛋白（TBPA），白蛋白（ALB）]，游离 T_3 约占 T_3 总量的 0.3%，正常值在不同实验室及应用不同测定方法可有差别，就是采用同一方法，但试剂盒来源不同，其测定结果也会略有差异，故进行实验室间的质量控制（Q、C）尤为重要。华山医院 TT_3 正常范围为 1.3～2.6nmol/L（化学发光和时间分辨荧光法）。血清 TT_3 值与年龄有关，老年人低于青壮年，儿童相对较高，男女间差别不明显。

(2)临床意义

①TT_3 测定是诊断甲亢最灵敏的一种指标。甲亢时血清 TT_3 可高于正常人 4 倍，而 T_4 仅为 2 倍半，显然根据 T_3 测定结果，较易将甲亢与正常人区分开来。假如患者 T_3 水平正常，又无致 TBG 降低因素，则基本上可否定甲亢存在；另外，T_3 水平对估计甲亢有无复发有重要参考意义，某些患者的血 T_4 水平升高前，往往先有 T_3 水平升高，可视为甲亢复发的先兆。

②TT_3 测定是 T_3 甲亢的一种特异性诊断指标。T_4 正常而仅 T_3 增高。在功能亢进性甲状腺腺瘤或多发性甲状腺结节性肿大患者中以及缺碘地区较多见此类型甲亢。

③本测定对甲低的诊断价值不大，由于在甲状腺功能不全时，腺体可在 TSH 及缺碘的刺激下，产生较多的 T_3 进行代偿，以致血清 T_3 降低不明显，甚至轻度升高。

④本测定值同样亦受血中 TBG 浓度变化的影响，判断结果时宜加注意。

例如，妇女妊娠时，由于血中 TBG 升高，故 TT_3 亦会升高。这在妊娠合并甲亢患者判断甲状腺功能状态，决定用抗甲状腺药物剂量时，尤宜注意。

⑤一般来说，血清 T_4 水平和 T_3 水平呈一致性变化，但在某些特殊情况下，如 T_3 甲亢、轻

度或亚临床型甲减等,两者浓度变化则可不相平行。因而血清 T_3 测定尚不能完全代替 T_4 测定,两者相互补充,就能提高诊断符合率。

3. 游离甲状腺激素(FT_4、FT_3)浓度测定

(1)血清中游离 T_4 测定(FT_4):测定血清中未与甲状腺素结合蛋白结合的 T_4(即 FT_4)反应甲状腺功能状态,可不受血中 TBG 浓度或结合力改变的影响。血清 FT_4 以往多用 RIA 法,近年国内许多单位已用化学发光(时间分辨荧光法)。

正常值:华山医院 8.7~17.3pmol/L(化学发光法)。

(2)游离三碘甲状腺原氨酸(FT_3):正常值,华山医院 3.8~6.8pmol/L(时间分辨荧光法)。

(3)临床意义:据一组报道 FT_3 正常值与年龄组有关,儿童为 3.5~11.0pmol/L,青少年为 3.5~9.5pmol/L,<25 岁成年者为 3.0~8.5pmol/L,>25 岁成年者为 3.0~7.5pmol/L。上海华山医院 59 例正常成年人 FT_3($\bar{x}\pm s$)(5.68±1.11)pmol/L,实测范围 4.0~7.2pmol/L,39 例甲亢($\bar{x}\pm s$)(36.84±14.37)pmol/L,实测范围 9.4~80.0pmol/L,26 例孕妇($\bar{x}\pm s$)(5.30±1.02)pmol/L,实测范围 3.2~7.2pmol/L,均值与正常人无显著性统计学差别。FT_3 RIA 测定的临床意义如下。①诊断甲状腺功能亢进。FT_3 对甲亢的诊断非常灵敏,例如,早期或复发前兆的 Graves 病,FT_4 处于临界值,而 FT_3 已升高,分泌 T_3 过多的自主性功能性甲状腺腺瘤,T_3 分泌较 T_4 多,FT_4 可正常,但 FT_3 升高,所以一般认为,一个可以扪及的甲状腺结节(或多个结节)常提示要测 FT_3 来判断其甲状腺功能。综合征家族性白蛋白血异常性高甲状腺素血(familial dysalbuminaemic hyperthyroxinaemia syndrome,FDH),因患者血清中含有对 T_4 亲和力极高的异常白蛋白,当用标记衍生物(analog)FT_4 RIA,因患者白蛋白能大量结合标记的衍生物,导致 FT_4 升高,而 FT_3 则不受影响,属正常范围,高灵敏度 TSH 免疫放射测定(HS-TSH IR-MA)亦不支持甲亢,目前此症全球已报道约 60 例。甲状腺自主抗体的存在可干扰 FT_3、FT_4 RIA 结果,当血中存在内生 T_4 抗体时,FT_4 升高,但 FT_3 正常,反之,存在 T_3 内生抗体时,FT_3 升高而 FT_4 正常,此等情况 HS-TSH-IRMA 或 TSH 兴奋试验有助于功能判断。②非甲状腺疾病(NTI)时的 FT_3 变低。低 T_3 综合征(low T_3 syndrome)时,其 T_3 降低,反 T_3(rT_3)升高,FT_3 减低,血清 TSH 不因 FT_3 减低而分泌增多,多见不伴有甲状腺疾病的危重病人或手术应激。某些伴有 T_4 转换 T_3 受损的甲亢病例,所谓"T_4 毒症"(T_4 toxicosis),FT_3 正常。

(五)血清促甲状腺激素(TSH)放射免疫测定

血清 TSH 放射免疫测定是诊断原发性甲减最灵敏的一种指标。近年来随着实验灵敏度和精确度的提高,正常值均较以往报道的为低,且各实验室间的正常值也逐渐趋于一致。国外报道大多为 0.8~4.5mIU/L。国内正常值均与国外相近。正常值可受饮食、环境、生理条件而改变,例如,低碘饮食、寒冷刺激、新生儿、年老、妊娠时 TSH 值均较正常人为高。关于 TSH 分泌的昼夜节律仍有争议。TSH 放射免疫测定的临床意义有:

1. 诊断轻度和亚临床期原发性甲减。

2. 原发性甲减与继发性甲减的鉴别。

3. 原发性甲减试用甲状腺制剂替代治疗期间,测 TSH 作为调节用药量的参考。

4. 诊断异位或异源 TSH 症候群和极个别垂体肿瘤分泌 TSH 过多所致的甲亢。

（六）自身免疫抗体测定

为了探讨甲状腺疾病的病因及发病机制，甲状腺疾病的免疫学检查已列为对一些甲状腺疾病检查项目之一。如慢性淋巴细胞性甲状腺炎、原发性甲减（轻度与亚临床型）、弥漫性毒性甲状腺肿患者中均可发现血液循环中有抗甲状腺抗体的存在，均被视为甲状腺自身免疫性疾病。

1. 分类　有关抗甲状腺抗体的种类，见表7-1。

表 7-1　抗甲状腺抗体种类

抗体	性质	抗原	测定方法
甲状腺球蛋白抗体	IgG 为主 IgA 少量	甲状腺球蛋白	（1）琼脂扩散法 （2）鞣酸红细胞凝集法 （3）免疫荧光法 （4）乳胶结合法
甲状腺滤泡上皮细胞质成分抗体（MSA）	IgG	微粒体部分	（1）免疫荧光法 （2）补体结合法 （3）竞争性蛋白结合分析法
甲状腺第二胶质成分抗体（CA）	IgG	甲状腺球蛋白酶	免疫荧光法
LATS	IgG	不明	生化试验或 RIA
LATS-P	IgG	不明	生化试验或 RIA
促甲状腺素受体抗体（TRAb）	IgG	甲状腺细胞膜 TSH 受体	受体分析法

2. 临床意义　慢性淋巴性甲状腺炎抗体的滴度最高，但抗体滴度升高亦见于其他甲状腺疾病，据国外报道用灵敏的方法测定 TGA 及 TMA，表明其阳性率为慢性淋巴性甲状腺炎100%黏液性水肿80%，弥漫性毒性甲状腺肿63%，非毒性甲状腺肿33%，甲状腺癌32%。这在慢性淋巴性甲状腺炎与单纯性或结节性甲状腺肿、甲状腺肿瘤鉴别诊断中有一定的价值；在一些血清甲状腺自身抗体阳性且有血清 TSH 值增高者说明有明显自身免疫过程并有亚临床甲减存在；甲状腺自身抗体测定对弥漫性毒性甲状腺肿患者是否接受外科或[131]碘治疗亦有一定指导意义，抗体阳性者治疗后日后发生甲减的可能较大。总之，TGA 及 TMA 测定是甲状腺炎灵敏的、可靠的诊断指标之一。但尚须注意抗体滴度升高并非甲状腺炎所特有。

TRAb 测定：测定有利于对弥漫性毒性甲状腺肿发病机制的研究。目前知道与甲状腺素受体有关的抗体有①甲状腺刺激抗体（TSAb）。②甲状腺生长刺激免疫球蛋白（TGI）。③甲状腺功能抑制抗体（TFIAb）。测定方法有①放射性受体分析法为指标；②腺苷酸环化酶含量变化测定。在未治 Graves 病 TRAb 阳性检出率为 68.4%～95.2%，对 Graves 病诊断及疗效随访均有重要参考价值。根据笔者经验，本试验与 T_3 抑制试验相互配合，则对 Graves 病的病因诊断无疑会提高特异性，前者则反映 TRAb 对甲状腺细胞膜的作用，而后者则反映甲状腺对 TRAb 的实际反应性。

（七）其他

甲状腺球蛋白（TG）测定可作为甲状腺癌转移的一个参考指标。降钙素测定对诊断甲状腺髓样癌有助。近年还有报道用[131]碘标记抗 TG 的单克隆抗体作甲状腺癌阳性显像的实验研究工作，此项工作目前仍处于探索阶段。此外，利用分子生物学技术，亦在甲状腺疾病的研究应用,如抗促甲状腺素抗体(anti-TSH receptor),过氧化酶受体、RFLP(restriction fragment length polymonphisms,RFLP),各种 TBG 异常、RTH 等。

在甲状腺功能试验的合理选择方面,根据我国目前具体实际情况,地区之间发展不平衡,仍保留过去沿用两种体外试验选择方案供参考。但随着 HS-TSH-IRMA 及 FT₄、FT₃ 的推广,在我国甲状腺功能体外试验,在有条件单位已逐步向以 HS-TSH-IRMA 为首选的新的诊断程序过渡。

五、甲状腺和甲状旁腺超声显像检查方法和正常声像图

超声显像检查前患者无需特殊准备。病人仰卧位,颈后垫以枕头,头后仰并向对侧偏转,充分暴露颈部。采用频率为 7.5MHz 以上的高频线阵式探头,视情况减低近场增益,调节合适聚焦。对活动度大的小肿块,可用左手指协助固定,以利于检查。超声显像检查难以对甲状腺病变定性时,可采用超声引导下穿刺行细胞性及组织学检查。另外,还可在超声显像引导下做囊肿穿刺抽液和酒精硬化等治疗。

超声显像甲状腺横切大多显示呈蝴蝶形,包膜完整光滑,两叶基本对称并与中央峡部相连。气管呈一弧形强回声光带,位于峡部后方中央。通常以气管、颈总动脉作为甲状腺内外侧标志。甲状腺左叶或右叶纵切时显示头端较尖,尾端较钝。甲状腺内部回声为均匀的中低回声,周围肌群为低回声。彩色多普勒血流显像见甲状腺内为管状或斑点状彩色血流,动脉频谱收缩期峰值为 24~40cm/s,舒张期流速为 10~15cm/s。

六、弥漫性毒性甲状腺肿

弥漫性毒性甲状腺肿(diffuse toxic goiter)又称甲状腺功能亢进或 Graves 病,为脑垂体促甲状腺激素分泌增加引起甲状腺组织增生、腺体增大、甲状腺素分泌增加。临床表现为甲状腺增大伴有甲状腺素分泌过多的症状,如情绪易激动、心悸、心动过速、多汗、食欲亢进、体重下降、突眼及原发性免疫疾病等。患者的甲状腺素水平常为正常的 10 倍。本病好发年龄为20—40 岁,女性发病率为男性的 5 倍。

超声显像可见甲状腺呈弥漫性、对称性、均匀性肿大,可增大为正常的 2~3 倍。被膜光滑,内部回声为均匀的中等回声或稍强,无结节。彩色多普勒血流显像显示增大的甲状腺内血管增多、血流加速、彩色血流异常丰富,有学者称之为"甲状腺火海"(thyroid inferno)。收缩期血流速度峰值明显增高,可达正常的 2 倍以上。

超声显像图例见彩图 1、彩图 2。

七、单纯性甲状腺肿

单纯性甲状腺肿(simple goiter)又称地方性甲状腺肿或胶样甲状腺肿。由于缺碘引起甲状腺激素合成障碍,导致甲状腺激素生成不足,刺激脑垂体分泌更多的促甲状腺激素,促使甲状腺代偿性增生肥大,增加甲状腺激素的合成与分泌,以维持其在血中的正常浓度。增生初期,扩张的滤泡较为均匀地散布于腺体各部,产生大量胶质,形成大腺泡,产生弥漫性甲状腺

肿。临床表现为甲状腺增大,不伴有明显功能异常,无全身症状。

超声显像显示甲状腺对称性、均匀性增大,可达正常的3～5倍甚至10倍。其边界光滑饱满。明显增大时,可使气管、颈部血管受压、移位。由于甲状腺内滤泡高度扩张、充满胶质,其内部为多个壁薄的液性无回声区,并呈现弥漫性的回声减低。囊肿或胶质取代了正常腺组织。彩色多普勒血流显像无明显异常。

八、结节性甲状腺肿

结节性甲状腺肿(nodular goiter)又称腺瘤样甲状腺肿,通常由单纯性甲状腺肿发展而来。单纯性弥漫性甲状腺肿未经及时治疗,病变继续发展,扩张的滤泡聚集成数个大小不等的结节,反复增生和不均匀复发,逐渐形成结节性甲状腺肿。有些结节因血液供应不良,可发生退行性变而引起囊肿形成或纤维化、钙化等改变。有缺碘、高碘倾向或久用致甲状腺肿大的食物和药物的人群易出现甲状腺肿大,女性多见,年龄较大,为散发性。甲状腺肿早期呈弥漫性,后期为结节性,即为结节性甲状腺肿。结节常多发,早期一般无症状,可存在多年无明显变化。若肿大的甲状腺压迫气管,可产生憋气症状。如结节内有坏死、出血,可突然增大并伴有疼痛。如果短期内结节明显增大,除囊内出血外,应高度警惕结节性甲状腺肿恶变的可能性。另外,结节性甲状腺肿大亦可继发甲亢而出现甲亢症状。

结节性甲状腺肿的超声显像显示为甲状腺被膜不光滑;甲状腺两叶非对称性不规则增大,内见多发性、大小不等的结节;结节边界不清楚,不完整,内部回声不均匀;部分结节内部可因发生坏死、出血、囊性变、纤维组织增生、钙化等,而有不同的超声显像表现。结节间甲状腺组织回声多有不均匀增强,亦为纤维组织增生所致。彩色多普勒血流显像示血流减少,流速<40cm/s。

与结节性甲状腺肿鉴别的疾病有甲状腺瘤、甲状腺癌和甲状腺炎。经病史、体检、超声显像检查、生化检测(抗甲状腺球蛋白抗体、抗甲状腺微粒体抗体等)及穿刺活检等,可在术前得到一定程度的鉴别,但最终需做组织病理检查明确诊断。重点是与甲状腺癌和甲状腺炎鉴别,因为处理的原则和方法差别很大。

超声显像图例见彩图3至彩图8。

九、急性化脓性甲状腺炎

急性化脓性甲状腺炎(acute suppurative thyroiditis)是由细菌感染引起。细菌经血性、淋巴侵及甲状腺或由颈部化脓性病灶、继发感染的甲状腺囊肿引致。发病时甲状腺出现边界不清的红肿、热痛之肿块,畏寒、发热、全身不适及白细胞计数升高。细菌培养可为阳性。

超声显像显示甲状腺可局部增大,为低回声区。待脓肿形成后,则呈液性无回声区,其内可有低回声光点。超声引导下穿刺脓肿抽吸脓液,即可明确诊断又可引流治疗。

超声显像图例见彩图9。

十、亚急性甲状腺炎

亚急性甲状腺炎(subacute thyroiditis)又称病毒性甲状腺炎,可能为病毒感染引起的变态反应。甲状腺滤泡破裂,胶质进入间质引起异物反应及炎性变化。多见于女性,病程数周或数月。发病前 1~3 周多有呼吸道感染史。甲状腺可弥漫性增大,质地偏硬,有触痛。颈前急性疼痛可放射至下颌角、耳、牙床或枕后部。同时有发热、肌肉关节痛、血清 T_3 与 T_4 升高、血沉增快、α 球蛋白升高等表现。经泼尼松等药物治疗后,症状消失较快。

亚急性甲状腺炎的超声显像表现为甲状腺不同程度的对称性肿大,亦有不肿大者,被膜可正常或增厚。早期甲状腺内部回声为均匀的低回声,后期回声不均。有钙化时可出现斑块状强回声,伴后方声影。甲状腺滤泡退行性改变可致低回声区出现。

超声显像图例见彩图 10、彩图 11。

十一、慢性淋巴性甲状腺炎

桥本甲状腺炎(Hashimoto's thyroiditis)又称桥本病,是一种自身免疫性疾病,90% 以上为女性,30-50 岁多见。此病起病隐匿,病程较长,为 1~2 年,最终导致甲状腺功能减退。由于近年来检查手段的发展,本病发病率明显增加。由于机体免疫监视功能缺陷,体液免疫和细胞免疫共同参与自身免疫反应,其结果杀伤破坏甲状腺细胞。慢性淋巴性甲状腺炎表现为无痛性、硬橡皮样甲状腺肿,常伴有峡部及锥体叶增大呈弥漫性或结节性,易误诊为肿瘤。后期腺体萎缩变小,出现甲状腺功能减低症状、虚肿、畏寒、皮肤干燥、动作迟缓及声音嘶哑。疾病早期血清 T_3 与 T_4 测值正常,后期降低且 TSH 增高。

慢性淋巴性甲状腺炎的超声显像显示甲状腺两侧叶弥漫性、对称性、轻中度肿大,表面尚光滑,边界完整,峡部明显增大。内部回声较正常为低,呈不均匀低回声。彩色多普勒血流显像可见血流减少,血流速度减慢。

超声显像图例见彩图 12 至彩图 15。

十二、甲状腺囊肿

甲状腺单纯性囊肿比较少见,检查可见甲状腺局部包块,一般无明显临床症状。超声显像显示甲状腺内边界清楚、形态规则的液性无回声,可有分隔光带。近期颈部外伤后,甲状腺出现进行性增大的肿块,伴有疼痛,可能为出血性囊肿。超声显像则见甲状腺内不规则囊性无回声,可有间隔。囊肿内可见凝血块形成的光团、光点回声。

十三、甲状腺腺瘤

甲状腺瘤(thyroid adenoma)是甲状腺最常见的肿瘤。肿块大小从数 mm 至 3~5cm,有时达 10cm 以上,有完整包膜。大的肿块可压迫周围组织。病理组织学分为滤泡性腺瘤和乳头状腺瘤两种,前者较为常见,后者有较大的恶变倾向。本病多发生于 20-40 岁女性,多数患者无自觉症状。肿瘤多单发、局限于甲状腺一侧腺体内、圆形或椭圆形、表面光滑、质地稍硬、无压痛。乳头状腺瘤发生囊内出血时,瘤体可迅速增大,局部胀痛。甲状腺瘤可以缓慢生长,或长期维持原状,或发生退行性变,亦可发展成自立性腺瘤继发甲亢(发生率约 20%),还可发生恶性变(发生率约 10%)。

滤泡性甲状腺腺瘤较多见,超声显像为实质性肿块。甲状腺局限性增大,可见单个或数个圆形或椭圆形包膜完整的中低回声肿块,边缘光滑。肿瘤周围有时可有晕环,后方无衰减。肿瘤周围甲状腺组织无异常。腺瘤可发生退行性改变、坏死、出血、囊性变、纤维化、钙化等。超声显像可显示相应的不规则无回声区和钙化强回声斑。

乳头状腺瘤超声显像可显示为轮廓规则、边界清晰的液性无回声区,有完整包膜,后方回声增强。囊壁较厚,壁上有中等回声的乳头状结构突向囊内,可有多房间隔。彩色多普勒血流显像可见血流环绕现象,腺瘤内部可显示较丰富的彩色血流。

超声显像图例见彩图 16 至彩图 18。

十四、甲状腺癌

甲状腺癌(thyroid carcinoma)是最常见的甲状腺恶性肿瘤,约占全身恶性肿瘤的 1%。发病年龄可见于各年龄层,以 40—50 岁为多,女性明显多于男性。恶性度差别很大。一般认为甲状腺癌与其他器官恶性肿瘤相比,进展缓慢。肿瘤呈灰白色、质硬,常有坏死、出血及囊性变。除向附近颈部淋巴结转移外,还可通过血液转移到肺、骨及其他器官。其病理分型如下。①乳头状腺癌:约占 60%,多见于 40 岁以下的青壮年,女性居多。此型往往生长缓慢,属低度恶性,转移多在颈部淋巴结。②滤泡状腺癌:约占 20%,多见于中年人,女性稍多于男性。此型发展较快,属中度恶性。主要转移途径是经血液到达肺和骨。③未分化癌:约占 15%,常见于老年人,男性较多见。此型发展迅速,属高度恶性,常发生于多年的甲状腺肿或结节基础上,或由其他癌转化而来。腹部初期即可发生局部淋巴转移,或侵犯神经、气管或食管,并常经血液转移至肺、骨等处。④髓样癌:少见,常发生于 30—40 岁的青壮年,男女发病率差异不大,具有家族遗传倾向。此型恶性程度差别很大,一般为中度恶性,可较早出现淋巴转移且可血行转移至肺、骨。⑤鳞状细胞癌:极为少见,可伴有甲状腺腺瘤、腺癌或炎症性改变。常伴淋巴转移,发展迅速,属高度恶性。

甲状腺癌发病初期多无明显症状,往往只表现为与甲状腺良性病变(甲瘤、结甲等)非常类似的甲状腺肿块。在预诊为结甲或甲瘤的患者当中常可发现早期的甲状腺癌。由于各型甲状腺癌的生物学行为差异很大,所以有不同的临床表现。乳头状腺癌与滤泡状腺癌占甲状腺癌的 80%,多见于中青年,病程较为缓慢。髓样癌、未分化癌和鳞癌则进展迅速。在原发灶尚小的时候即可出现颈淋巴转移或远处转移。局部则在短期内出现因侵犯喉返神经、气管、食管或颈交感神经节引起的声音嘶哑、呼吸困难、吞咽困难及霍纳(Horner)综合征(同侧瞳孔缩小、上眼睑下垂、眼球内陷等)。髓样癌因起源于滤泡旁 C 细胞,可分泌 5-羟色胺和降钙素等,产生腹泻、心慌、颜面潮红和血钙降低等症状和表现。对于有颈部放射线照射史者特别是青少年、患有多年结甲或甲瘤者、有甲癌家族史者以及缺碘地区的人群,应高度警惕甲状腺癌的发生。

甲状腺癌的超声显像表现为形态不规则、轮廓不清晰、向周围甲状腺组织浸润呈“蟹足”样表现的不均匀低回声、无包膜或包膜不完整。可见后方回声衰减。癌肿可因坏死、出血而出现不均质回声和不规则无回声。实质部分可有纤维化或粗糙的沙粒体钙化的斑块强回声,伴有声影。乳头状囊腺癌超声显像可显示自囊壁向囊腔突出的乳头。滤泡状腺癌可显示由于滤泡相互融合而出现的囊性无回声。超声显像还可显示颈部淋巴结肿大。彩色多普勒血流显像显示癌肿内部有丰富的彩色血流,但癌肿边缘不见环状血流显示,此点可与甲状腺腺癌区别。采用超声引导下穿刺行细胞学或组织学活检,可以明确诊断。

十五、原发性甲状旁腺功能亢进症

由于甲状旁腺自身疾病,如肿瘤和增生等引起甲状旁腺激素(PTH)分泌过量使血钙增高、全身骨骼普遍脱钙、骨痛、骨骼畸形,甚至行走困难,称为原发性甲状旁腺功能亢进症。引起原发性甲状旁腺功能亢进症的甲状旁腺疾病有甲状旁腺腺瘤、甲状旁腺增生肥大,极少数为腺癌。甲状旁腺腺瘤占甲状旁腺疾病的 80% 以上,腺瘤小者埋藏于正常甲状旁腺腺体内,大者直径可达几厘米。腺瘤有完整包膜,常发生坏死、出血、囊性变或钙化。瘤组织绝大多数属主细胞。近年来发现由主细胞增生所致的病例有所增加,约占 15%。增生肥大时,往往使 4 个腺体均受累及,但可以某一个腺体为主,常为下方的腺体。外形可不规则、无包膜。腺体中一般无坏死、出血和囊性变等改变。由于血清 PTH 升高,使破骨细胞活性增强,促使骨质吸收,钙、磷释放到血液中,发生骨质脱钙和纤维囊性骨炎。PTH 还抑制肾小管回吸收磷,增加钙的再吸收。同时 PTH 促使钙的肠吸收增加。这些均导致血钙上升、尿磷排出增加、血磷下降。尿中钙、磷增加可使肾脏钙盐沉积和结石形成。此时易发生继发感染,感染后尿偏碱性更利于钙盐沉积。

本病以 20-50 岁较多见,女性多于男性,起病缓慢,有以肾结石和肾钙质沉积而发现者;有以骨痛为主要表现;有以血钙过高而有神经症状群起病者;亦有以多发性内分泌腺腺瘤而发现者。

甲状旁腺腺瘤的超声显像表现为在甲状腺背侧(后方)甲状旁腺位置,特别是下甲状旁腺位置可见单个圆形、椭圆形、有包膜的均匀低回声实性肿块,后方回声不衰减。甲状旁腺增生时,多累及多个甲状旁腺,超声显像显示在甲状腺后方,甲状旁腺位置可见多个甲状旁腺肿大,但以 1 个腺体为主,表现为椭圆形、均匀的、低回声实性肿块。若为多发性内分泌腺瘤,除在甲状旁腺发现甲状旁腺低回声腺瘤外,还可在身体其他内分泌腺体发现肿瘤。如果显示甲状旁腺肿瘤边界不规整,并且生长迅速,则应考虑甲状旁腺腺癌。

十六、甲状腺疾病鉴别诊断

(一)甲状腺单发结节

在甲状腺内只发现一个性质待定的肿块,称为甲状腺单发结节。在甲状腺肿块中,单发结节极为重要,因为单发结节有癌肿可能,也就是说甲状腺癌大多为甲状腺单发结节。甲状腺单发结节的性质除甲状腺癌以外,还有甲状腺腺瘤、局限增大的甲状腺炎,或者是以单个结节为表现的结节性甲状腺肿(结甲早期)。在良性结节中甲状腺腺瘤约占甲状腺单个结节的 76%。在恶性结节中甲状腺乳头状癌占甲状腺癌的 60%~80%。对甲状腺结节性质的判定对正确选择治疗方法极为重要。甲状腺腺瘤病史长、发展慢、长达数年乃至数十年仍为单发结节。结节质地实韧、有弹性(囊性变时较为坚硬)感,外表光滑、边界清楚,随吞咽上下移动。表现为单发结节的结节性甲状腺肿,经过一段较长的时间后,均发生成多发性结节。有甲状腺功能亢进的单个结节患者有其特殊的临床表现。甲状腺癌表面不光滑、不规则、固定、边界不清、质地坚硬、可有压迫症状和颈部淋巴结肿大。甲状腺癌早期与甲状腺腺瘤不易鉴别。放射性核素[131]I或[99]Tc扫描可检查甲状腺结节功能："热结节"多为甲状腺功能亢进的结节，但也可能是癌（占热结节的4％～8％）；"温结节"多为良性肿瘤，但亦可为高分化癌。"冷结节"可能为甲状腺腺瘤囊性变或出血及癌变。"冷结节"癌的发生率为20％～30％。二维超声显像和CDFI能更进一步判定甲状腺结节的性质，即可以在手术前判定肿块的囊实性和良恶性。

鉴别甲状腺结节，特别是单发结节的良恶性判定，在临床和超声显像诊断中非常重要，以下鉴别要点可供参考。

（1）年龄和性别：甲状腺癌可发生于任何年龄，但大多发生在年龄大的人，女性为多（绝对数量），但小儿及老年男性一旦发生甲状腺单发结节，要警惕其为甲状腺癌。

（2）甲状腺结节与甲状腺癌发病数量：单发甲状腺结节远比多发结节甲状腺肿瘤多见。

（3）肿块质地：单发光滑、可活动、质地较软的结节大多为良性（未分化癌若有出血、坏死可以相当软）。一个固定、坚硬、无痛的结节当以恶性为多。

（4）结节中发生钙化：癌的可能性小，但有例外，髓样癌亦可发生钙化。

（5）生长速度：生长快的肿块，癌的可能性大，但急剧长大且疼痛的甲状腺肿块则提示为甲状腺瘤内出血，或急性甲状腺炎，而非癌肿。

（6）淋巴结：甲状腺肿块伴有邻近颈部淋巴结肿大者，应考虑为甲状腺癌。

（7）试验治疗：经足量甲状腺素抑制治疗2～4个月，肿块无明显缩小或反而增大者，应考虑为癌。

（8）甲状腺肿块引起显著压迫症状或声音嘶哑者，应考虑为癌。

（9）其他检查项目：血清降钙素升高多见于髓样癌；抗甲状腺球蛋白和抗微粒体滴度升高有利于诊断慢性淋巴细胞性甲状腺炎，具有一定特异性。

（10）甲状腺针吸细胞学检查有助于单个甲状腺结节良、恶性鉴别，对慢性淋巴细胞甲状腺炎尤有帮助。

（二）甲状腺弥漫性病变鉴别诊断

甲状腺弥漫性病变包括毒性甲状腺肿（甲状腺功能亢进症）、单纯性甲状腺肿（地方性甲状腺肿）以及急、慢性甲状腺炎。其特点为甲状腺弥漫性肿大，伴有或不伴有甲状腺功能亢进，但无甲状腺结节，其鉴别要点见表7-2。

表7-2　甲状腺弥漫性病变鉴别诊断

	病因、病理及临床表现	二维超声显像	彩色多普勒血流显像
毒性甲状腺肿（甲状腺功能亢进症）	垂体促甲状腺激素增多促使甲状腺组织增生；甲状腺激素可高于正常数倍；突眼、基础代谢增加、自主神经系统异常	甲状腺弥漫性对称均匀增大，回声略增强	彩色血流异常丰富，称为"甲状腺火海"，血流加速可达正常2倍
单纯甲状腺肿（地方性甲状腺肿）	缺碘引起甲状腺素合成障碍，引发垂体促甲状腺素增多，使甲状腺代偿增大形成大滤泡，甲状腺功能无异常	甲状腺弥漫性对称均匀增大，回声减低	彩色血流无异常

	病因、病理及临床表现	二维超声显像	彩色多普勒血流显像
急性化脓性甲状腺炎	临床少见，多局限在一叶；有红肿痛、畏寒发热；甲状腺功能可短时减退	甲状腺一叶局部增大、压痛；脓肿形成时为液性低至无回声	彩色血流较为丰富
亚急性甲状腺炎（病毒性甲状腺炎）	有呼吸道感染史；甲状腺弥漫性肿大、触痛；T_3、T_4 升高、血沉加快	甲状腺弥漫性轻度增大、回声减低	彩色血流无异常
慢性淋巴性甲状腺炎（桥本甲状腺炎）	自身免疫性病，女性多见；甲状腺无痛性硬橡皮样肿；常伴峡部及椎体叶增大。甲状腺素可降低	甲状腺弥漫对称性轻-中度增大，回声减低，峡部增大	彩色血流减低

（三）甲状腺肿块鉴别诊断

对甲状腺性质不明肿块特别是单个肿块的鉴别诊断甚为重要，实际上就是甲状腺肿块的良、恶性鉴别诊断，因为甲状腺癌肿大多为单发肿块。所以对甲状腺单发肿块应特别注意。有甲状腺肿块的疾病有结节性甲状腺肿、良性的甲状腺腺瘤和恶性的甲状腺癌，其鉴别要点，见表 7-3。

表 7-3　甲状腺肿块鉴别诊断

	病因、病理及临床表现	二维超声显像	彩色多普勒血流显像
结节性甲状腺肿	在单纯性甲状腺肿基础上不均匀增生；单发结节至多发结节；4%～7%可恶变	甲状腺不规则、不对称增大单个或多发结节、边界不清且不完整结节外无正常甲状腺组织	彩色血流减少
甲状腺腺瘤	最常见，圆形、椭圆形有完整包膜，可单发或多发；分为滤泡性与乳头状腺瘤，后者可恶变（10%～20%）正常	单个或多个边缘光滑有完整包膜和晕环的中低回声实质性肿块周围甲状腺组织乳头状腺瘤为厚壁囊性无回声，壁上见乳头突向囊内，有完整包膜	肿瘤内彩色血流丰富，周边见环状彩色血流
甲状腺癌	早期无明显症状，在预诊为结甲或甲瘤中常发现早期癌；乳头状和滤泡腺癌占80%；病程慢，肿块迅速长大	形态不规则低回声、无包膜、向周围组织浸润，可见颈部淋巴结肿大	肿块内血流丰富，可引出动脉频谱，但无环状血流

（四）甲状腺癌鉴别诊断

甲状腺癌中 89% 以上为乳头状腺癌，大多数甲状腺乳头状腺癌均有乳头状结构，在诊断中应与具有乳头状结构的甲状腺良性病变加以鉴别。

1. **乳头状腺瘤**　甲状腺良性乳头状腺瘤甚为少见，仅占腺瘤的 1.5%～3.4%。由于甲状腺乳头状腺瘤与早期乳头状腺癌很相似，鉴别尤为重要。甲状腺乳头状腺瘤为单发结节，有完整的纤维包膜，常无砂粒体，可以有钙化。

2. 结节性甲状腺肿 结节性甲状腺肿的基本病理变化是滤泡细胞的反复增生与复旧,以及纤维增生形成结节。结节内的增生灶由增大的滤泡细胞组成,有时为乳头状,与乳头状腺癌近似,需鉴别。结节内无砂粒体,结节以外的甲状腺组织可见结节性甲状腺肿的特征。

在甲状腺癌的诊断中还需注意以下内容。

(1)年轻女性患者有单个结节伴有同侧甲状腺外侧旁或颈部淋巴结肿大,或甲状腺未触及结节(<1cm 的结节,但超声显像扫查可发现),而颈侧部有肿大的淋巴结且无全身症状者,应考虑到甲状腺乳头状腺癌的可能。因为乳头状腺癌好发于年轻女性,且易发生颈部淋巴结转移(可达 50%～86.4%),即使是小癌(隐性癌),也有 43% 发生颈部淋巴结转移。

(2)存在数年或 10 余年的甲状腺肿块,无局部压迫或浸润症状而突然生长加快,发生广泛血源性转移(肺、骨等处),此为一些乳头状腺癌转变成高度恶性的未分化癌,病人常在半年至 1 年内死亡。

(3)由于 40% 的乳头状腺癌有砂粒体。故超声显像或 X 线检查可发现细小点状钙化,有助于诊断。

(4)甲状腺迅速增大而产生压迫症状及远处转移的老年患者大多为未分化癌。

(5)乳头状腺癌生长缓慢,与良性肿瘤相似,生存期很长。有少数病例发生肺、骨处转移。但尚可生存 10 余年甚至 20 年。

(6)甲状腺乳头状腺癌的腺内型和腺外型预后不同,临床及超声显像表现也不相同。腺内型癌肿块位于甲状腺内,并未侵犯突破甲状腺被膜,但可有颈淋巴结肿大。甲状腺癌发展突破被膜侵犯颈部组织可产生局部压迫症状和疼痛、声嘶、咽下及呼吸困难,此时手术困难,故甲状腺癌术后复发远较淋巴结转移的后果严重。

(7)儿童期因胸腺增生,腺样体、结核性淋巴结炎等应用 X 线治疗后 10～20 年或更长,有的病例可诱发甲状腺癌(乳头状癌),在临床或超声显像检查时,应注意病史。若在此类病人发现甲状腺单个结节,应警惕甲状腺癌。

(8)甲状腺滤泡状腺癌常不经淋巴管转移。

(五)甲状腺结节诊断思维

甲状腺结节流行病学研究显示,生活在非缺碘地区的人群中,有 5% 的女性和 1% 的男性有可触及的甲状腺结节。1996 年,美国甲状腺学会(ATA)发布了甲状腺结节和甲状腺治疗指南,在过去的 10 年间,又有很多有关诊断和治疗甲状腺结节和分化型甲状腺癌的最新证据不断涌现。为此,ATA 按循证医学原则制定了新的临床指南[thyroid 2006,16(2)]。

甲状腺结节是一种可触及的甲状腺内孤立病变,超声显像检查可将其与周围的甲状腺组织区分开。有些可触及病变并没有相应的影像学异常,而另一些不可触及的甲状腺结节则很容易在超声显像时被发现。不可触及的结节与相同大小的可触及结节的恶性概率相同。通常来讲,仅需对直径>1cm 的结节进行评估,因为这些结节可能恶变。当超声显像检查结果可疑,或患者有头颈部放射线照射史,或有甲状腺癌阳性家族史时,也应对直径<1cm 的结节进行评估。

发现患者有甲状腺结节后,应收集其完整病史并对甲状腺及邻近的颈部淋巴结做详细触诊和超声显像检查。一些相关病史,如因骨髓移植接受头颈部或全身放射线照射史、一级亲属甲状腺癌家族史、肿块快速生长和声音嘶哑等病史均预示结节为恶性。声带麻痹、结节同侧颈部淋巴结肿大并与周围组织相对固定等检查结果也提示结节可能为恶性。

当甲状腺结节的直径＞1cm 时,应检查血清促甲状腺激素(TSH)水平。如 TSH 低下,则应行放射线核素甲状腺扫描,以确定结节为功能性结节、等功能结节("温结节")或无功能结节。功能性结节极少为恶性,因此,无需对这类结节作细胞学评估。如血清 TSH 未被抑制,应行诊断性甲状腺超声显像检查,该检查有助于明确:是否确实存在与可触及病变相吻合的结节、结节的囊性部分是否＞50％、结节是否位于甲状腺后侧等问题。后两种情况会降低细针抽吸活检(FNA)的精确度。即便 TSH 升高,也建议行 FNA,因为正常甲状腺组织与桥本甲状腺炎累及组织中结节的恶变率相似。血清甲状腺球蛋白水平在多数甲状腺疾病时均会升高,这项指标对甲状腺癌既不敏感,也不特异。血清降钙素是一项有意义的指标,常规检测血清降钙素可早期检出甲状腺旁细胞增生和甲状腺髓样癌,从而改善这类患者的总体生存率。在未经刺激的情况下,血清降钙素 100pg/ml 时,则提示可能存在甲状腺髓样癌。

FNA 是评估甲状腺结节最精确且效价比最高的方法。传统上,FNA 活检结果可分为 4 类:无法确诊、恶性、不确定(或可疑新生物)和良性。无法确诊是指活检结果不符合现有特定诊断标准,此时需在超声显像引导下再行活检。一些在反复活检过程中始终无法根据细胞学检查结果确诊的囊性结节很可能在手术时被确诊为恶性。甲状腺多发性结节的恶性危险与孤立结节相同。应行超声检查确定多发性结节的形态。如仅对"优势"结节或最大的结节做针吸活检测可能漏诊甲状腺癌。如超声显示固体结节有微钙化、低回声和结节间丰富的血供,则提示该结节可能为恶性。即便甲状腺结节被诊断为良性,也需对患者进行随访,因为 FNA 的假阴性率可达 5％。这部分患者虽少,但不可忽视。良性结节的直径变化不大,而恶性结节则会增大,尽管增大的速度很慢。

超声显像图例见彩图 31 至彩图 33。

十七、颈 部 肿 物

(一)颈部肿物的超声显像表现

颈部除了甲状腺、甲状旁腺、唾液腺等有特殊功能的器官外,还有食管、气管、脊髓及血管、神经通过,连接头部与躯干。另外,颈部还有大约占全身总数 40％的淋巴结。这些决定了颈部肿物种类繁多。

颈部肿物按病理性质分为炎症、肿瘤和先天畸形。炎症为急慢性淋巴结炎、淋巴结结核及软组织的化脓性感染等。原发性肿瘤有甲状腺腺瘤、血管瘤、神经纤维瘤、颈动脉体瘤及甲状腺癌、恶性淋巴瘤等。继发性肿瘤多为各系统肿瘤的淋巴结转移。先天性畸形有甲状腺舌管囊肿、胸腺咽管囊肿及囊状淋巴管瘤等。超声显像要根据颈部肿物的部位、性质和声像图表现,结合病史、体检和其他检查,综合分析,方能明确诊断。

颈部肿物发生部位不同,则肿物种类有所不同。如急慢性淋巴结炎及淋巴结核可发生于颈部各区;颌下腺炎、颏下皮样囊肿发生于颌下颏下区;甲状腺疾病、甲状腺舌管囊肿发生于颈前区;胸腺咽管囊肿、囊状水瘤、颈动脉体瘤发生于颈侧区;而转移性肿瘤多发生于锁骨上窝。先天性畸形多发生在 10 岁以下儿童,可多年无明显变化。急性炎症则进展变化很快。恶性肿瘤的变化介于两者之间,多以月计算。

颈部肿物检查时,触诊应注意肿物部位、大小、形状、硬度、活动度,有无压痛、可否移动、有无搏动、震颤及与颈血管的关系。除了肿物本身的检查,要注意不应忽略颈部其他器官及全身检查。如怀疑肿物为转移癌时,应详细检查甲状腺、鼻咽部及口腔。恶性淋巴瘤则可伴有周身淋巴结肿大、肝脾大等。锁骨上窝出现坚硬淋巴结时,应仔细检查胸部、乳腺、胃肠道与胰腺等。颈部肿物诊断不明时,特别是怀疑恶性时,可做穿刺行细胞学或组织学病理检查,寻找肿瘤来源,有利于进一步检查和治疗。

颈部转移癌可在颈侧区或锁骨上窝发现坚硬如石的淋巴结。此时,必须寻找原发癌。原发癌可以发生在在口腔、鼻咽腔、外耳道、头部、颜面、唾液腺、甲状腺、喉头、气管、肺、消化道、睾丸等部位。其中,腹腔内脏器如胃肠道、胰腺的恶性肿瘤,特别是胃癌经胸导管转移至左锁骨上窝淋巴结较多,称为 Virchow 淋巴结转移。肺癌较多转移至右锁骨上淋巴结。胸壁及乳腺癌亦可转移至锁骨上淋巴结。原发癌灶最多见的还是口腔、甲状腺及鼻咽部癌。有时原发癌灶很小,而转移癌却较大。因此由转移癌反过来发现鼻咽及甲状腺的原发癌灶也时有发生。

颈部转移癌初期表现为在颈部侧区或锁骨上窝出现单发、无痛、可被推动、边界清楚的肿大淋巴结,以后很快出现多个淋巴结,并侵犯周围组织。

颈部恶性淋巴瘤是淋巴系统的原发性恶性肿瘤在颈部的局部表现。常见者为霍奇金病、淋巴肉瘤、网状细胞肉瘤等。临床以 20—30 岁多见,男性多见。多累及颈动脉周围淋巴结及锁骨上淋巴结,其次为锁骨下淋巴结、腋窝及纵隔淋巴结等。初期为一侧颈部或两侧多发、散在、稍硬、肿大的淋巴结,且硬度比较一致。晚期可形成淋巴结团块,随时间推移逐渐变硬,但一般不会达到转移癌的坚硬程度,多无疼痛。如有 2 个以上区域的淋巴结肿大,则恶性淋巴瘤的可能性更大。此时,应详细检查胸部、纵隔、腹部、腋窝及腹股沟等部位,患者常有发热、出汗过多、消瘦、疲劳等全身症状。

颈淋巴结核于青少年多见,常同时累及一定部位的淋巴结群,单个淋巴结受累或多淋巴结群受累的情况罕见。初期肿大的淋巴结光滑、较硬、可移动、无自觉症状。病变继续发展时,发生淋巴结周围炎,淋巴结相互粘连成团。各淋巴结病变阶段不一,硬度也各不相同,可与周围组织及皮肤粘连。晚期淋巴结发生干酪样变、液化,形成寒性脓肿,最后形成经久不愈的窦道或慢性溃疡。各类炎症病变引起的颈部淋巴结肿大称为反应增生性淋巴结肿大。超声显像显示包膜光滑、规整,纵轴与横轴之比≥2,呈椭圆形。淋巴结为中低回声,皮质变窄,髓质增厚。彩色多普勒血流显像显示血流丰富,多为树枝状。颈部淋巴结转移癌和颈部恶性淋巴瘤为恶性淋巴结肿大。超声显像显示淋巴结呈膨胀性肿大,内部回声低弱,纵横比<2。淋巴结门有时显示不清,皮质回声可不均匀且局部增宽。淋巴结包膜不清晰,可浸润周围血管和组织。恶性淋巴瘤常有淋巴结融合呈分叶状。彩色多普勒血流显像显示淋巴结内血流增粗、杂乱,常有动静脉短路,动脉血流为高速低阻。

颈部淋巴结结核超声显像显示为多个圆形、椭圆形、低回声结节,融合成团块状。常有中心坏死、液化,出现不规则无回声区,边界不规整。彩色多普勒血流显像显示血流丰富、分布杂乱。结合临床,与颈部淋巴结转移癌及恶性淋巴瘤鉴别并不困难。

(二)颈部肿物鉴别诊断

颈部肿块的鉴别诊断甚为复杂,除各种原发肿瘤、继发肿瘤的鉴别诊断以外,同时尚需与一些颈部的慢性炎性包块鉴别,例如,慢性淋巴结炎、颈淋巴结核、慢性颌下腺炎、嗜曙红细胞肉芽肿等。先天性肿物多在出生后不久均可发现;炎性包块常有反复发作以及抗感染治疗后缩小的病史;若肿块发展快,或在缓慢生长的基础上突然迅速增大,或有压迫症状时,应考虑为恶性肿瘤。发现肿块应做详细的体检和超声显像检查。在疑为转移癌时 需做头颈部其他器官如口腔、鼻咽喉、甲状腺等部位的全面检查,包括胸腹部常规超声显像检查,以寻找原发病灶。超声引导下穿刺在一些颈部肿块有助于迅速明确诊断,如淋巴结核常能抽出脓液或干酪样物;水囊状淋巴管瘤可抽出淋巴液体。疑为慢性炎症,亦可做试验性治疗,有助于诊断,另外可做组织学活检以确定诊断。

身体各脏器肿块诊断的内容均为定位诊断和定性诊断。颈部肿块的诊断与鉴别诊断亦是如此,具体说就是要将颈部肿块鉴别出是甲状腺肿块、颈部淋巴结肿大或颈部其他肿块,其鉴别诊断程序如下。

1. 颈部肿块的定位 熟悉颈部的局部解剖对多数颈部肿块的定位诊断均有帮助。肿块若在颈前正中部位,自颏下至胸骨切迹依次为颏下囊肿、甲状舌管囊肿和甲状腺峡部肿物;沿下颌骨自后上而下的肿块多为肿大的淋巴结;若肿块体积较大,依次可能是腮腺肿物、颈动脉体瘤、腮裂囊肿及颌下腺炎等。表7-4 显示常见颈部肿块的部位,可供颈部肿块鉴别诊断时参考。

表7-4 常见颈部肿块发生部位

部位	单发肿块	多发肿块
颈部正中区	甲状舌管囊肿 颏下皮样囊肿 甲状腺肿物	
腮腺区	腮腺混合瘤 急、慢性腮腺炎 腮腺癌 腮腺结石 嗜酸性粒细胞肉芽肿	急、慢性淋巴结炎
颈侧区	先天性囊状水瘤 腮裂囊肿 颈动脉体瘤 颈动脉瘤 神经鞘瘤 海绵状血管瘤	急、慢性淋巴结炎 淋巴结结核 恶性淋巴瘤 淋巴肉芽肿 转移癌(鼻咽癌多转移至颈侧区淋巴结)
左锁骨上区	胃癌、胰腺癌、肠癌、乳腺癌及胸腔脏器癌瘤转移性淋巴结肿大可单发或多发	
右锁骨上区	肺癌(右肺)、乳腺癌转移性淋巴结肿大可单发或多发	
颈后区	脂肪瘤 纤维瘤	

2. 颈部单发肿块的鉴别 表7-5 显示颈部单发肿块的鉴别,所列疾病多数为单发肿块,

其中慢性淋巴结炎、甲状腺肿瘤及转移癌在在发病初期多为单一结节,随病情发展可形成多发结节。

3. 颈部淋巴结肿大的鉴别 颈部淋巴结肿大可由多种疾病引起,其中急性淋巴结炎诊断比较容易,其他疾病均为慢性过程,诊断有一定难度,鉴别要点,见表7-6,表7-7。

表7-5 颈部单发肿块鉴别要点

疾病	部位	形态	活动度	硬度	其他
颏下囊肿	下颌骨中点下方	圆形	不活动	++	
甲状舌管囊肿	下颌骨与甲状软骨之间	圆形	伸舌时上收	++～+++	
甲状腺肿瘤(良或恶性)	颈前正中区气管两侧	圆、椭圆或不规则	随吞咽而上下移动	+～++	
腮腺瘤(良或恶性)	耳垂后下,小部在其前方	不整圆	固定	++～+++	恶性者可有面瘫
化脓性腮腺炎	同上	同上	同上	++	发热、疼痛
颈动脉体瘤	颈总动脉上端	椭圆形	稍可左右移动	++	有传导性搏动
慢性淋巴结炎	颌下	豆形	可活动	+	
淋巴结转移癌	双侧区或锁骨上	豆形	不活动	++	另有原发癌表现

表7-6 颈部淋巴结肿大的鉴别

疾病	病史	颈部淋巴结形态	其他情况
急性淋巴结炎	小儿多见,发热、疼痛,发病急,红肿疼痛,穿刺抽出脓液	有触痛、波动感,白细胞增高	口腔或面部感染
慢性淋巴结炎	有或无急性淋巴结,较软,炎症史,一般无全身症状	可活动,无触痛或有轻微触痛	口腔或面部可能有炎性病灶
淋巴结结核	多见于青年及女性,春季易发病,有或无结核病史,一般无全身症状	轻微触痛,可活动或与周围粘连,常数个结节融合,有波动感,穿刺吸出米汤样稀液或破溃成瘘	有或无肺结核,血沉加速,结核菌素试验阳性
淋巴结转移癌	多发生于中老年人有原发癌病史如:胃癌 融合成团块肺癌、乳腺癌及鼻咽癌有消瘦、乏力	质硬,固定,无触痛或少数找不到原发癌病灶	一般可发现原发癌影像学或细胞组织活检可证实
急性淋巴瘤	早期多无明显全身症状,有弹性感,坚实等表现	常可发现2组或2组HD以上淋巴结肿大,超声发现肝脾大及胸腹腔淋巴结肿大,细胞组织学活检可证实	晚期可有消瘦、乏力无触痛,活动度小

表 7-7　颈部不同部位淋巴结肿大的病因

部位	肿大淋巴结特征	常见病因
颌下三角	软,有压痛 硬,较固	颊、下唇、牙龈和口腔底的急慢性炎症下唇、舌前缘和口腔底癌
颈动脉三角	急性肿大、软、明显压痛,紧张有弹性感、无明显压痛,硬、无压痛、较固定	急性扁桃体炎、早期结核病变、恶性淋巴瘤、慢性淋巴细胞白血病,急性扁桃体炎,颊、口腔及鼻咽部癌、急性淋巴瘤
气管三角	紧张有弹性、活动硬、较固定	恶性淋巴瘤、慢性淋巴细胞白血病,喉癌、甲状腺癌
枕三角	多发、质软、活动、无压痛	头皮炎症、恶性淋巴瘤、慢性淋巴细胞白血病
锁骨上三角	硬、固定,两侧、硬、钙化	胃癌、胰腺癌(左锁骨上)、食管癌、乳腺癌、肺癌肺结核

4. 颈部转移性肿瘤　颈部转移性肿瘤或称颈部继发性肿瘤,为身体其他部位的恶性肿瘤转移至颈部的淋巴结,而引起颈部淋巴结肿大,是为转移性肿瘤。人体颈部淋巴结极为丰富,转移性肿瘤也很多见。在所有的颈部肿物中,除甲状腺原发的良、恶性肿瘤外,以转移瘤最为多见。有学者提出"80%的规律",即颈部的非甲状腺肿瘤中,80%是肿瘤,其中80%为恶性肿瘤,而恶性肿瘤中的80%是转移癌,其中80%的原发病灶在头颈部。常见部位为鼻咽、梨状窝、舌根及扁桃体窝等处。还有一部分颈部转移性肿瘤来自胸腹部脏器,如肺、食管、胃、乳腺、胰、结肠、卵巢、睾丸及膀胱等部位。有些颈部转移性肿瘤的原发病灶可以很小,难以发现,而以颈部的转移灶为唯一的临床表现,遇到此种情况应努力寻找原发病灶。根据颈部转移肿瘤的位置及淋巴引流方向,可以推断原发癌的部位,见表7-8。

表 7-8　颈部转移性肿瘤的原发部位

颈部淋巴转移性肿瘤位置	原发癌部位
颈上 1/3(颈深上、腮腺、颌下、颏淋巴结)	鼻咽、扁桃体、舌根、下龈及口腔侧壁转移至颈深上淋巴结;鼻咽、上颌窦、筛窦至颈上两侧或副神经淋巴结(颈后三角);舌前 1/3、下龈、下唇、口底、面下部、扁桃体至颌下、颏下淋巴结
颈中 1/3	甲状腺、食管颈段
颈下 1/3	甲状腺、胸、腹、盆腔处淋巴结

人体各脏器的恶性肿瘤均可能转移到锁骨上淋巴结,其中较常见的是支气管、肺、乳腺、胃及食管等部位的恶性肿瘤。胃和食管癌多转移到左锁骨上淋巴结,而肺癌常转移到右锁骨上淋巴结。若怀疑颈部肿块为转移癌时,可按下列程序进行检查和鉴别:详细询问病史并进行全面的体检和全身系统的超声显像检查,尤其是头颈部的局部检查。超声显像除扫查颈部肿块外,还应扫查全部颈部淋巴结及血管、甲状腺、涎腺、乳腺、胸部和纵隔、肝、脾、胰、胆、肾、胃肠、腹腔淋巴结以及卵巢、子宫、膀胱、前列腺等盆腔器官。还应进行胸部、鼻窦的 X 线检查。活组织检查应包括经内镜活组织检查和颈淋巴结穿刺活检。活检的结果也有助于对原发病灶的进一步检查。如怀疑为鳞癌应进一步检查鼻咽、口腔、肺、食管、子宫颈等处;腺癌则重点检查胃肠、甲状腺、乳腺、涎腺等。未分化癌多见于舌根、鼻咽、梨状窝等处;雀麦细胞癌可能来自

肺;淋巴上皮癌或大圆细胞癌的原发病灶常在鼻咽部位。

十八、甲状腺危象

甲状腺危象(thyroid storm)为甲状腺功能亢进的严重表现,是少见但危及生命的情况。通常见于严重的、病程长且近期有明显恶化的甲状腺危象患者。甲状腺危象多发生于老年患者并常因并存的其他疾病所诱发。主要诱因为精神刺激、感染、手术前准备不充分等。早期时患者原有的症状加剧,伴有中等发热、体重减轻、恶心、呕吐,随病情发展发热可达 40℃ 或更高、心动过速,常在 160/min 以上、大汗、腹痛、腹泻、甚至谵妄、昏迷。死亡原因多为感染虚脱、心力衰竭、肺水肿、水电解质代谢紊乱。实验室检查发现和一般甲亢相似,T_3 增高较明显、故不能单纯认为危象由于甲状腺激素分泌过多所致,而可能是由于全身疾病,使与蛋白结合的激素过多转化为游离激素的缘故。另外部分与交感神经兴奋或反应性增高可能有关。此外,白细胞增高、肝、肾功能可不正常。

鉴别要点:临床一般把甲亢危象分为 2 期,即危象前期和甲亢危象。甲亢患者有危象前期或危象期表现即可诊断。危象前期和危象期是发展的不同阶段,后者为前者发展的必然结果。当甲亢患者因各种诱因或并发症致病情加重时,只要其临床表现达到危象前期诊断标准,即应诊断为危象前期,并积极按危象处理,而不要简单地认为这些表现是并发症引起,延误了抢救时机。由于危象前期和危象期的预后相差很大,故危象前期的诊断极为重要,见表 7-9。

表 7-9 甲亢危象前期和甲亢危象的鉴别诊断要点

临床表现	危象前期	危象期
体温	<39℃	>39℃
脉率	120~159/min	>160/min
出汗	多汗	多汗淋漓
神志	烦躁、嗜睡	躁动、谵妄、昏睡、昏迷
消化道症状	食欲减退、恶心	呕吐
大便	次数增多	腹泻显著
体重	降为 40~45kg	

甲状腺危象的诊断应密切结合临床,患者原有甲状腺功能亢进,目前原有症状加重,出现恶心、呕吐、体重明显下降、发热、心动过速、大汗甚至昏迷等。超声显像主要检查甲状腺,即发现有比一般的甲状腺功能亢进更为严重的表现,即甲状腺体积增大、甲状腺实质回声弥漫增强,彩色多普勒超声可发现甲状腺腺体内,彩色血流极为丰满,呈"火海"状,诊断即可成立。

(富京山　张　丽　张玉霞　刘　洁)

第8章　颈部疑难病例超声诊断分析

Chapter 8

一、脱发、面黄、手心黄染2年——
慢性淋巴细胞性甲状腺炎伴甲状腺功能减退症

患者,女性,63岁。因消瘦、疲乏无力、怕冷、手心黄染及眉毛脱落4年在本市多家医院就医。患者近5个月来上述症状加重,终日疲劳,休息后不缓解,伴有怕冷汗少,食欲欠佳,便秘、腹胀,继之手心黄染,脱毛脱屑等症。

1. **体格检查**　体温36.1℃,脉搏66/min,呼吸20/min,神志清晰,表情淡漠,语速较慢。全身皮肤呈暗蜡黄色,以手、足掌心为著,巩膜无黄染。皮肤粗糙,有鳞屑,指甲表面有裂纹,眉毛,睫毛,腋毛,阴毛稀疏。双肺呼吸音粗糙,心界稍大,心尖部可闻及双期杂音。腹部稍膨隆,肝脾未触及,双下肢轻度水肿。

2. **实验室检查**　血红蛋白100g/L,红细胞3.62×10^{12}/L,胆固醇6.8mmol/L(正常值<5.6mmol/L),三酰甘油1.5mmol/L(正常值0.9~1.8mmol/L),低密度脂蛋白3.82mmol/L(正常值2.29~3.1mmol/L),高密度脂蛋白2.4mmol/L(正常值0.78~2.08mmol/L),磷酸肌酸激酶61U/L,乳酸脱氢酶134U/L,T_3 4.5pmol/L(正常值2.5~6.3pmol/L),T_4 17.4pmol/L(正常值10~23pmol/L),TSH 7.48U/ml(正常值0.4~4U/ml)。

3. **超声显像检查**　双侧甲状腺明显缩小,被膜不光滑,其内回声不均匀增强,未见局限性异常回声。甲状腺实质内彩色血流甚少。肝、胆、胆管、胰、脾、肾均未见异常。超声提示为甲状腺弥漫性萎缩性病变(慢性淋巴细胞性甲状腺炎)。

4. **心脏超声检查**　左心房、右心室、右心室流出道轻度增大。二尖瓣回声中度增强增粗,开放受限(中度)。心脏超声提示二尖瓣狭窄(风湿性心脏病)。

讨论

1. **甲状腺功能减退症**　甲状腺功能减退症(hypothyroidism),简称甲减,是指组织中的甲状腺激素作用不足或缺如的一种病理状态。女性较男性多见。随年龄增长,其患病率上升。甲状腺功能减退症是比较常见的内分泌疾病,因涉及多系统症状常首先求治于非专科医生,亦常首诊于超声医师。甲状腺功能减退症可由多种病因引起,其中绝大多数为自身免疫性甲状腺炎(桥本病/慢性淋巴细胞性甲状腺炎),亦可由甲状腺放射性碘治疗后或甲状腺手术导致。甲状腺功能减退始于成人期者称甲状腺功能减退症,严重者称黏液性水肿。甲状腺自身病变所致的甲状腺激素缺乏又可分为原发和继发两种原因,原发性者病因不明,可能与甲状腺自身免疫病损有关,此种病例可发生甲状腺萎缩,约为甲状腺功能减退症发病率的5%。黏液性水肿者甲状腺显著萎缩,腺泡大部分被纤维组织所代替,并有淋巴细胞浸润,残余腺泡上皮细胞矮小,泡内胶质含量减少,放射线治疗后甲状腺的改变与原发性者相似。慢性甲状腺炎者腺体大多有淋巴细胞和浆细胞浸润,后期因纤维化而萎缩。甲状腺外组织的病理变化包括皮肤角化,真皮层内有黏液性水肿,细胞间液中聚集多量透明质酸、黏多糖、硫酸软骨素及水分,可引起非凹陷性水肿。内脏细胞间液中有类似的情况,称为内脏黏液性水肿,浆膜腔内有黏液性积液,全身肌肉(平滑肌、骨骼肌及心肌)都可有肌细胞肿大、苍白,肌浆纤维断裂并有空泡变性及退行性病灶,心脏常扩大,间质水泡伴心包积液。肾脏可有基底膜增厚,而出现蛋白尿。

成年人甲状腺功能减退症分为临床型甲减和亚临床型甲减。前者可有不同程度的临床表现和血清 T_3、T_4 的降低,尤其是血清 T_4 及 FT_4 的降低是临床型甲减的重要指标。临床型甲减分为重型和轻型,重型者症状明显,累及的系统广泛,常呈黏液性水肿表现,轻型者症状多不典型。亚临床型甲减临床上无明显症状。血清 T_3 正常、T_4 正常或降低,常需根据 TSH 测定或(和)TRH 试验确诊。成年人黏液性水肿多发生于 40－60 岁,男女之比为 1:4.5,起病隐匿,病程发展缓慢可长达 10 余年以后才出现明显的黏液性水肿症状。其早期症状为出汗减少、怕冷、动作缓慢、精神委靡、疲乏嗜睡、智力减退、食欲减退、但体重增加、便秘等。典型症状如下。

(1)基础代谢率降低:疲乏、行动迟缓、记忆力明显减退,因周围血液循环减退能量产生减少,以致患者异常怕冷、无汗、体温低于正常。

(2)黏液性水肿面容:面部表情淡漠、呆板,甚至白痴,面颊及眼睑虚肿,面色苍白,贫血或有黄色及陈旧象牙色有时颜面皮肤发绀,眼睑下垂,眼裂狭窄,部分病人有轻度突眼,鼻、唇增厚,舌大发音不清,语言缓慢,头发干燥、稀疏、脆弱,睫毛、眉毛脱落(以眉梢为甚),男性胡须生长缓慢。

(3)甲状腺激素缺乏使皮下胡萝卜素转变为维生素 A 及维生素 A 生成视黄醛的功能减弱,致使血中胡萝卜素的含量升高,皮肤呈特殊的蜡黄色,而且粗糙少光泽,皮肤干厚,多角化,尤以手、臂、大腿明显,有非凹陷性水肿,病人体重增加,常有腋毛、阴毛脱落。

(4)神经系统症状:迟钝、嗜睡、理解力和记忆力均减退,视力、听觉、触觉、嗅觉均迟钝,伴有耳鸣、头晕,有时呈现神经质或发生妄想、幻觉、抑郁或偏狂严重者可精神失常,一般认为精神症状的出现是脑细胞对氧和葡萄糖的代谢减低有关。

(5)肌肉和骨骼:肌肉松弛无力,主要累及肩背肌肉,可有肌肉暂时性强直、痉挛、疼痛,关节也常有疼痛。

(6)心血管系统表现:脉搏缓慢,心动过缓,心音低弱,心排血量减低,常为正常的一半,由于心肌纤维延长伴有黏液性水肿,故当心力衰竭时洋地黄疗效不佳,且易中毒。可发生全心扩大,常伴有心包积液。

(7)消化系统表现:胃纳不佳,厌食、腹胀、便秘、鼓肠甚至出现麻痹性肠梗阻,50%患者胃酸缺乏。

(8)呼吸系统表现:由于黏液性水肿、胸腔积液及循环功能差可导致呼吸急促,肺泡中二氧化碳弥散能力降低，而出现呼吸道症状甚至二氧化碳麻醉现象。

（9）内分泌系统异常：肾上腺皮质功能一般比正常低，如本病伴原发性自身免疫性肾上腺皮质功能减退症和糖尿病称为多发性内分泌功能减退症（Schmidt 综合征）。长期患本病而且病情严重者垂体和肾上腺功能均可降低，而垂体常增大，原发性甲减由于 TSH 增高可同时出现泌乳素增高，而发生泌乳。交感神经的活性在甲状腺激素缺乏时降低。

（10）泌尿系统及水电解质代谢异常：肾血流量降低，肾小球基底膜增厚可出现少量蛋白尿，由于肾排水功能受损导致组织间水潴留。

（11）血液系统异常：甲状腺激素缺乏使造血功能受到抑制，红细胞生成素减少，胃酸缺乏使铁和维生素 B_{12} 吸收障碍，患者中有 2/3 可有轻、中度的低色素小细胞性贫血，14% 有恶性贫血（大红细胞型），血沉多增快。

（12）昏迷：为黏液性水肿最严重的表现，多见于年老、长期未获治疗者，大多在寒冷季节发病，受寒及感染是最常见的诱因，其他如创伤、手术、麻醉及应用镇静药等均可促使昏迷发生。

实验室检查中最有用的检查项目是血清 TSH 和 T_3、T_4。甲状腺性甲减 TSH 可升高。无论何种类型的甲减，血清总 T_4 和 FT_4 均可降低。血清 T_3 测定，轻度患者可正常，重症患者可降低；亚临床型甲减部分患者血清 T_3、T_4 可在正常范围。T_4 浓度在诊断上比 T_3 浓度更重要。测定 TSH 对甲减的诊断有重要意义，较 T_3、T_4 更重要，血清高敏感 TSH 正常值为 0.3～4.5mU/L，如本病因甲状腺自身破坏引起者，TSH 显著升高，则表示垂体 TSH 储备功能降低。怀疑甲减由自身免疫性甲状腺炎引起时，应测定甲状腺球蛋白抗体（TGA）、甲状腺线粒体抗体（MCA）和甲状腺过氧化酶（TPOAb），其中以 MCA 和 TPOAb 的敏感性和特异性较高。黏液性水肿典型病例诊断不难，但早期轻症和不典型者常与贫血、肥胖、水肿、肾病综合征、低代谢率综合征、月经紊乱、腺垂体功能减退症等混淆，需做有关甲状腺功能测定及超声显像检查以资鉴别。

2. 慢性淋巴性甲状腺炎　慢性淋巴性甲状腺炎（chronic lymphocytic thyroiditis）又称自身免疫性甲状腺炎或桥本病（Hashimoto）及桥本炎。其临床分类如下。

（1）Ⅰ型：自身免疫性甲状腺炎（桥本病 1 型）。

（2）ⅠA 型：伴甲状腺肿大。

（3）ⅠB 型：甲状腺不肿大。

特征：甲状腺功能与 TSH 水平正常，抗 Tg 和抗 TPO 抗体阳性。

（4）Ⅱ型：自身免疫性甲状腺炎（桥本病 2 型）。

（5）ⅡA 型：伴甲状腺肿大（典型桥本病）。

（6）ⅡB 型：甲状腺不肿大（原发性黏液性水肿，萎缩性甲状腺炎）。

特征：持久性甲减、TSH 水平升高，抗 Tg 和抗 TPO 抗体阳性。

（7）ⅡC 型：甲状腺炎短期加重，如产后甲状腺炎、寂静性（或无痛性）甲状腺炎，也称为桥本甲亢。

特征：部分病人发病时有短暂性甲亢表现，血清甲状腺激素水平升高，甲状腺吸碘率减低，并出现短暂性甲减，抗 Tg 和抗 TPO 抗体阳性。

慢性淋巴细胞性甲状腺炎是一种自身免疫性疾病，患者血清中可检出效价很高的抗甲状腺各种成分的自身抗体，如抗甲状腺微粒体抗体/抗 TPO 抗体，甲状腺球蛋白抗体（抗 Ig）等。甲状腺组织中存在大量的浆细胞和淋巴细胞浸润以及淋巴滤泡形成。本病患者 T 淋巴细胞是有致敏活性的,相应的主要自身抗原是甲状腺细胞膜。有的患者可同时伴有其他自身免疫性疾病,如恶性贫血、系统性红斑狼疮、类风湿关节炎及1型糖尿病等。遗传因素与自身免疫性疾病的发病机制密切相关。本病有家族聚集现象且女性多发(90%以上),好发年龄30—50岁,男性较女性晚10—15岁。促使本病中甲状腺组织受损的机制尚不明确,可能是抑制性T淋巴细胞,遗传缺陷,对B淋巴细胞功能缺失正常的抑制作用,导致甲状腺自身抗体的产生,并对甲状腺细胞起毒性作用。本病甲状腺大多呈弥漫性肿大,质地坚实,表面苍白,切面均匀呈分叶状,无坏死。疾病初期至中期甲状腺腺泡上皮呈炎症性破坏,基膜断裂,并有淋巴细胞、浆细胞浸润及纤维化形成。后期甲状腺出现广泛的纤维化及大量淋巴细胞、浆细胞浸润以及淋巴滤泡形成,滤泡上皮细胞被破坏。

本病多见于中年女性,其临床表现为甲状腺肿(早中期肿大,晚期缩小),起病缓慢,甲状腺质地坚韧而有弹性如橡皮,其表面较光滑,无结节,无压痛,与周围组织无粘连。本病发展缓慢,有时甲状腺几年内无明显变化,疾病初期甲状腺功能正常,部分病例可出现甲亢,大部分病例出现甲状腺功能减退,发展至甲减。凡中年妇女(或中老年男性,但少见)有较坚实的弥漫型甲状腺肿并伴有锥体叶增大,无论甲状腺功能如何均应该疑为本病,并测定甲状腺球蛋白抗体(70%~80%为阳性)和甲状腺微粒体(抗TPO)抗体(约90%为阳性)。核素扫描显示甲状腺肿并同时有摄碘或摄锝功能减低。随着病情发展淋巴细胞或纤维进行性替代甲状腺实质至甲状腺衰竭。首先是TSH升高为亚临床甲减,随后T_4下降,随后T_3下降而成为临床甲减。超声显像显示早中期甲状腺弥漫性增大,回声不均匀,晚期甲状腺弥漫性萎缩性病变。甲状腺细针穿刺细胞图片中可见成堆淋巴细胞。

慢性淋巴细胞性甲状腺炎的超声显像显示甲状腺两侧叶弥漫性、对称性、轻至中度肿大,表面尚光滑,边界完整,峡部明显增大。内部回声较正常为低,呈不均匀低回声。彩色多普勒血流显像可见血流减少,血流速度减慢。本病后期超声显像显示双侧甲状腺弥漫性缩小,被膜不光滑。甲状腺实质回声不均匀增强,呈现两侧甲状腺弥漫性萎缩性病变。彩色血流明显减少。

超声显像图例,见图8-1至图8-5。

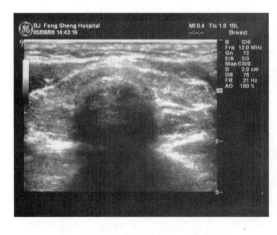

图8-1 慢性淋巴细胞性甲状腺炎
甲状腺左右叶弥漫性萎缩性病变

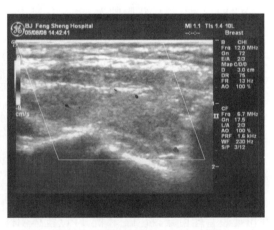

图8-2 慢性淋巴细胞性甲状腺炎
甲状腺左叶萎缩,血流明显减少

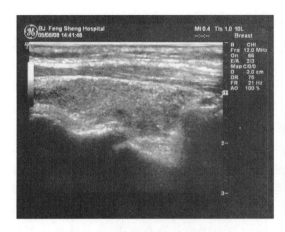

图 8-3 慢性淋巴细胞性甲状腺炎
甲状腺左叶萎缩性病变

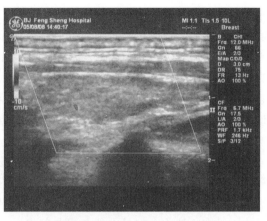

图 8-4 慢性淋巴细胞性甲状腺炎
甲状腺右叶萎缩,血流明显减少

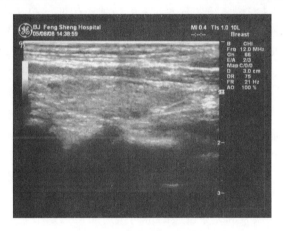

图 8-5 慢性淋巴细胞性甲状腺炎
甲状腺右叶萎缩性病变

（富京山 张 丽 尚玉清）

二、心悸、心房纤颤——甲状腺功能亢进症

例 1. 患者,女性,23 岁,因心悸 1 个月余来诊,心电图表现为窦性心动过速及 ST-T 改变,拟诊为"心肌炎",追问病史,患者 2 个月前因恋爱失败、情感受刺激而发生心悸、出汗、体重下降但饮食并未减少,超声显像检查发现甲状腺轻度增大,甲状腺组织回声轻、中度弥漫性增强,彩色多普勒显示甲状腺血流增多,诊断为甲状腺功能亢进症(轻度),经查血清 T_3,T_4 后确诊为甲状腺功能亢进症。

例 2. 患者,女性,58 岁,因头晕、心悸 4 个月伴恶心、呕吐、气短 1 周来诊。患者 4 个月前检查血压 160/100mmHg,心电图表现为阵发性房颤,口服地高辛及硝苯地平 2 周后仍有心悸、头晕、恶心及气短。彩色多普勒心脏超声检查未见异常,临床诊断为高血压病、冠心病。患者在发病过程中食欲减退、体重减轻、睡眠不佳、易激动。查体:血压 140/90mmHg,消瘦、营养较差,精神不振、平卧位、皮肤弹性差,眼窝凹陷,无颈静脉怒张,双肺无啰音,心界略扩大,心率 88/min，心律失常，心尖部可闻及 2 级收缩期杂音，腹平软，肝肋下 1cm，脾未及，双下肢轻度凹陷性水肿。进一步检查血脂、肝功能、胸部 X 线片及核素心肌显像正常，超声显像检查发现甲状腺弥漫增大、增厚，回声弥漫性增强，血流极为丰富。超声显像诊断甲状腺功能亢进。当即追问病史，患者 1 年来活动后心悸，怕热、多汗，体重减轻近 10kg，但无腹泻，查血清 T_3 336ng/dl，T_4 21.8μg/dl，TSH 3.2μU/ml，甲状腺[131]I 吸收率增高，曲线上升增快。本病最后诊断为甲状腺功能亢进症，甲亢性心脏病，心房颤动。

讨论

甲状腺功能亢进症中常见者为毒性、弥漫性甲状腺肿，即多普勒超声显像表现为"火海征"。其为自身免疫性疾病，临床表现有高代谢症群、弥漫型甲状腺肿、突眼、皮损及甲状腺肢端病。甲状腺以外的表现为浸润性内分泌突眼，可以单独存在，而不伴有高代谢症群。本病特征之一是在血清中存在具有能与甲状腺组织起反应或刺激作用的自身抗体，此种抗体能刺激甲状腺提高其功能，并能引起甲状腺组织增生。目前认为，自身抗体的产生主要与基因缺陷相关的抑制性 T 淋巴细胞(Ts)功能降低有关。T 淋巴细胞功能缺陷导致辅助 T 细胞不适当致敏，并在可能由于病毒感染引起的白介素Ⅰ、白介素Ⅱ作用的参与下，使 B 细胞产生抗自身甲状腺抗体。甲状腺和眼球后组织均有明显的淋巴细胞浸润，说明还有细胞介导免疫参与。毒性弥漫型甲状腺肿，甲状腺呈弥漫性肿大，血管丰富，并多有扩张，甲状腺滤泡上皮细胞增生呈柱状，泡壁增生呈乳突状突起，向滤泡腔内生长，高尔基体肥大，附近有许多囊泡，内质网发育良好，有很多核糖体、线粒体，数目增多。甲状腺组织中还有弥漫性淋巴细胞浸润，甚至出现淋巴组织生发中心。在浸润性突眼患者中，其球后结缔组织增生及眼外肌增粗水肿，由于还有较多黏多糖和透明质酸沉积及淋巴细胞和浆细胞浸润所致。甲状腺激素分泌过多的病理生理作用是多方面的，主要在于促进蛋白质合成，促进产热作用以及与儿茶酚胺具有相互促进作用，从而影响各种代谢和脏器的功能。如甲状腺激素增加基础代谢率，加速多种营养物质的消耗，包括肌肉的消耗。甲状腺激素和儿茶酚胺的协同作用加强儿茶酚胺在神经、心血管及胃肠道等脏器的兴奋和刺激。毒性弥漫性甲状腺肿多发生于女性，男女比率为 1:(4～6)，其中以 20－40 岁最多见，起病缓慢，典型表现者为高代谢症群、弥漫性甲状腺肿大和眼征 3 方面的表现均较明显，病情较轻者易与神经症混淆。一些病人可以有某些特殊症状，如突眼、恶病质或肌病为主要表现。老年人和儿童患者临床表现常不典型。近年来，由于诊断水平的提高，轻症和症状不典型者的发现逐渐增多，患者常有心血管系统症状，如诉心悸、气短、稍活动即有明显加剧，严重者可出现心律失常、心脏扩大和心力衰竭等严重表现。具有诊断意义的临床表现是怕热、多汗、易激动、多食伴消瘦、静息时心动过速、突眼、甲状腺弥漫性肿大等。如能在肿大的甲状腺发现血管杂音、震颤，则更有诊断意义。本病患者的甲状腺素水平常为正常的 10 倍。

超声显像可见甲状腺呈弥漫性、对称性、均匀性肿大，可增大为正常的 2～3 倍。被膜光滑，内部回声为均匀的中等回声或稍强，无结节。彩色多普勒血流显像显示增大的甲状腺内血管增多、血流加速、彩色血流异常丰富，有学者称之为"甲状腺火海"(thyroid inferno)。收缩期血流速度峰值明显增高，可达正常的 2 倍以上。

老年甲状腺功能亢进症患者常常缺乏典型的代谢亢进表现，多以房颤、心脏扩大或心力衰竭来诊，所以首诊时多考虑心脏疾病而不容易想到甲亢。甲亢性心脏病诊断标准是甲状腺功能亢进伴以下情况之一：①心脏扩大；②心力衰竭；③心律失常（应除外其他器质性心脏病）。国内一组 120 例甲亢性心脏病中以中老年女性患者为多，男女比例1:4.2。其典型症状为食欲亢进、体重下降及腹泻 3 项,其中 25.8％患者甲亢功能亢进症状不典型,只有以上 3 种症状中的 1 种,42.4％患者表现为食欲减退,35.8％患者甲状腺无血管杂音,但大多数(97.5％)的患者有体重减轻。以上 120 例患者中有近 20％发生误诊或漏诊,分别误诊为冠心病,高血压心脏病,先天性心脏病房缺,心肌炎,扩张型心肌病,肺源性心脏病和自主性神经功能紊乱等。为了提高甲亢性心脏病诊断的准确率,及时治疗避免病情延误导致不可逆损害,有学者提出对于不明原因的房颤等心律失常患者不要轻易诊断冠心病,有高血压或慢支病史者也不要轻易以高血压性心脏病或肺源性心病来解释此类患者的房颤原因,心脏扩大而一时找不到原因者不要轻易诊断为扩张型心肌病,对窦性心动过速伴有心电图非特异性 ST-T 改变者不要轻易诊断为心肌炎。此时需详细询问病史,重视病人的体重变化,对有食欲缺乏、体重下降者也不要轻易认为是进食过少所致体重下降,应仔细检查甲状腺,及时做甲状腺超声显像检查并常规检查血清 T_3 及 T_4,以免甲状腺功能亢进症的误诊和漏诊。

超声显像图例,见图 8-6 至图 8-9。

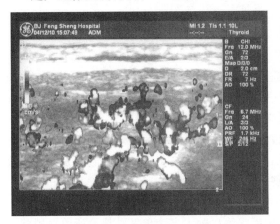

图 8-6 甲状腺功能亢进症

甲状腺体积增大血流极为丰富

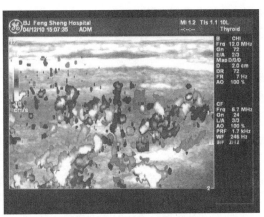

图 8-7 甲状腺功能亢进症

甲状腺体积增大血流极为丰富呈"火海"状

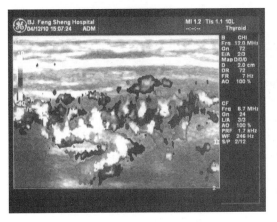

图 8-8 甲状腺功能亢进症

甲状腺体积增大,血流极为丰富

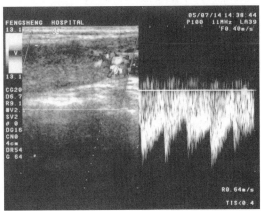

图 8-9 甲状腺功能亢进症

甲状腺功能亢进血流频谱

(富京山 张 丽 尚玉清 刘 洁)

三、甲状腺肿块——甲状腺腺瘤

患者,女性,59岁。发现甲状腺肿块1年余,并明显增大,外院诊断结节性甲状腺肿,来我院B超会诊。超声显像检查甲状腺左叶下段可见一个2.9cm×2.0cm,边界清楚的椭圆形中低回声结节,并可见周边彩色血流绕行,超声提示甲状腺腺瘤。

讨论

1. 甲状腺腺瘤 甲状腺腺瘤是甲状腺最常见的肿瘤。肿块大小从数毫米至3~5cm,有时达10cm以上,有完整包膜。大的肿块可压迫周围组织。病理组织学分为滤泡性腺瘤和乳头状腺瘤两种,前者较为常见,后者有较大的恶变倾向。本病多发生于20—40岁女性,多数患者无自觉症状。肿瘤多单发、局限于甲状腺一侧腺体内,呈圆形或椭圆形、表面光滑、质地稍硬、无压痛。乳头状腺瘤发生囊内出血时,瘤体可迅速增大,局部胀痛。甲状腺腺瘤可以缓慢生长,或长期维持原状,或发生退行性变,亦可发展成自立性腺瘤继发甲亢(发生率约20%),还可发生恶性变(发生率约10%)。

滤泡性甲状腺腺瘤较多见,超声显像为实质性肿块。甲状腺局限性增大,可见单个或数个圆形或椭圆形、包膜完整的中低回声肿块,边缘光滑。肿瘤周围有时可有晕环,后方无衰减。肿瘤周围甲状腺组织无异常。腺瘤可发生退行性改变、坏死、出血、囊性变、纤维化、钙化等。超声显像可显示相应的不规则无回声区和钙化强回声斑。

乳头状腺瘤超声显像可显示为轮廓规则、边界清晰的液性无回声区,有完整包膜,后方回声增强。囊壁较厚,壁上有中等回声的乳头状结构突向囊内,可有多房间隔。彩色多普勒血流显像可见血流环绕现象,腺瘤内部可显示较丰富的彩色血流。

2. 甲状腺肿块鉴别诊断 对甲状腺性质不明肿块特别是单个肿块的鉴别诊断甚为重要,实际上就是甲状腺肿块的良、恶性鉴别诊断,因为甲状腺癌肿大多为单发肿块。所以对甲状腺单发肿块应特别注意。有甲状腺肿块的疾病有结节性甲状腺肿、良性的甲状腺腺瘤和恶性的甲状腺癌,其鉴别要点,见表8-1。

表8-1 甲状腺肿块鉴别诊断

	病因、病理及临床表现	二维超声显像	彩色多普勒血流显像
结节性甲状腺肿	在单纯性甲状腺肿基础上不均匀增生;单发结节至多发结节;4%~7%可恶变	甲状腺不规则、不对称增大,单个或多发结节、边界不清且不完整,结节外无正常甲状腺组织	彩色血流减少
甲状腺腺瘤	最常见,呈圆形、椭圆形有完整包膜,可单发或多发;分为滤泡性与乳头状腺瘤,后者可恶变(10%~20%)	单个或多个边缘光滑、有完整包膜和晕环的中低回声实质性肿块,肿块周围甲状腺组织乳头状腺瘤为厚壁囊性无回声,壁上见乳头突向囊内,有完整包膜	肿瘤内彩色血流丰富,周边见环状彩色血流

（续　表）

	病因、病理及临床表现	二维超声显像	彩色多普勒血流显像
甲状腺癌	早期无明显症状,在预诊为结节性甲状腺肿或甲状腺腺瘤中常发现早期癌;乳头状和滤泡腺癌占80%;病程慢,肿块迅速长大	形态不规则低回声、无包膜、向周围组织浸润,可见颈部淋巴结肿大	肿块内血流丰富,可引出动脉频谱,但无环状血流

超声显像图例,见图 8-10 至图 8-15。

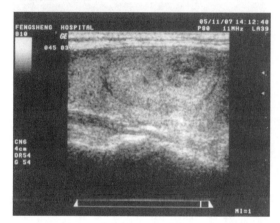

图 8-10　甲状腺肿块
甲状腺腺瘤

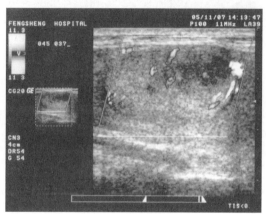

图 8-11　甲状腺肿块
甲状腺腺瘤血流显示

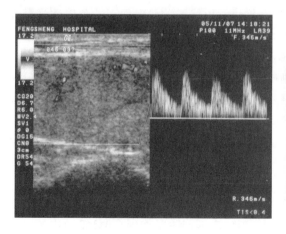

图 8-12　甲状腺肿块
甲状腺腺瘤动脉血流频谱

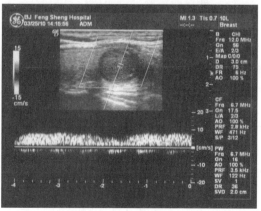

图 8-13　甲状腺肿块
甲状腺腺瘤静脉血流频谱

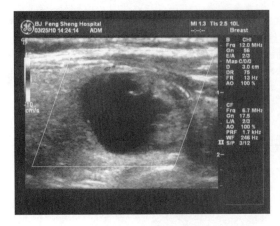

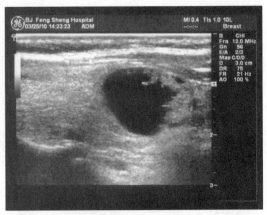

图 8-14　甲状腺肿块
甲状腺囊腺瘤血流显示

图 8-15　甲状腺肿块
甲状腺囊腺瘤

（富　玮　仝春芳）

四、甲状腺多发结节——结节性甲状腺肿

患者,女性,54 岁。甲状腺肿大伴憋胀感 2 年。查体甲状腺不规则肿大,触诊发现多个大小不等的结节,质硬,无压痛。超声显像检查甲状腺非对称性增大,被膜不光滑,甲状腺实质回声不均匀,并可见多个不均匀高回声结节,最大 3.4cm×2.7cm,整个甲状腺实质内彩色血流减少。超声显像提示结节性甲状腺肿。

讨论

结节性甲状腺肿又称腺瘤样甲状腺肿,通常由单纯性甲状腺肿发展而来。单纯性弥漫性甲状腺肿未经及时治疗,病变继续发展,扩张的滤泡聚集成数个大小不等的结节,反复增生和不均匀复发,逐渐形成结节性甲状腺肿。有些结节因血液供应不良,可发生退行性变而引起囊肿形成或纤维化、钙化等改变。有缺碘、高碘倾向或久用致甲状腺肿大的食物和药物的人群易出现甲状腺肿大,女性多见,年龄较大,为散发性。甲状腺肿早期呈弥漫性,后期为结节性,即为结节性甲状腺肿。结节常多发,早期一般无症状,可存在多年无明显变化。若肿大的甲状腺压迫气管,可产生憋气症状。如结节内有坏死、出血,可突然增大并伴有疼痛。如果短期内结节明显增大,除囊内出血外,应高度警惕结节性甲状腺肿恶变的可能性。另外,结节性甲状腺肿大亦可继发甲状腺功能亢进。

结节性甲状腺肿的超声显像显示为甲状腺被膜不光滑;甲状腺两叶非对称性不规则增大,内见多发性、大小不等的结节;结节边界不清楚,不完整,内部回声不均匀;部分结节内部可因发生坏死、出血、囊性变、纤维组织增生、钙化等,而有不同的超声显像表现。结节间甲状腺组织回声多有不均匀增强,亦为纤维组织增生所致。彩色多普勒血流显像示血流减少,流速<40cm/s。

与结节性甲状腺肿鉴别的疾病有甲状腺瘤、甲状腺癌和甲状腺炎。经病史、体检、超声显像检查、生化检测(抗甲状腺球蛋白抗体、抗甲状腺微粒体抗体等)及穿刺活检等,可在术前得到一定程度的鉴别,但最终需做组织病理检查明确诊断。重点是与甲状腺癌和甲状腺炎鉴别,因为处理的原则和方法差别很大。

超声显像图例,见图8-16。

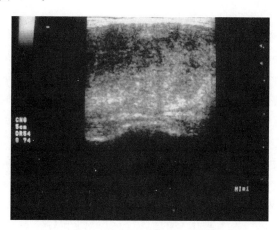

图8-16 甲状腺多发结节
结节性甲状腺肿

(富 玮 张玉霞)

五、心悸、消瘦、怕热、多汗伴甲状腺肿大——桥本病伴甲状腺功能亢进

患者,女性,56岁。心悸、消瘦、怕热、多汗6个月,颈前部肿大1个月。患者6个月前无明显诱因出现心悸、怕热、多汗,逐渐消瘦,体重下降2.5kg。无明显食欲增强。外院诊断"Graves病",给予他巴唑等药物治疗后症状仍反复(服用剂量不详,服药后2个月自行停药)。1个月前发现颈部肿大,表面无红肿,无伴疼痛,按压无不适,为明确诊断来院诊治。患者发病以来无畏寒发热、咽喉疼痛;无呼吸困难、吞咽困难、声音嘶哑等;无胸痛、咳嗽、咯血等。精神食欲好,大小便正常。患者3年前患膀胱癌早期,行电切术,至今未复发。

1. 查体 体温36.8℃,脉搏96/min,呼吸22/min,血压120/70mmHg。神清,精神好。皮肤黏膜无苍白、潮红。全身浅表淋巴结未触及肿大,颈软、气管居中,双侧甲状腺Ⅱ度肿大,质坚实、无压痛。甲状腺为触及震颤,听诊未及血管杂音。心率96/min,心律整,各瓣膜听诊区未闻及病理性杂音。腹部软,无压痛反跳痛,未触及肿物,肝脾不大,肝肾区无叩击痛,移动性浊音(-),肠鸣音正常。四肢、关节及神经系统检查未见异常。

2. 实验室检查 T_3 4.15nmol/L,T_4 180.66nmol/L,TSH 6.287mU/L。甲状腺微粒体抗体TMAB结合率42.7%,甲状腺球蛋白抗体TRAB结合率37%,血沉26mm/h。肝功能等检查未见异常。

3. 颈部超声显像检查 双侧甲状腺肿大,左叶6.0cm×4.6cm×4.2cm,右叶5.5cm×4.1cm×3.7cm,被膜欠光滑,其内回声均匀减低,彩色血流丰富(但不如典型甲状腺功能亢进明显),颈部淋巴未见肿大。颈部超声提示:双侧甲状腺弥漫性肿大。在超声引导下行组织穿刺,病理报告为慢性淋巴细胞性甲状腺炎。

讨论

慢性淋巴细胞性甲状腺炎又称桥本病,是常见的慢性自身免疫性甲状腺炎,也是目前研究和报道最多的器官特异性自身免疫性疾病。一般认为,桥本病早期发生甲状腺功能减退的机会较少,但甲状腺切除术后极易发生甲减。本病一般根据甲状腺肿大,基础代谢率减低、甲状腺摄^{131}I减少,结合血清中自体抗体(如甲状腺球蛋白抗体和甲状腺微粒体抗体)的存在而得出诊断。但是,许多桥本病的患者表现为甲状腺结节,如果临床上并无明确的上述特征时,很难确定诊断。多数病例临床诊断为结节性甲状腺肿或甲状腺腺瘤而手术,合并甲状腺功能亢进者则按甲亢处理。甲状腺结节质地硬者常怀疑甲状腺癌而手术切除。诊断本病最有价值的是甲状腺抗体,有半数以上的患者并不增高。另外,甲状腺自身抗体的轻-中度增高也见于甲状腺功能亢进及甲状腺癌等疾病。有报道称,超声显像检查对本病诊断阳性率不高,18%~77%的患者可根据超声显像检查发现甲状腺肿大,表现为弥漫性低回声,但这种表现是非特异性的,核素扫描对于检查甲状腺结节有意义,而对诊断本病并无必要,有可能会误导诊断,因为桥本病的扫描图像类似于Graves病、结节性甲状腺肿或甲状腺腺瘤的图像。此外,本病的摄^{131}I率往往正常或升高,对本病的诊断意义也不大。桥本病主要是采用甲状腺素进行保守治疗,50%~90%的患者,在使用甲状腺激素6个月后,甲状腺肿平均可缩小30%,甲状腺抗体滴度亦可下降,症状可缓解。但是对于临床难以诊断的病例,如合并有明显的甲状腺结节或甲状腺功能亢进及压迫症状,即使怀疑桥本病也应考虑手术治疗。不论采用何种术式,都应切除峡部,以解除甲状腺肿对器官的压迫。术后服用甲状腺素,可有效防止甲减和治疗本病。

超声显像图例,见图8-17至图8-25。

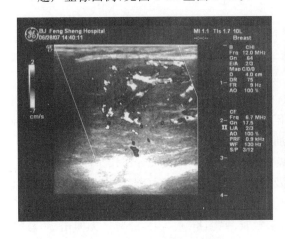

图8-17 桥本病伴甲状腺功能亢进

超声显像显示甲状腺增大但回声减低(与一般甲状腺功能亢进不同),甲状腺内血流丰富,但比一般甲状腺功能亢进为少

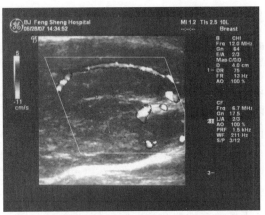

图8-18 桥本病伴甲状腺功能亢进

甲状腺增大,回声减低,血流较丰富

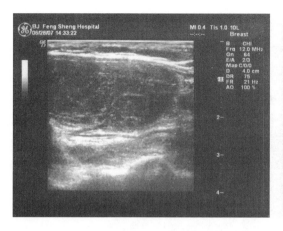

图 8-19 桥本病伴甲状腺功能亢进

甲状腺弥漫性增大

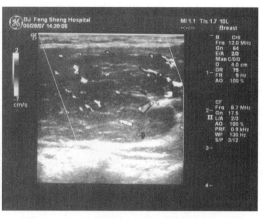

图 8-20 桥本病伴甲状腺功能亢进

图示甲状腺血流

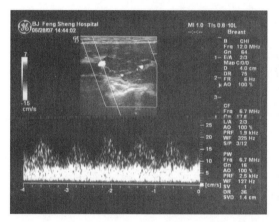

图 8-21 桥本病伴甲状腺功能亢进

图示甲状腺静脉血流频谱

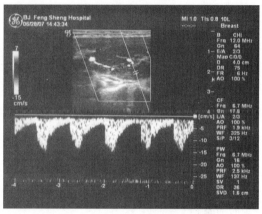

图 8-22 桥本病伴甲状腺功能亢进

图示甲状腺动脉血流频谱

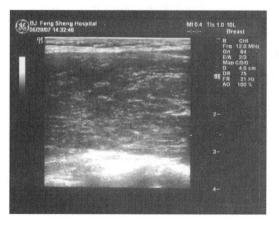

图 8-23 桥本病伴甲状腺功能亢进

图示甲状腺右叶弥漫性增大,回声减低

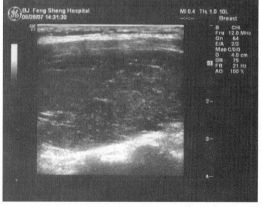

图 8-24 桥本病伴甲状腺功能亢进

图示甲状腺左叶弥漫性增大,回声减低

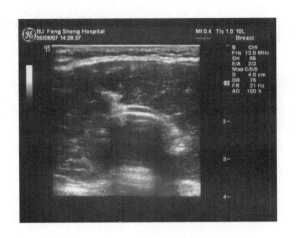

图 8-25　桥本病伴甲状腺功能亢进

图示甲状腺峡部增大，回声减低

（富　玮　尚玉清　刘　洁）

六、心悸、消瘦、白细胞减少——甲状腺功能亢进伴脾功能亢进

患者，女性，59 岁。心悸、消瘦、怕热 1 年余。患者自 1 年前无明显诱因出现心悸、烦躁、怕热、多汗、食量增多但消瘦，当时就医按"甲状腺功能亢进"诊治，予以"他巴唑"等药物治疗，症状减轻，体重略有增加。服药 5 个月后自行停药，上述症状再次发生，经查血清甲状腺素升高而诊为"甲状腺功能亢进复发"，再次给予"他巴唑"口服。近 2 个月查血白细胞明显减低而停用"他巴唑"。

1. **查体**　体温 36.8℃，脉搏 104/min，呼吸 22/min，血压 115/75mmHg。神志清，精神差，轻度突眼，皮肤晦暗，无出血点，全身表浅淋巴结无肿大。颈软，气管居中，双侧甲状腺二度弥漫性肿大，质软、无压痛，未触及结节，可触及轻度震颤，听诊可闻及血管杂音，胸廓无畸形。心率 104/min，律齐，无杂音。双肺（一）。腹部略膨隆，无压痛及反跳痛，肝肋下 2cm，脾肋下 3cm，质中等。双肾区无叩击痛，移动性浊音可疑，肠鸣音正常，脊柱及四肢无异常。

2. **实验室检查**　血清 T_3 5.46nmol/L，T_4 280.67nmol/L，TSH 0.014mIU/L，FT_3 25.62pmol/L，FT_4 62.17pmol/L。血常规白细胞 3.51×10^9/L，中性粒细胞 0.44，淋巴细胞 0.41，单核细胞 0.14，嗜酸性粒细胞 0.005，红细胞 3.86×10^{12}/L，血红蛋白 120g/L，血小板 8.1×10^9/L。血生化检查：谷草转氨酶 46U/L，谷丙转氨酶 40U/L，转肽酶（GGT）34U/L，乳酸脱氢酶（LDH）116U/L，碱性磷酸酶（ALP）76U/L，总胆红素 40.3μmol/L，直接胆红素 25.1μmol/L，间接胆红素 15.2μmol/L，总蛋白 66.0g/L，白蛋白 35.0g/L，球蛋白 31.0g/L，白蛋白/球蛋白 1.2，血沉 26mm/1h，血糖 4.7mmol/L。

3. **胸部 X 线检查**　心、双肺、膈未见异常。

4. **超声显像检查**　双侧甲状腺增大，被膜不光滑，回声不均匀增强，彩色血流丰富，甲状腺左叶上动脉峰值血流 108cm/s；甲状腺右叶上动脉峰值血流 126cm/s；肝脏增大，肝被膜不光滑,肝内血管欠清晰,肝实质回声不均匀增强,尾叶 3.0cm,肝门静脉 1.5cm;脾厚 5.9cm,肋下 3cm。

讨论

1. 本例患者有如下特点。

(1)老年女性。

(2)心悸、手颤、消瘦、怕热、多汗等甲状腺功能亢进症状明显。

(3)心率增快,甲状腺二度弥漫性肿大,可触及轻度震颤,可闻及血管杂音。

(4)超声显像检查提示双侧甲状腺弥漫性增大(甲状腺功能亢进)。

(5)白细胞、红细胞、血小板等均减少。

(6)超声显像检查提示肝硬化、脾大。

(7)甲状腺功能亢进用"他巴唑"等药物治疗后,症状虽有缓解,但白细胞明显减少,给治疗带来困难。

2. 甲状腺功能亢进患者见心悸、心房纤颤——甲状腺功能亢进症内容。

3. 脾功能亢进(hypersplenism)是一种临床表现为脾大,一种或多种血细胞减少,而骨髓造血细胞相应增生的综合征,切除脾脏后血象可恢复正常,临床症状缓解。

脾功能亢进可分为原发性与继发性 2 种类型。

(1)原发性脾功能亢进:有原发性脾脏增生、非热带性特发性脾大、原发性脾性粒细胞减少、原发性脾性全血细胞减少、脾性贫血或脾性血小板减少症。

(2)继发性脾功能亢进:可有下列病因①急性感染,如病毒性肝炎,或传染性单核细胞增多症;②慢性感染,如结核、布氏杆菌病、疟疾等;③充血性脾增大即肝门脉高压,有肝内阻塞性(如门脉性肝硬化、坏死后肝硬化等);④炎症性肉芽肿,如系统性红斑狼疮、类风湿关节炎、Felty 综合征及结节病等;⑤恶性肿瘤如淋巴瘤、白血病及癌肿转移等;⑥慢性溶血性贫血及海洋性贫血等;⑦类脂质沉积症;⑧骨髓增生症如真性红细胞增多症、骨髓纤维化等;⑨其他尚有脾动脉瘤及海绵状血管瘤等。

脾功能亢进可发生血细胞减少,其发病机制为过分阻流作用。正常人脾没有红细胞或白细胞的贮存作用,但可贮存 1/3 的血小板和部分淋巴细胞。当脾病理性增大时可有 50%～90% 的血小板及淋巴细胞在脾内阻流,另有 30% 以上红细胞亦可在脾内阻流,因此即可导致周围血中血小板和红细胞减少。脾的过分筛选和吞噬作用:脾功能亢进时,脾脏内单核-巨噬细胞系统过度活跃,脾索内异常红细胞明显增多,并可为巨噬细胞所清除,也是导致周围血中红细胞减少的原因。

脾功能亢进时实验室检查还可有红细胞、白细胞或血小板单独或同时减少。一般早期病例可有白细胞或血小板减少,晚期病例可以发生全血细胞减少。另有部分病例还同时出现血细胞成熟障碍,骨髓呈现造血细胞增生象。

严重的脾功能亢进患者可有全血细胞下降,此时应与再生障碍性贫血相区别。再生障碍性贫血(aplastic anemia)简称再障,系由多种病因引起,以造血干细胞数量减少和质的缺陷为主所致的早性障碍,导致红骨髓总容量减少,代以脂肪髓,骨髓中无恶性细胞浸润、无广泛网硬蛋白纤维增生,临床上以全血细胞减少为主要表现的一组综合征。1987 年第四届全国再障学术会议修订的再障诊断标准如下。①全血细胞减少,网织红细胞绝对值减少。②一般无脾大。③骨髓检查显示至少一部分增生减低或重度减低(如增生活跃,巨核细胞应明显减少,骨髓小粒成分中应见非造血细胞增多。有条件者应做骨髓活检等检查)。④能除外其他引起全血细胞减少的疾病,如阵发性睡眠型血红蛋白尿、骨髓增生异常综合征中的难治性贫血、急性造血功能停滞、骨髓纤维化、急性白血病、恶性组织细胞病等。⑤一般抗贫血药物治疗无效。

超声显像图例,见彩图 19 和图 8-26。

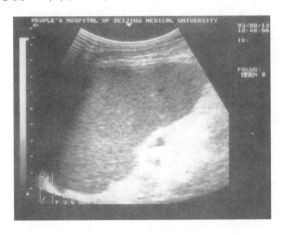

图 8-26　甲状腺功能亢进症伴脾功能亢进(脾大)

（富　玮　范安娜　胡淑芳）

七、甲状腺弥漫性病变超声鉴别诊断

患者,女性,58 岁。因消瘦、疲乏无力,怕冷,眉毛脱落 3 年。近 4 个月来上述症状加重,伴有怕冷、汗少、食欲欠佳、脱毛脱屑等症。

体格检查:体温 36.1℃,脉搏 62/min,呼吸 18/min,表情淡漠,语速较慢。全身皮肤呈暗蜡黄色,巩膜无黄染。皮肤粗糙,眉毛、睫毛、腋毛、阴毛稀疏。双肺(-),心界稍大,心尖部可闻双期杂音。腹软,无压痛,未触及包块。肝脾未触及,双下肢轻度水肿。

实验室检查:血红蛋白 96g/L,红细胞 3.58×10^{12}/L,胆固醇 6.7mmol/L(正常值<5.6mmol/L),三酰甘油 1.4mmol/L(正常值 0.9~1.8mmol/L),低密度脂蛋白 3.90mmol/L(正常值 2.29~3.1mmol/L),高密度脂蛋白 2.6mmol/L(正常值 0.78~2.08mmol/L),磷酸肌酸激酶 69U/L,乳酸脱氢酶 131U/L,T_3 4.1pmol/L(正常值 2.5~6.3pmol/L),T_4 12.1pmol/L(正常值 10~23pmol/L),TSH 8.06U/ml(正常值 0.4~4U/ml)。

超声显像检查:双侧甲状腺增大,被膜不光滑,其内回声不均匀增强,未见局限性异常回声。甲状腺实质内彩色血流甚少。肝、胆、胆管、胰、脾、肾均未见异常。超声提示为甲状腺弥漫性病变(桥本甲状腺炎)。

讨论

1. 慢性淋巴细胞性甲状腺炎　慢性淋巴细胞性甲状腺炎又称桥本病,是常见的慢性自身免疫性甲状腺炎,也是目前研究和报道最多的器官特异性自身免疫性疾病。一般认为,桥本病早期发生甲减的机会较少,但甲状腺切除术后极易发生甲减。本病一般根据甲状腺肿大,基础代谢率减低、甲状腺摄[131]I 减少,结合血清中自体抗体(如甲状腺球蛋白抗体和甲状腺微粒体抗体)的存在而得出诊断。但是,许多桥本病的患者表现为甲状腺结节,如果临床上并无明确的上述特征时,很难确定诊断。多数病例临床诊断为结节性甲状腺肿或甲状腺腺瘤而手术,合并甲状腺功能亢进者则按甲亢处理。甲状腺结节质地硬者常怀疑甲状腺癌而手术切除。诊断本病最有价值的是甲状腺抗体,有半数以上的患者并不增高。另外,甲状腺自身抗体的轻-中度增高也见于甲状腺功能亢进及甲状腺癌等疾病。本病的摄[131]I 率往往正常或升高,对本病的诊断意义也不大。桥本病主要是采用甲状腺素的保守治疗,50%～90%的患者,在使用甲状腺激素 6 个月后,甲状腺肿平均可缩小 30%,甲状腺抗体滴度亦可下降,症状可缓解。但是对于临床难以诊断的病例,如合并有明显的甲状腺结节或甲亢及压迫症状,即使怀疑桥本病也应考虑手术治疗。不论采用何种术式,都应切除峡部,以解除甲状腺肿对器官的压迫。术后服用甲状腺素,可有效防止甲减和治疗本病。

2. 甲状腺弥漫性病变 甲状腺弥漫性病变包括毒性、弥漫性甲状腺肿(甲状腺功能亢进症)、单纯性甲状腺肿(地方性甲状腺肿)以及急、慢性甲状腺炎。其特点为甲状腺弥漫性肿大,伴有或不伴有甲状腺功能亢进,但无甲状腺结节,其鉴别要点,见表 8-2。

表 8-2　甲状腺弥漫性病变鉴别诊断

	病因、病理及临床表现	二维超声显像	彩色多普勒血流显像
毒性、弥漫性甲状腺肿(甲状腺功能亢进症)	垂体促甲状腺激素增多促使甲状腺组织增生;甲状腺激素可高于正常数倍;突眼、基础代谢增加、自主神经系统异常	甲状腺弥漫性对称性均匀增大,回声略增强	彩色血流异常丰富,称为"甲状腺火海",血流加速可达正常 2 倍
单纯甲状腺肿(地方性甲状腺肿)	缺碘引起甲状腺素合成障碍,引发垂体促甲状腺素增多,使甲状腺代偿增大形成大滤泡,甲状腺功能无异常	甲状腺弥漫性对称均匀增大,回声减低	彩色血流无异常
急性化脓性甲状腺炎	临床少见,多局限在一叶;有红肿、痛,畏寒发热;甲状腺功能可短时减退	甲状腺一叶局部增大、压痛;脓肿形成时为液性低至无回声	彩色血流较为丰富
亚急性甲状腺炎(病毒性甲状腺炎)	有呼吸道感染史;甲状腺弥漫性肿大、触痛;T_3、T_4 升高、血沉加快	甲状腺弥漫性轻度增大、回声减低	彩色血流无异常
慢性淋巴细胞性甲状腺炎(桥本甲状腺炎)	自身免疫性病,女性多见;甲状腺无痛性硬橡皮样肿;常伴峡部及椎体叶增大。甲状腺素可降低	甲状腺弥漫对称性轻-中度增大,回声减低,峡部增大	彩色血流减低

超声显像图例,见图 8-27 至图 8-35。

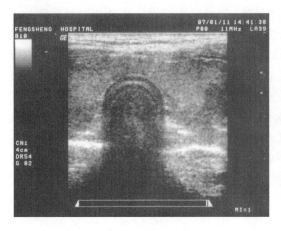

图 8-27 甲状腺弥漫性病变
慢性淋巴细胞性甲状腺炎

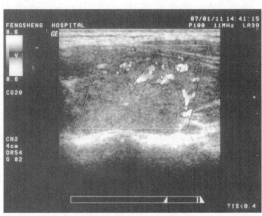

图 8-28 甲状腺弥漫性病变
慢性淋巴细胞性甲状腺炎

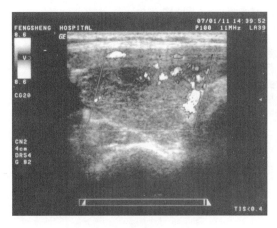

图 8-29 甲状腺弥漫性病变
慢性淋巴细胞性甲状腺炎

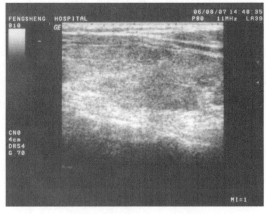

图 8-30 甲状腺弥漫性病变
慢性淋巴细胞性甲状腺炎

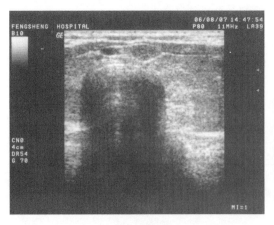

图 8-31 甲状腺弥漫性病变
慢性淋巴细胞性甲状腺炎

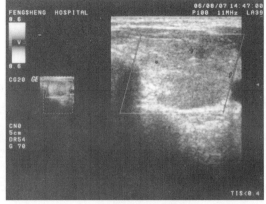

图 8-32 甲状腺弥漫性病变
慢性淋巴细胞性甲状腺炎

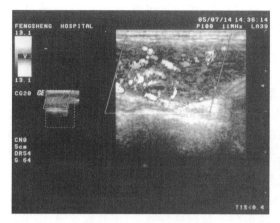

图 8-33　甲状腺弥漫性病变
甲状腺功能亢进

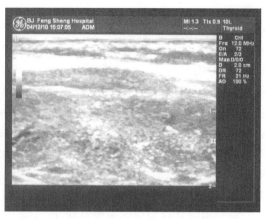

图 8-34　甲状腺弥漫性病变
甲状腺功能亢进

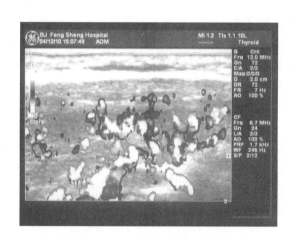

图 8-35　甲状腺弥漫性病变
甲状腺功能亢进,甲状腺血流极丰富

（富京山　张　丽　尚玉清）

八、甲状腺单发结节——甲状腺癌

患者,男性,27 岁。右侧甲状腺发现 2.0cm×2.0cm 单发结节 1 个月,质硬、无压痛。超声显像检查甲状腺右叶中下段可见 1 个 2.1cm×1.8cm 不规则均匀低回声结节。术后病理报告为甲状腺腺癌。

讨论

1. 甲状腺癌是最常见的甲状腺恶性肿瘤,约占全身恶性肿瘤的 1%。发病可见于各年龄层,以 40-50 岁为多,女性明显多于男性。恶性度差别很大。一般认为甲状腺癌与其他器官恶性肿瘤相比,进展缓慢。肿瘤呈灰白色、质硬,常有坏死、出血及囊性变。除向附近颈部淋巴结转移外,还可通过血液转移到肺、骨及其他器官。其病理分型为:①乳头状腺癌:约占60%,多见于40岁以下的青壮年,女性居多。此型往往生长缓慢,属低度恶性,转移多在颈部淋巴结。②滤泡状腺癌:约占20%,多见于中年人,女性稍多于男性。此型发展较快,属中度恶性。主要转移途径是经血液到达肺和骨。③未分化癌:约占15%,常见于老年人,男性较多见。此型发展迅速,属高度恶性,常发生于多年的甲状腺肿或结节基础上,或由其他癌转化而来。腹部初期即可发生局部淋巴转移,或侵犯神经、气管或食管,并常经血液转移至肺、骨等处。④髓样癌:少见,常发生于30-40岁的青壮年,男女发病率差异不大,具有家族遗传倾向。此型恶性程度差别很大,一般为中度恶性,可较早出现淋巴转移且可血行转移至肺、骨。⑤鳞状细胞癌:极为少见,可伴有甲状腺腺瘤、腺癌或炎症性改变。常伴淋巴转移,发展迅速,属高度恶性。

甲状腺癌发病初期多无明显症状,往往只表现为与甲状腺良性病变(甲状腺腺瘤、结节性甲状腺肿等)非常类似的甲状腺肿块。在预诊为结节性甲状腺肿或甲状腺腺瘤的患者当中常可发现早期的甲状腺癌。由于各型甲状腺癌的生物学行为差异很大,所以有不同的临床表现。乳头状腺癌与滤泡状腺癌占甲状腺癌的80%,多见于中青年患者,病程较为缓慢。髓样癌、未分化癌和鳞状细胞癌则进展迅速。在原发灶尚小的时候即可出现颈淋巴结转移或远处转移。局部则在短期内出现因侵犯喉返神经、气管、食管或颈交感神经节引起的声音嘶哑、呼吸困难、吞咽困难及霍纳(Horner)综合征(同侧瞳孔缩小、上眼睑下垂、眼球内陷等)。髓样癌因起源于滤泡旁C细胞,可分泌5-羟色胺和降钙素等,出现腹泻、心慌、颜面潮红和血钙降低等症状和表现。对于有颈部放射线照射史者特别是青少年、患有多年结节性甲状腺肿或甲状腺腺瘤者、有甲状腺癌家族史者以及缺碘地区的人群,应高度警惕甲状腺癌的发生。

甲状腺癌的超声显像表现为形态不规则、轮廓不清晰、向周围甲状腺组织浸润呈"蟹足"样表现的不均匀低回声、无包膜或包膜不完整,可见后方回声衰减。癌肿可因坏死、出血而出现不均质回声和不规则无回声。实质部分可有纤维化或粗糙的沙粒体钙化的斑块强回声,伴有声影。乳头状囊腺癌超声显像可显示自囊壁向囊腔突出的乳头。滤泡状腺癌可显示由于滤泡相互融合而出现的囊性无回声。超声显像还可显示颈部淋巴结肿大。彩色多普勒血流显像显示癌肿内部有丰富的彩色血流,但癌肿边缘不见环状血流显示,此点可与甲状腺腺癌区别。采用超声引导下穿刺行细胞学或组织学活检,可以明确诊断。

2. 甲状腺单发结节诊断思维:在甲状腺内只发现一个性质待定的肿块,称为甲状腺单发结节。在甲状腺肿块中,单发结节极为重要,因为单发结节有癌肿可能,也就是说甲状腺癌大多为甲状腺单发结节。甲状腺单发结节除甲状腺癌以外,还有甲状腺腺瘤、局限增大的甲状腺炎,或者是以单个结节为表现的结节性甲状腺肿(结节性甲状腺肿早期)。在良性结节中甲状腺腺瘤约占甲状腺单发结节的76%。在恶性结节中甲状腺乳头状癌占甲状腺癌的60%～80%。对甲状腺结节性质的判定对正确选择治疗方法极为重要。甲状腺腺瘤病史长、发展慢、长达数年乃至数十年仍为单发结节。结节质地实韧、有弹性(囊性变时较为坚硬)感,外表光滑、边界清楚,随吞咽上下移动。表现为单发结节的结节性甲状腺肿,经过一段较长的时间后,均发生成多发性结节。有甲状腺功能亢进的单个结节患者有甲状腺功能亢进的临床表现。甲状腺癌表面不光滑、不规则、固定、边界不清、质地坚硬、可有压迫症状和颈部淋巴结肿大。甲状腺癌早期与甲状腺腺瘤不易鉴别。放射性核素[131]I或[99]Tc扫描可检查甲状腺结节功能:"热结节"多为甲状腺功能亢进的结节,但也可能是癌(占热结节的4%～8%)。"温结节"多为良性肿瘤,但亦可为高分化癌。"冷结节"可能为甲状腺腺瘤囊性变或出血及癌变。"冷结节"癌的发生率为 20%～30%。二维超声显像和 CDFI 能更进一步判定甲状腺结节的性质,即可以在手术前判定肿块的囊实性和良恶性。

甲状腺结节,特别是单发结节的良恶性判定,在临床和超声显像诊断中非常重要,以下鉴别要点可供参考。

(1)年龄和性别:甲状腺癌可发生于任何年龄,但大多发生在年龄较大者,以女性为多(绝对数量),但小儿及老年男性一旦发生甲状腺单发结节,要警惕其为甲状腺癌。

(2)甲状腺结节与甲状腺癌发病数量:单发甲状腺结节远比甲状腺多发结节多见。

(3)肿块质地:单发光滑、可活动、质地较软的结节大多为良性(未分化癌若有出血、坏死可以相当软)。一个固定、坚硬、无痛的结节当以恶性为多。

(4)结节中发生钙化:癌的可能性小,但有例外,髓样癌亦可发生钙化。

(5)生长速度:生长快的肿块,癌的可能性大,但急剧长大且疼痛的甲状腺肿块则提示为甲状腺瘤内出血,或急性甲状腺炎,而非癌肿。

(6)淋巴结:甲状腺肿块伴有邻近颈部淋巴结肿大者,应考虑为甲状腺癌。

(7)试验治疗:经足量甲状腺素抑制治疗 2～4 个月,肿块无明显缩小或反而增大者,应考虑为癌。

(8)甲状腺肿块引起显著压迫症状或声音嘶哑者,应考虑为癌。

(9)其他检查项目:血清降钙素升高多见于髓样癌;抗甲状腺球蛋白和抗微粒体滴度升高有利于诊断慢性淋巴细胞性甲状腺炎,具有一定特异性。

(10)甲状腺针吸细胞学检查有助于单个甲状腺结节良、恶性鉴别,对诊断慢性淋巴细胞甲状腺炎尤有帮助。

超声显像图例,见图 8-36 至图 8-40。

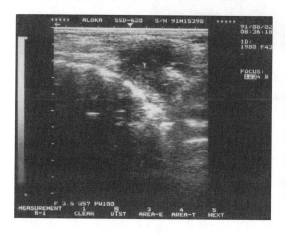

图 8-36 甲状腺单发结节
甲状腺癌

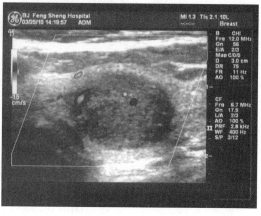

图 8-37 甲状腺单发结节
甲状腺腺瘤

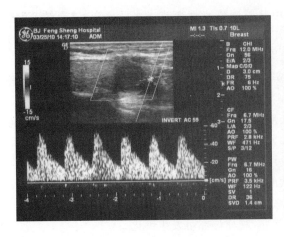

图 8-38　甲状腺单发结节
甲状腺腺瘤血流频谱

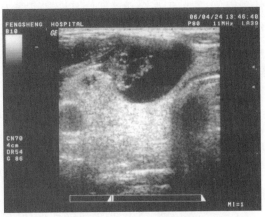

图 8-39　甲状腺单发结节
甲状腺囊腺瘤

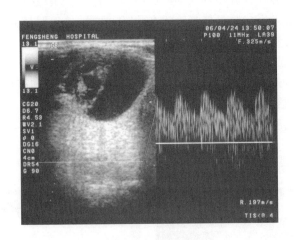

图 8-40　甲状腺单发结节
甲状腺囊腺瘤血流频谱

（富　玮　刘　洁　甘丽云）

九、甲状腺疼痛性肿块——甲状腺血肿

患者,女性,20 岁。发现左侧甲状腺肿块伴疼痛 1 周,逐渐增大,无外伤史,无多食、出汗及其他不适。查体发现甲状腺左叶 3.0cm×2.0cm 肿块,明显触痛。超声显像检查甲状腺左叶下段有 1 个 2.8cm×1.5cm 类圆形囊实性肿块,其周边部为无回声,中心部位为低回声,无包膜,并有血流伸入其低回声内部,超声显像提示甲状腺左叶血肿。追问病史 10d 前患者曾有"感冒、咳嗽",咳嗽较为剧烈。

讨论

正常甲状腺实质回声甚为均匀,当甲状腺外伤引起甲状腺实质内出血及血肿时则可见片状或团块状强弱不等的异常回声,随病程发展可形成局限性无回声或低回声区。近期复查可发现有明显的变化,如回声由强变弱,或小片状无回声区融合成较大回声区。本例为剧烈咳嗽引起的自发性损伤而形成血肿。超声显像诊断甲状腺血肿并不困难,在声像图上其意义在于和甲状腺腺瘤鉴别诊断。甲状腺血肿主要是肿块周边部位为无回声区,且没有包膜,并有血流直接伸入中心部位的正常甲状腺组织,而甲状腺腺瘤则不同。

超声显像图例,见图 8-41 至图 8-43。

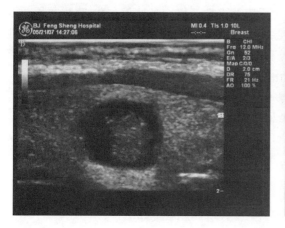

图 8-41　甲状腺血肿

甲状腺血肿

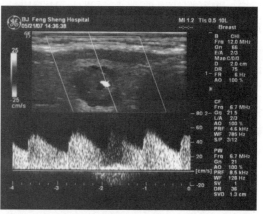

图 8-42　甲状腺血肿

甲状腺血肿血流频谱

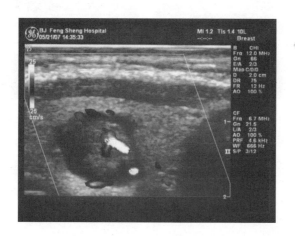

图 8-43　甲状腺血肿

甲状腺血肿血流显示

（富　玮　王　彤　刘　洁）

十、发热、甲状腺肿大伴疼痛——亚急性甲状腺炎

患者,女性,41 岁。1 周来颈前部位疼痛,吞咽时更为明显伴发冷、发热(体温 38.4℃)及

周身酸痛。查体:甲状腺不规则增大伴压痛。超声显像检查:甲状腺非对称性增大,被膜尚光滑,甲状腺组织回声不均匀减低,以右叶明显,伴触痛;彩色多普勒血流显示甲状腺组织内血流不丰富。甲状腺旁可见 2 个直径 0.6cm 的低回声淋巴结。超声显像提示:甲状腺非对称性增大,亚急性甲状腺炎,甲状腺旁淋巴结肿大。

讨论

亚急性甲状腺炎(subacute thyroiditis)又称病毒性甲状腺炎,可能为病毒感染引起的变态反应。甲状腺滤泡破裂,胶质进入间质引起异物反应及炎性变化。多见于女性,病程数周或数月。发病前 1~3 周多有呼吸道感染史。甲状腺可弥漫性肿大,质地偏硬,有触痛。颈前急性疼痛可放射至下颌角、耳、牙床或枕后部。同时有发热,肌肉、关节痛,血清 T_3 与 T_4 升高、血沉增快、α 球蛋白升高等表现。经泼尼松等药物治疗后,症状消失较快。

亚急性甲状腺炎的超声显像表现为甲状腺不同程度的对称性肿大,亦有不肿大者,被膜可正常或增厚。早期甲状腺内部回声为均匀的低回声,后期回声不均。有钙化时可出现斑块状强回声,伴后方声影。甲状腺滤泡退行性改变可致低回声区出现。

超声显像图例,见图 8-44 至图 8-49。

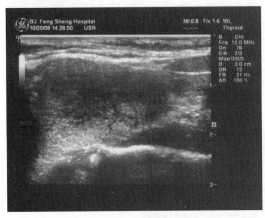

图 8-44　亚急性甲状腺炎
甲状腺左叶不均匀弥漫性减低

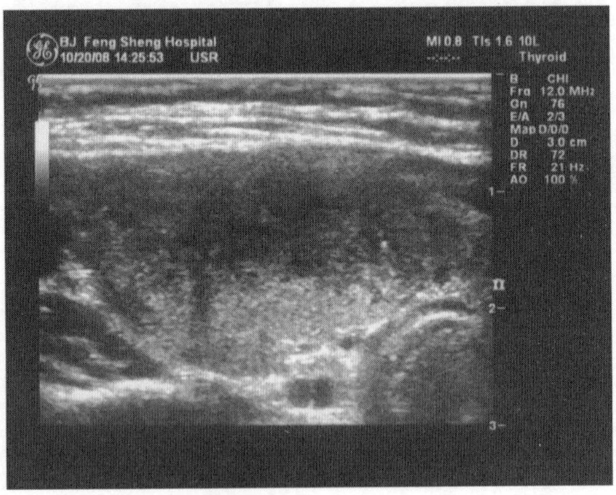

图 8-45　亚急性甲状腺炎
甲状腺右叶不均匀弥漫性减低

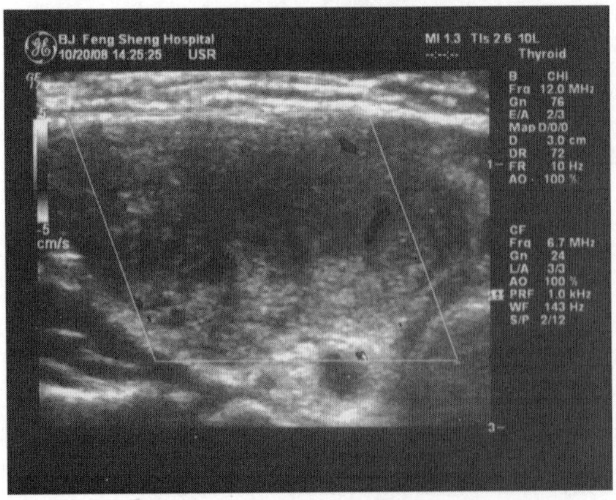

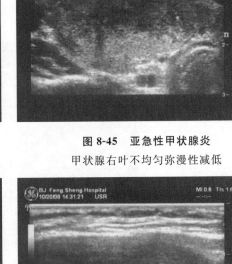

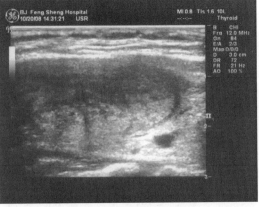

图 8-46　亚急性甲状腺炎
甲状腺组织内血流无异常(排除了恶性病变)

图 8-47　亚急性甲状腺炎
甲状腺弥漫性病变

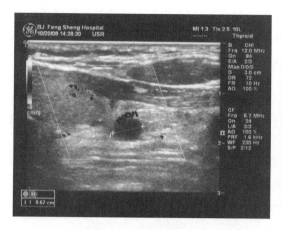 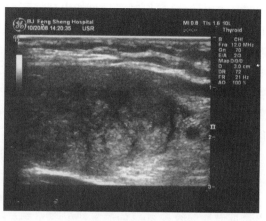

图 8-48　亚急性甲状腺炎
甲状腺旁淋巴结良性肿大

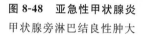

图 8-49　亚急性甲状腺炎
甲状腺弥漫性病变

（富　玮　章红利　苟晔含）

十一、原发性甲状旁腺功能亢进症

　　患者,男性,20 岁。外院 B 超诊断双肾"髓质海绵肾",要求我院 B 超会诊。超声显像检查显示肝、胆、胰、脾未见异常。双肾形态大小正常,肾被膜光滑,肾皮质、髓质分界清楚,皮质厚度、回声正常,肾髓质增大,回声增强,成为均匀高回声的矩形体,肾盂肾盏不扩张。超声提示双肾肾钙质沉积症。当即给患者做了甲状旁腺检查,发现有 3 个甲状旁腺腺瘤。实验室检查血常规及尿、便常规均正常。两次查尿本-周蛋白(一),碱性磷酸酶 191U/L,血沉 49mm/1h,血白蛋白/球蛋白为 4.2/2.1,肝、肾功能正常,血钙 4.6mmol/L,血磷 0.9mmol/L,血钠 151mmol/L,血钾 3.5mmol/L,血氯 116mmol/L。24h 尿钙 212mg,磷 334mg,血 pH7.35,PCO_2 6.5Pa;PO_2 12.6kPa;HCO_3^- 27.5mmol/L;氧饱和度 96.8%。血免疫球蛋白正常,甲状腺功能正常,骨髓穿刺正常。

讨论

　　临床所见的甲状旁腺肿瘤(甲状旁腺腺瘤、甲状旁腺癌)和瘤样病变(甲状旁腺增生)几乎均表现为原发性甲状旁腺功能亢进。原发性甲状旁腺功能亢进好发于停经的女性,发病高峰年龄为 63-73 岁,男女发病比例为 1:4。

　　原发性甲状旁腺功能亢进症的病因尚未明确,许多研究报道原发性甲状旁腺功能亢进患者的甲状旁腺细胞对钙浓度的辨识能力有缺陷,或因癌基因的过度表达,或抑癌基因失活形成单株肿瘤。此外,雌激素、颈部放射治疗和遗传因素均可能是致病的重要原因。在经手术证实的原发性甲状旁腺功能亢进患者中,绝大多数由甲状旁腺腺瘤所引起,其次是甲状旁腺增生。4 个腺体都增生者,常伴有家族性发病的多发性内分泌肿瘤综合征。甲状旁腺癌引起的原发性甲状旁腺功能亢仅占 1%。

　　甲状旁腺激素(parathyroid hormone,PTH)过度分泌时,可引起肾、骨及小肠等器官反应增强,导致血中游离钙上升。初期血钙呈间歇性升高,多数患者血钙仅略有增高(低于

2.875mmol/L)。一段时间后可能出现持续性增高。约半数患者肾小管对磷的再吸收能力降低，可出现低血磷、高尿磷。此外，白蛋白与钙离子结合力降低，骨骼脱钙增加，出现明显代谢障碍。因骨骼组织吸收增加，尿中羟脯氨酸和血中碱性磷酸酶增高。PTH 还可经过 25-羟基维生素 D_3 转变为 $1,25\alpha$-$(OH)_2D_3$，从而活性降低，出现维生素 D_3 缺乏征象。骨骼可表现为囊状纤维骨炎，骨质软化。维生素 D_3 缺乏患者，小肠对钙的吸收明显增强，血钙浓度明显增高，易形成尿路结石。血钙高时还可刺激胃窦 G 细胞分泌促胃液素，导致胃酸增加，而形成消化性溃疡。

原发性甲状旁腺功能亢进因病期的不同可有不同的临床表现。有症状的原发性甲状旁腺功能亢进可单一或合并出现肾脏、骨骼和其他方面的全身症状和体征，临床表现有 3 种类型。

1. 肾型　约占 70%，主要表现为尿路结石，较少表现为肾髓质的肾钙质沉积症。尿钙排出量可增加。约有 20% 的原发性甲旁亢患者尿钙排出量＞250mg/d。

2. 肾骨型　约占 20%，主要表现为尿路结石和骨骼的脱钙病变。

3. 骨型　约占 10%，主要表现为骨骼的脱钙病变。病变的骨骼(常见于颅骨、指骨、股骨、胫骨、骨盆、腰椎等)感觉疼痛，并呈结节性增厚，凹凸不平，弯曲或畸形，有时发生病理性骨折。超声显像检查可见多个囊肿或巨细胞瘤样病变(囊状纤维性骨炎)。

患者可表现有其他全身性病症，如肌肉疲乏无力，食欲减退，恶心、呕吐和便秘，甚至出现吞咽困难(咽肌无力)。这些症状的发生是由于血钙增加使神经肌肉的应激性减低，致全身肌肉张力低下，胃肠蠕动减弱所致。部分(10%)患者可并发胃、十二指肠溃疡，并可引起上消化道出血，这多是由于高钙血症刺激胃液素分泌增加，或血钙增高促使迷走神经末梢释放乙酰胆碱过多，进而使胃酸分泌增加所致。约 7% 的病人可并发急性胰腺炎，这可能由于胰管内钙质沉积或高血钙情况下，胰蛋白酶原被激活而发生。另外，有些病人还可以出现精神障碍、多饮、多尿、关节痛、高血压、贫血及胆囊结石等。

原发性甲状旁腺功能亢进症的诊断主要依靠临床综合指标，血钙值、钙磷比值及肾小管磷回吸收试验等。大多数病例经过多次检查血钙增高，血磷降低，尿中钙排出量增多时可确诊。特别是肾脏超声显像检查显示肾钙质沉积症或肾结石，甲状旁腺超声显像检查发现甲状旁腺腺瘤即可确定诊断。血清 PTH 测定是有价值的诊断手段，正常值在 100ng/L 以下。另外，结合 X 线典型的骨像改变如骨膜下骨质吸收、骨囊肿形成及颅骨斑点状脱钙显示破骨细胞活跃。鉴别诊断要注意继发性甲状旁腺功能亢进症，常见于慢性肾功能不全、维生素 D 缺乏以及妊娠或哺乳期失钙过多，长期低血钙刺激甲状旁腺分泌过量的 PTH 所引起。此类患者甲状旁腺有代偿性增生、肿大，临床也可出现骨骼脱钙病变，但其血钙低于正常，即可与原发性原发性甲状旁腺功能亢进鉴别。

本病以 20-50 岁较多见，女性多于男性，起病缓慢，有以肾结石和肾钙质沉积而发现者；有以骨痛为主要表现；有以血钙过高而有神经症状群起病者；亦有以多发性内分泌腺腺瘤而发现者。甲状旁腺腺瘤的超声显像表现为在甲状腺背侧(后方)甲状旁腺位置，特别是下甲状旁腺位置可见单个圆形、椭圆形、有包膜的均匀低回声实性肿块，后方回声不衰减。甲状旁腺增生时，多累及多个甲状旁腺，超声显像显示在甲状腺后方，甲状旁腺位置可见多个甲状旁腺肿大，但以一个腺体为主，表现为椭圆形、均匀的、低回声实性肿块。若为多发性内分泌腺瘤，除在甲状旁腺发现甲状旁腺低回声腺瘤外，还可在身体其他内分泌腺体发现肿瘤。如果显示甲状旁腺肿瘤边界不规整，并且生长迅速，则应考虑甲状旁腺腺癌。

超声显像图例,见彩图 20、彩图 21。

(富京山)

十二、颈部淋巴结肿大——淋巴结结核

患者,女性,26 岁。左侧锁骨上肿物 2 个月。患者 2 个月来发现左侧锁骨上有多个栗子大小圆形肿物,轻度压痛,质地较软,逐渐增大。全身略有乏力,无其他明显不适。1 年前右侧锁骨上发现同样肿物,已切除,病理报告为淋巴结结核。

讨论

在我国本病致病菌主要为人型结核杆菌。牛型结核杆菌感染是由于饮用未消毒好的病牛乳所致,在我国少见。人型结核杆菌的传染途径有 2 种。①经口腔、鼻咽部等处感染所致:结核菌可经上呼吸道或在扁桃体、龋齿等处形成原发病灶,然后通过其黏膜下丰富的淋巴网感染颈部的浅、深淋巴结。一般多发生在颌下及胸锁乳突肌的后、前缘或下面。此时原发灶在临床上多数已不易查出。②经血行、淋巴播散:可由于肺部原发结核灶经淋巴或血行播散所致,也可由纵隔淋巴结结核经淋巴管上行感染,此时主要累及锁骨上或胸锁乳突肌下段深部淋巴结。

本病大多数病人无明显全身症状,或仅稍有乏力、低热、食欲减退、盗汗等中毒症状。病变的淋巴结常为多个,出现在颈部的一侧或两侧。双侧淋巴结同时受累者,多系血行播散而来,一般多出现在结核初期(初染半年之内),淋巴结受累个数也较多。单侧受累多出于龋齿、扁桃体、咽部等处感染播散所致,受累淋巴结多在颌下和胸锁乳突肌的后、前缘或下面。初期,肿大的淋巴结相互分离,可移动,压之无疼痛或稍痛。此时,如机体抵抗力强,侵入的结核菌少,或经适当的治疗,淋巴结可缩小。反之,如机体抵抗力弱或未经治疗,则病变发展,淋巴结继续肿大,相互融合成团,与皮肤和周围组织粘连,形成不规则团块。晚期,淋巴结经干酪样变、液化而成寒性脓肿,局部皮肤发亮,呈紫红色,触之有波动感,继之破溃形成难愈之窦道,排出混有豆渣样碎屑的稀薄脓液。窦道口或溃疡面具有暗红色、潜行的皮肤边缘和苍白的肉芽组织。已破溃的淋巴结容易继发感染,引起急性炎症表现。干酪样变的淋巴结毗邻颈静脉者可破溃入颈静脉,导致结核杆菌播散至身体远处(关节、骨)。

根据结核接触史、典型的临床表现、胸部 X 线片发现结核病灶和结核菌素试验阳性即可诊断。当诊断有困难时,可做淋巴结活检确诊。另外,本病尚需与其他颈部淋巴结肿大相鉴别。早期的颈部淋巴结结核应与慢性淋巴结炎相鉴别,特别是引起淋巴结炎的原发病灶已不存在时更应注意鉴别。体积较大而不发生干酪样变或液化的颈淋巴结结核常误诊为淋巴瘤。恶性淋巴瘤多伴有全身多处淋巴结肿大及肝脾大,病人常有发热、消瘦等表现。淋巴瘤是原发于淋巴结或淋巴组织的恶性肿瘤,有淋巴细胞和(或)组织细胞大量增生,其恶性程度不等。临床上典型表现为无痛性、进行性淋巴结肿大。发热、肝脾大,晚期有贫血及恶病质表现。根据病理组织学的表现,淋巴瘤一般分为霍奇金病(Hodgkin disease,简称 HD)及非霍奇金淋巴瘤(nonHodgkin lymphoma,简称 NHL)两大类。恶性淋巴瘤发病率在我国城市高于农村。近年来我国沿海城市发现恶性淋巴瘤发病呈上升趋势。霍奇金病有两个发病年龄高峰,分别为 15—34 岁和 50 岁以后,非霍奇金淋巴瘤也有两个年龄发病高峰,分别为 10 岁和 40 岁以后。据统计霍奇金病占所有淋巴瘤的 8%～11%。恶性淋巴瘤发生的可能机制为持续或反复的自身

抗原刺激、异体器官移植或免疫缺陷患者的反复感染,免疫细胞则发生增殖反应。遗传性或获得性免疫障碍导致 T 抑制细胞的缺失或功能障碍。淋巴细胞对抗原刺激的增殖反应缺少自身调节控制,最后出现过度增殖导致恶性淋巴瘤的发生。本病临床特征为淋巴结肿大。浅表淋巴结的无痛性进行性肿大常为首发症状,尤以颈部淋巴结为多见,霍奇金病首发于颈部淋巴结者占 60%～70%,左侧多于右侧。锁骨上淋巴结肿大提示病灶已有播撒,右侧自纵隔或两肺而来,左侧常自腹膜后而来,并可融合成团状。非霍奇金淋巴瘤以淋巴结肿大起病者占 56%,半数好发于颈部。纵隔淋巴结肿大多见于霍奇金病。腹膜后淋巴结肿大,可引起背痛及下肢、会阴部或阴囊水肿,偶尔压迫输尿管,引起肾盂积水。累及深部淋巴结时,临床上常以发热为主要表现。全身表现为发热、消瘦、盗汗,有 17%～20% 的霍奇金病患者在饮酒后 20min 病变局部发生疼痛。其症状可早于其他症状及 X 线表现,具有一定的诊断意义。此外,患者在临床上还有骨骼疼痛(胸椎、腰椎最常受累)、按压痛、病理性骨折、骨肿瘤及继发性神经压迫症状。恶性淋巴瘤超声显像显示淋巴结肿大,单发或多发,边界清楚的圆形、椭圆形低回声结节。有时多个肿大淋巴结聚集成团。血管出现压迫移位现象。

颈部淋巴结转移癌的淋巴结往往单个肿大而无压痛,硬度很高。其原发灶多位于甲状腺、口腔及鼻咽等部位,有时这些原发病灶较为隐蔽不易发现,所以当怀疑有颈部淋巴结转移癌时,应对上述部位进行详细检查。左侧锁骨上淋巴结肿大多为胃癌转移,右侧锁骨上淋巴结肿大常由肺癌转移引起。

超声显像图例,见图 8-50 至图 8-54。

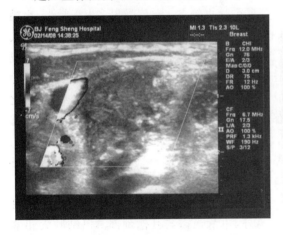
图 8-50　颈部淋巴结结核
颈部淋巴结肿大

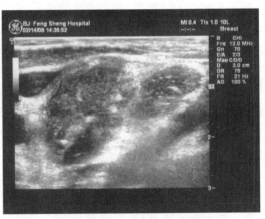
图 8-51　颈部淋巴结结核
颈部淋巴结肿大,呈慢性炎症表现

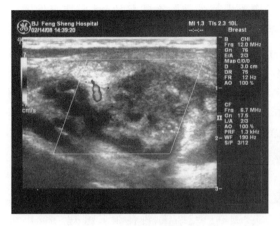

图 8-52　颈部淋巴结结核

示肿大之淋巴结周边血流

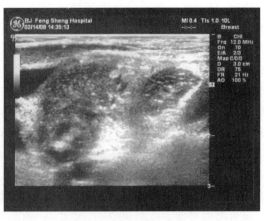

图 8-53　颈部淋巴结结核

多个颈部淋巴结肿大

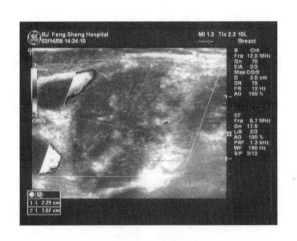

图 8-54　颈部淋巴结结核

颈部淋巴结肿大,呈慢性炎症表现(结核)

（富　玮　王　彤　张秋霞）

十三、右颌下肿块伴疼痛 20d——颌下腺炎

患者,女性,13 岁。患者 20d 来低热,右颌下鸡蛋大小肿块伴疼痛,查血象白细胞增高,经抗感染、抗病毒治疗疼痛减轻,肿块略有消退。超声显像检查显示右颌下腺肿大,回声增强,彩色血流略有增多,符合急性炎症表现。

(一)讨论

颈部肿物按病理性质分为炎症、肿瘤和先天畸形。炎症为急慢性淋巴结炎、淋巴结结核及软组织的化脓性感染等。原发性肿瘤有甲状腺腺瘤、血管瘤、神经纤维瘤、颈动脉体瘤及甲状腺癌、恶性淋巴瘤等。继发性肿瘤多为各系统肿瘤的淋巴结转移。先天性畸形有甲状腺舌管囊肿、胸腺咽管囊肿及囊状淋巴管瘤等。超声显像要根据颈部肿物的部位、性质和声像图表现，结合病史、体检和其他检查，综合分析，方能明确诊断。

颈部肿物检查时，触诊应注意肿物部位、大小、形状、硬度、活动度，有无压痛、可否移动、有无搏动、震颤及与颈部血管的关系。除了肿物本身的检查，要注意不应忽略颈部其他器官及全身检查。如怀疑肿物为转移癌时，应详细检查甲状腺、鼻咽部及口腔。恶性淋巴瘤则可伴有周身淋巴结肿大、肝脾大等。锁骨上窝出现坚硬淋巴结时，应仔细检查胸部、乳腺、胃肠道与胰腺等。颈部肿物诊断不明时，特别是怀疑恶性时，可做穿刺行细胞学或病理组织学检查，寻找肿瘤来源，有利于进一步检查和治疗。

（二）颈部肿物鉴别诊断程序

颈部肿块的鉴别诊断甚为复杂，除各种原发肿瘤、继发肿瘤的鉴别诊断以外，同时尚需与一些颈部的慢性炎性包块鉴别，例如，慢性淋巴结炎、颈淋巴结结核、慢性颌下腺炎、嗜曙红细胞肉芽肿等。先天性肿物多在出生后不久均可发现；炎性包块常有反复发作以及抗感染治疗后缩小的病史；若肿块发展快，或在缓慢生长的基础上突然迅速增大，或有压迫症状时，应考虑为恶性肿瘤。

颈部肿块的诊断与鉴别诊断分为定位诊断和定性诊断，其鉴别诊断程序如下。

1. **颈部肿块的定位** 熟悉颈部的局部解剖对多数颈部肿块的定位诊断均有帮助。肿块若在颈前正中部位，自颏下至胸骨切迹依次为颏下囊肿、甲状舌管囊肿和甲状腺峡部肿物；沿下颌骨自后上而下的肿块多为肿大的淋巴结；若肿块体积较大，依次可能是腮腺肿物、颈动脉体瘤、腮裂囊肿及颌下腺炎等。常见颈部肿块诊断与鉴别诊断见表7-4。

2. **颈部单发肿块的鉴别** 表7-5显示颈部单发肿块的鉴别，所列疾病多数为单发肿块，其中慢性淋巴结炎、甲状腺肿瘤及转移癌在发病初期多为单一结节，随病情发展可形成多发结节。

超声显像图例，见图8-55，图8-56。

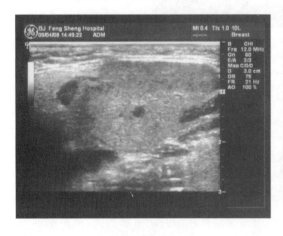

图8-55 颌下肿块
急性颌下腺炎

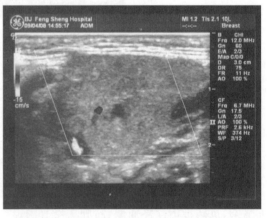

图8-56 颌下肿块
急性颌下腺炎

（富 玮 刘 洁 张素敏）

十四、胸闷、心率低，心肌炎？——慢性淋巴性甲状腺炎

患者，女性，56岁。体温35.5℃，脉搏54/min，面部水肿精神差，下肢肌肉痛，四肢皮肤粗糙、角化，食量下降体重增加，38岁闭经。因为心律慢并有期前收缩，曾按"心肌炎"治疗效果不著，要求我院B超会诊。超声显像显示甲状腺左右叶及峡部明显缩小，被膜不光滑，甲状腺组织回声增强增粗，甲状腺组织血流明显减少，超声诊断慢性淋巴细胞性甲状腺炎。

超声显像图例，见图8-57至图8-63。

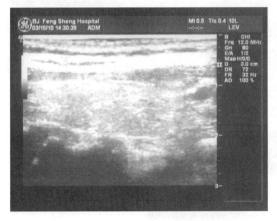

图8-57 慢性淋巴细胞性甲状腺炎

女，56岁，T 35.5℃，P 54/min，面部水肿，精神差，怕冷，无汗，下肢肌肉痛，四肢皮肤粗糙，角化。食量下降但体重增加，38岁闭经，因心率慢及期前收缩曾按"心肌炎"治疗，效果不著。本图示甲状腺左叶被膜不光滑，其内回声增强增粗体积减小

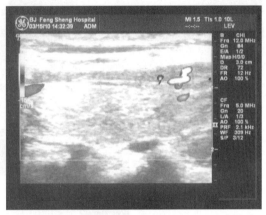

图8-58 慢性淋巴细胞性甲状腺炎

甲状腺左叶血流明显减少

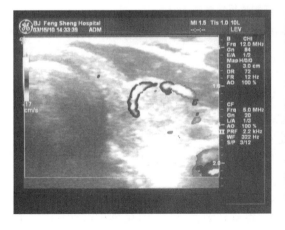

图8-59 慢性淋巴细胞性甲状腺炎

甲状腺左叶（横切）体积减小（合并甲状腺腺瘤）

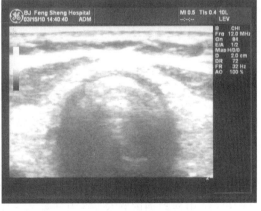

图8-60 慢性淋巴细胞性甲状腺炎

甲状腺左、右叶及峡部体积均减小（横切）回声增强、增粗

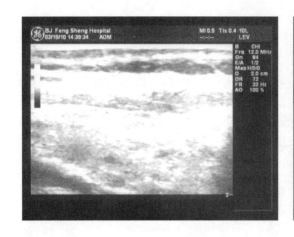 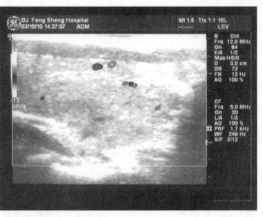

图 8-61 慢性淋巴细胞性甲状腺炎
甲状腺右叶体积减小,回声增强增粗

图 8-62 慢性淋巴细胞性甲状腺炎
甲状腺右叶血流明显减少

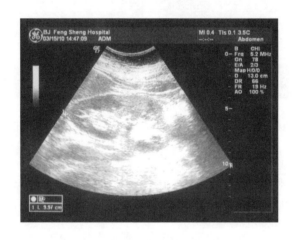

图 8-63 慢性淋巴细胞性甲状腺炎
肾脏弥漫性病变(附合尿蛋白++)

(富京山 江苏英)

十五、发热、甲状腺增大、ALT 增高、蛋白尿——桥本病及自身免疫性肝炎

患者,女性,51 岁。发冷、发热(体温 39℃)4d,来做 B 超检查。患者于 4d 前无明显诱因出现发冷、发热、乏力,无咳嗽、胸痛、腹痛,无恶心、呕吐,腹泻,无尿频、尿急。门诊检查白细胞 $11×10^9$/L,中性粒细胞 0.84,谷丙转氨酶 88U/L,谷草转氨酶 72U/L,碱性磷酸酶 115U/L,谷酰转肽酶 62U/L,尿蛋白(+),尿红细胞 3~5/HP,尿白细胞 5~7/HP。查体:双眉部分脱落,以眉梢明显。甲状腺弥漫性对称性增大,较硬,无结节。心肺(-),腹软,肝脾未及,右上腹轻压痛。超声显像检查显示肝被膜不光滑,肝内回声不均匀弥漫增强、增粗;脾稍大,血流丰

富;胆囊壁增厚,胆囊内和总胆管内有点状、絮状回声;双肾皮质轻度弥漫性回声增强。超声提示:弥漫性肝病,急性胆囊炎(轻型),脾轻度增大,双肾弥漫性病变。再次追问病史,患者10余年前因甲状腺肿大怀疑桥本病但未能明确诊断,也未治疗,患者同时发生绝经(37岁),亦未能明确诊断和治疗,近2~3个月双下肢膝关节疼痛、无红肿,无饮酒史、无服用避孕药及雌激素史。当即给患者行甲状腺超声显像检查,发现双侧甲状腺对称性弥漫性增大,回声增强,血流减少,超声提示:甲状腺弥漫性病变——桥本病。结合临床考虑病人有轻度甲状腺功能低下,其肝脏病变为自身免疫性肝炎。

讨论

1. 自身免疫性肝炎　　自身免疫性肝炎(AIH)是一组慢性肝炎综合征,其机制为肝脏本身免疫耐受性减退,不能正确识别自身肝组织(抗原)成分而产生自身免疫反应,发生以汇管区病变为主的非自限性肝炎。

1996年,日本修订的自身免疫性肝炎诊断标准,见表8-3。

表8-3　1996年日本修订的自身免疫性肝炎诊断标准

主要标准	辅助标准
高 γ-GL 血症或 IgG 升至 20g/L 以上	中年以下女性好发
肝炎病毒标记(HBV、HCV 等)阴性	常伴有自身免疫病的发病特点或有关疾病
血中自身抗体(ANA、SMA、SLA、LKM、AS-GPR)阳性, 特别是 ANA 和 SMA 阳性	关节痛 血清转氨酶持续或反复升高,病程波动变化
HLA-B8、DR4 阳性(非白种人 HLA 型不做主要诊断标准,此时可依靠对免疫抑制药呈良好反应为依据)	除外酒精性、药物性、代谢性等其他疾病

凡符合以上1~4项主要标准者可考虑诊断 AIH,进一步做肝穿刺,辅助标准可作参考。

1992年在英国布莱顿召开了 AIH 专题讨论会,制定了 AIH 诊断标准,明显提高了对 AIH 疑难病例的诊断,与其他肝病的鉴别对拟诊的病例在观察中一旦出现了规定的指标或对激素治疗有良好的反应即可将确诊,其诊断标准,见表8-4。

表8-4　1992年布莱顿会议自身免疫性肝炎诊断标准

	拟　诊	确　诊
组织学表现		中度或重度慢性活动性肝炎(CAH),伴碎屑样坏死,或有中心静脉-肝门脉区桥状坏死,但无胆管损伤、肉芽肿、铁及铜沉着
血清生化	可有血清铜、铜蓝蛋白值异常。除外 Wilson 病可根据无 K-F 角膜环和用 D-青霉胺治疗后尿排铜无明显增加	血清转氨酶升高,特别是(非全部)血清碱性磷酸酶活性升高不明显,血清 α_1-抗胰蛋白酶、铜及铜蓝蛋白值正常
血清免疫球蛋白	血清球蛋白总量、γ-GL 或 IgG 高于正常上限值	球蛋白总量、γ-GL 或 IgG 高于正常上限值1.5倍
血清自身抗体	ANA、SMA 或 LKM-1 抗体阳性滴度:成年人 1:40 或以上,儿童 ANA 或 LKM-1 抗体 1:10 或以上,SMA 1:20 或以上	ANA、SMA 或 LKM-1 抗体阳性滴度:成年人 1:80 或以上,儿童 1:20 或以上

（续　表）

	拟　诊	确　诊
病毒标志	可包括抗 HCV 阳性患者。直到证明抗 HCV 阳性是因为 HCV 感染所致时则从拟诊中排除	血清抗 HAV IgM 阴性,抗 HBc IgM 阴性,抗 HCV 阴性
其他病因	饮酒量:男性＜50g/d,女性＜40g/d,且近期无使用肝脏毒性药物史	平均饮酒量男性＜35g/d,女性＜25g/d,近期无使用肝脏毒性药物史

2. 桥本病　见本章"五"内容。

超声显像图例,见图 8-64 至图 8-72。

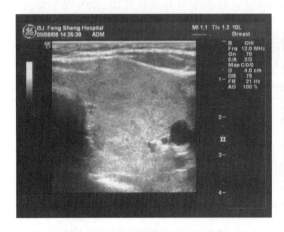

图 8-64　桥本病自身免疫性肝炎
甲状腺左叶弥漫性病变,体积增大

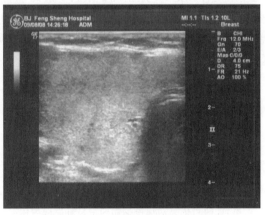

图 8-65　桥本病自身免疫性肝炎
甲状腺右叶弥漫性病变,体积增大

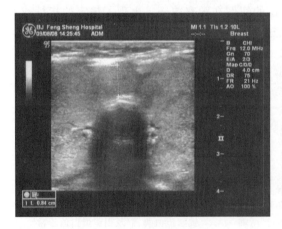

图 8-66　桥本病自身免疫性肝炎
甲状腺峡部增大,弥漫性病变

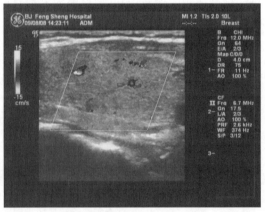

图 8-67　桥本病自身免疫性肝炎
甲状腺左叶血流明显减少

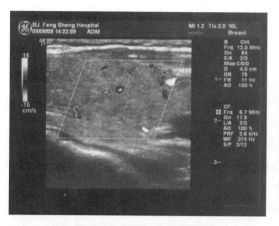

图 8-68　桥本病自身免疫性肝炎

甲状腺右叶血流明显减少

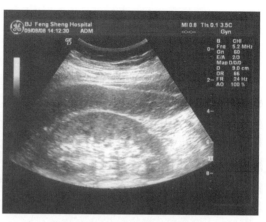

图 8-69　桥本病自身免疫性肝炎

肾脏弥漫性病变(轻度尿蛋白＋)

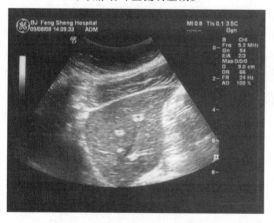

图 8-70　桥本病自身免疫性肝炎

肝脏弥漫性病变,ALT 88U/L,甲、乙、丙等多型肝炎病毒学指标均阴性,因此确定为桥本病所致免疫性肝炎

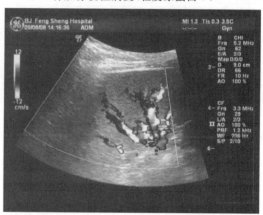

图 8-71　桥本病自身免疫性肝炎

脾大,脾脏血流丰富

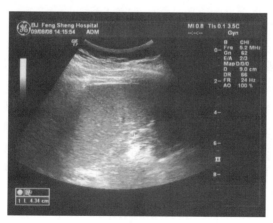

图 8-72　桥本病自身免疫性肝炎

脾大(轻度)

（富　玮　张　丽　刘　洁）

十六、超声显像诊断桥本病相关肾脏病变1例报告

患者,女性,42岁。因肾功能不全(血肌酐 SCr 207μmol/L,血尿素氮 9.8mmol/L)就诊。超声显像检查左肾为 7.11cm×3.36cm,右肾为 7.93×3.85cm,肾被膜不光滑,肾皮质、髓质分界清楚。左肾肾皮质厚 0.65cm,髓质厚 0.89cm。右肾肾皮质厚 0.69cm,髓质厚 0.74cm。双肾肾皮质(包括肾柱)回声弥漫性增强,肾盂肾盏不扩张。彩色多普勒血流显像双侧肾脏血流明显减少。询问病史,患者数年多次尿检均阴性(无蛋白、管型及细胞)。近5年有高血压病史,血压在 140～165/90～95mmHg。现服降压药后血压可维持正常。8年前妊娠期曾有血压增高,但尿检正常。超声显像检查显示双侧肾脏缩小,肾皮质回声弥漫性增强,超声提示为双肾弥漫性萎缩性病变。其超声图像与慢性肾小球肾炎及慢性肾衰竭相似,但患者无蛋白尿,作者考虑是否为免疫性疾病,其中甲状腺疾病相关肾脏病变的蛋白尿特点为非肾病性(少量或微量蛋白尿),蛋白尿与肾脏病变程度不平行。随后的超声显像检查中发现肝脏弥漫性病变,类似于慢性肝炎,但患者乙型肝炎病毒标记物阴性,肝功能正常,进一步提示免疫疾病可能。再次询问病史,患者有怕冷、不出汗、心率慢(60/min)、明显脱发及贫血等症状。笔者当即给患者做甲状腺超声显像检查,超声显像显示甲状腺左右叶轻度增大,其被膜不光滑。甲状腺实质回声弥漫性增强,彩色多普勒血流显像显示甲状腺血流明显减少。

超声提示:①甲状腺弥漫性病变(桥本病);②双肾弥漫性萎缩性病变(桥本病相关肾脏病变);③肝脏弥漫性病变。

嘱患者做有关甲状腺疾病实验室检查,2d 后报告为:①抗甲状腺球蛋白抗体 TGAb 38.6U/ml(<40);②抗甲状腺过氧化物酶抗体 TMAb>1 000U/ml(<35);③总三碘甲状腺原氨酸 TT_3 1.07ng/ml(0.60～1.81);④总甲状腺素 TT_4 8.30ng/ml(4.50～10.9);⑤游离三碘甲状腺原氨酸 FT_3 2.47ng/ml(2.3～4.2);⑥游离甲状腺素 FT_4 1.07ng/ml(0.89～1.80);⑦促甲状腺素 TSH 0.12 μU/ml(0.35～5.50)。

以上数据证实了患者患有桥本病相关肾脏病变。

讨论

1. 关于慢性淋巴细胞性甲状腺炎　见本章"五"内容。

2. 关于慢性淋巴细胞性甲状腺炎相关肾脏病变　自身免疫甲状腺疾病(autoimmue thyroid disease,AITD)包括慢性淋巴细胞性甲状腺炎或桥本病(Hashimoto thyroiditis,HT)、弥漫性毒性甲状腺肿(Graves disease,GD)和原发性甲状腺功能减退症。AITD 与肾脏病变可有相关,但长期以来,对自身免疫性甲状腺疾病引起的肾脏病变了解甚少,并未能引起足够重视。AITD 是一种慢性的免疫性疾病,其血清中可以发现抗原、自身抗体和免疫复合物。AITD 病人血清中抗原抗体形成免疫复合物,呈颗粒状沉积于肾小球系膜、内皮下和上皮下。系膜和内皮下免疫复合物的形成有可能由肾脏原位抗原抗体结合形成。目前关于 AITD 相关肾脏病变均为散在病例报道。AITD 引起的肾脏病变早在 1952 年就有学者发现 11% 的 AITD 可合并蛋白尿。AITD 相关肾脏病变患者以轻度蛋白尿为主要表现,部分可以表现为肾病综合征,少数可有肾功能损害,甚至表现为急性肾小球肾炎。肾脏损害可于甲状腺疾病症状出现前、后或同时存在。病理以膜性肾病最多见,也可见系膜增生性肾小球肾炎、IgA 肾病、膜增生性肾小球肾炎、局灶阶段性肾小球硬化、新月体肾炎、轻微病变及微小病变,个别病例可伴有严重的肾

小管间质肾炎。此外,有报道 AITD 相关肾脏病变病理表现为混合型,如系膜增生并膜性肾病或毛细血管内增生并膜性肾病等。AITD 病人临床表现为少量蛋白尿即蛋白尿为非肾病性(蛋白尿与肾脏病变程度不平行),仅少数病人为大量蛋白尿。AITD 相关肾脏病变的临床表现主要与肾脏病变的病理类型相关,如膜性肾病无血尿、高血压及肾功能损害;系膜增生性肾炎和局灶性肾小球硬化则可有血尿、高血压及肾功能损害。该病尽管常有前驱的甲状腺疾病史,但可能数月或数年后才发生蛋白尿或 NS,故极易被忽视。国外文献报道,轻度蛋白尿有可能是 AITD 的早期表现。因此,对全身水肿有蛋白尿的甲状腺疾病患者,要动态观察尿蛋白的变化,尽早做肾脏超声显像和 CDFI 检查,并争取做肾脏免疫病理学检查。对 NS 患者或有肾功能不全者也应常规行有关的甲状腺功能检查和甲状腺超声显像及 CDFI 检查。对可疑患者还应检测甲状腺球蛋白抗体(TGA)和甲状腺微粒体抗体(MCA)以及免疫学指标的变化,以助诊断。

3. 关于甲状腺功能减退对肾脏的损害 甲状腺功能减退可引起肾脏血流动力学和肾脏排泄功能的变化。动物实验中甲状腺功能减退对肾脏功能的改变包括①尿流率和水摄入量增加;②肾小球滤过率和肾血流量减少;③尿液浓缩和稀释功能障碍;④肾髓质乳头尿素浓度梯度减少;⑤尿酸化功能受损;⑥近端肾小管对水和磷的重吸收减少等。甲状腺功能减退病人或实验动物的肾功能可以出现不同程度的变化。病人可以出现黏液性水肿合并肾小球和肾小管基底膜增厚,导致肾血流量和肾小球滤过率减少。临床上约 15% 的病人可以出现水电解质紊乱。补充甲状腺激素一般可以逆转。

长期甲状腺功能低下的小鼠,近端肾小管钠的重吸收减少,推测发生机制与近端肾小管直径减少和肾小管数量减少有关,并与甲状腺素缺乏有直接关系。尝试应用 T₃ 治疗后大部分恢复。

甲状腺功能减退引起血尿素氮、肌酐、尿酸增高的病例较少。国内曾有学者散在病例报道甲状腺功能减退病人既往无肾脏病史及引起肾脏损害的其他疾病的病人出现血尿素氮、肌酐、尿酸增高,经甲状腺激素替代治疗后恢复正常。研究显示甲状腺功能减退时肾血流量减少,肾小球滤过率下降,肾小管重吸收和最大分泌能力改变,尿量减少。随病程延长逐渐导致血肌酐和尿素氮增高。

目前的研究普遍认为甲状腺功能减退时尿素氮、肌酐和尿酸的增高是可逆的,甲状腺激素治疗可以逆转和部分恢复病人的肾脏功能。但是,对于病程长、肾功能损害重的病人将导致不可逆的肾功能不全。因此,甲状腺功能减退症合并肾脏损害的治疗关键在于早发现、早诊断和早治疗。

超声显像图例见彩图 22 至彩图 36。

(富京山)

附录:彩　　图

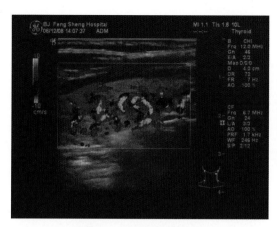

彩图 1　甲状腺功能亢进
图示甲状腺血流,呈"火海"状

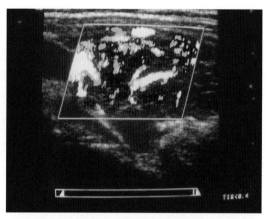

彩图 2　甲状腺功能亢进
图示甲状腺血流,呈"火海"状

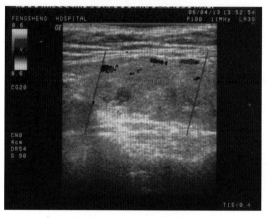

彩图 3　结节性甲状腺肿
结节性甲状腺肿,血流甚少

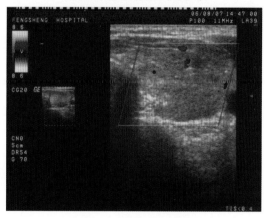

彩图 4　结节性甲状腺肿
结节性甲状腺肿,血流甚少

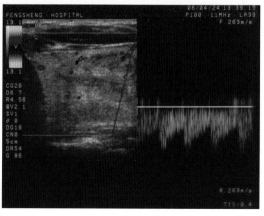

彩图 5　结节性甲状腺肿
图示结节性甲状腺肿,血流频谱

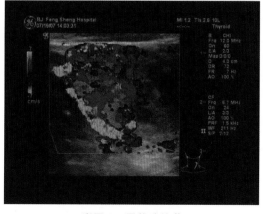

彩图 6　甲状腺结节
甲状腺功能性结节极丰富的彩色血流

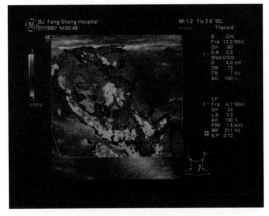

彩图 7　甲状腺结节

甲状腺功能性结节极丰富的彩色血流

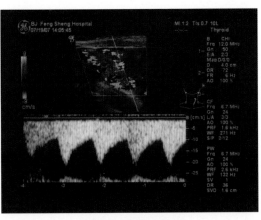

彩图 8　甲状腺结节

甲状腺功能性结节血流频谱

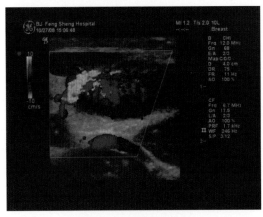

彩图 9　急性淋巴结炎

急性淋巴结炎,图示淋巴结血流极丰富

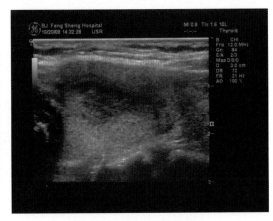

彩图 10　亚急性甲状腺炎

亚急性甲状腺炎

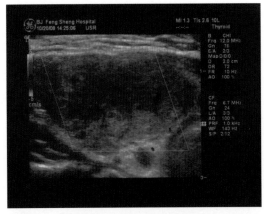

彩图 11　亚急性甲状腺炎

图示亚急性甲状腺炎血流

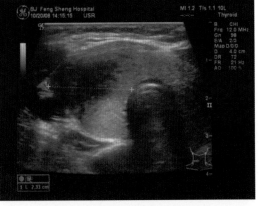

彩图 12　慢性淋巴细胞性甲状腺炎

图示甲状腺(右叶)增大

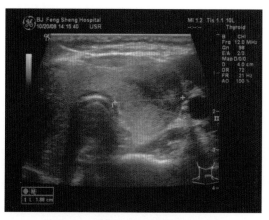

彩图 13　慢性淋巴细胞性甲状腺炎

甲状腺（左叶）增大

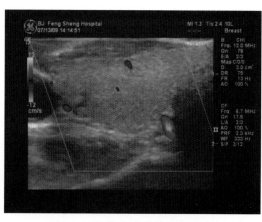

彩图 14　慢性淋巴细胞性甲状腺炎

图示甲状腺血流明显减少

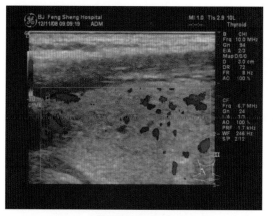

彩图 15　慢性淋巴细胞性甲状腺炎

图示甲状腺血流明显减少

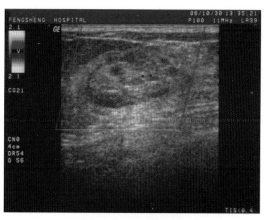

彩图 16　甲状腺腺瘤

甲状腺腺瘤

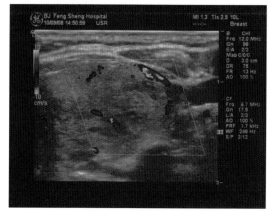

彩图 17　甲状腺腺瘤

图示甲状腺周边血流

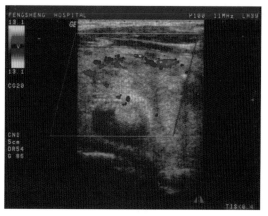

彩图 18　甲状腺腺瘤

甲状腺囊腺瘤

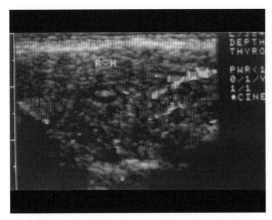

彩图 19 甲状腺功能亢进症伴脾功能亢进

甲状腺弥漫性增大血流丰富

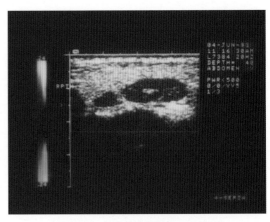

彩图 20 原发性甲状旁腺亢进症

甲状旁腺腺瘤

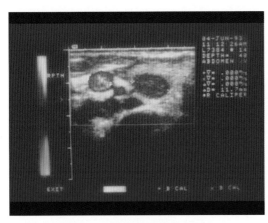

彩图 21 原发性甲状旁腺亢进症

甲状旁腺腺瘤

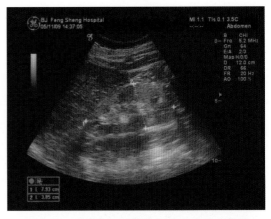

彩图 22 慢性淋巴细胞性甲状腺炎相关肾病

右肾萎缩性病变(大小为 7.93cm×3.85cm)

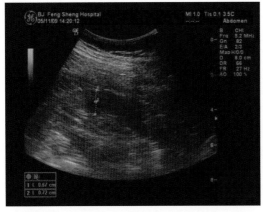

彩图 23 慢性淋巴细胞性甲状腺炎相关肾病

肾皮质厚 0.67cm,回声增强,髓质厚 0.72cm

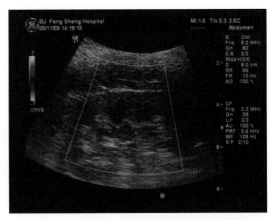

彩图 24 慢性淋巴细胞性甲状腺炎相关肾病

右肾血流明显减少(肾功能减退)

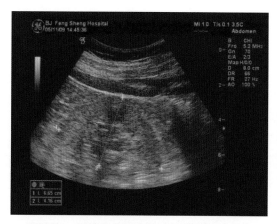

彩图 25　慢性淋巴细胞性甲状腺炎相关肾病
左肾萎缩性病变（大小为 6.65cm×4.16cm）

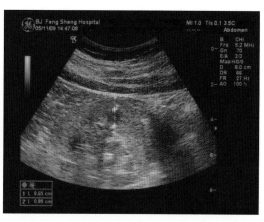

彩图 26　慢性淋巴细胞性甲状腺炎相关肾病
肾皮质厚 0.65cm，回声增强，肾髓质厚 0.89cm

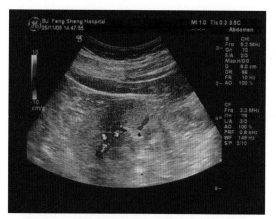

彩图 27　慢性淋巴细胞性甲状腺炎相关肾病
左肾肾血流明显减少（肾功能减退）

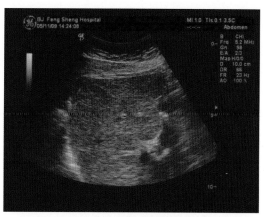

彩图 28　慢性淋巴细胞性甲状腺炎相关肾病
肝脏弥漫性病变（类似慢性肝炎）

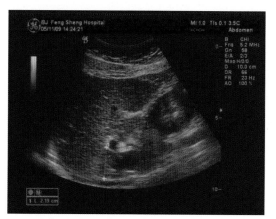

彩图 29　慢性淋巴细胞性甲状腺炎相关肾病
肝脏尾叶轻度增大，肝病时间较长

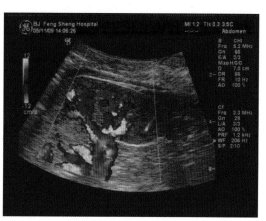

彩图 30　慢性淋巴细胞性甲状腺炎相关肾病
脾脏增大，图示脾脏血流

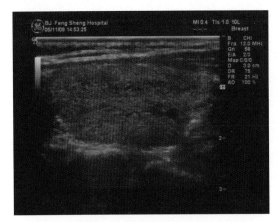

彩图 31　慢性淋巴细胞性甲状腺炎相关肾病

甲状腺左叶增大,呈弥漫性病变

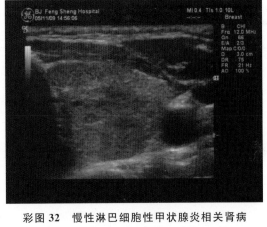

彩图 32　慢性淋巴细胞性甲状腺炎相关肾病

甲状腺右叶增大(横切),呈弥漫性病变

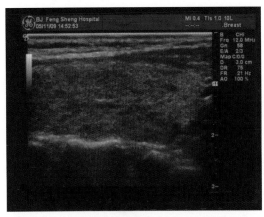

彩图 33　慢性淋巴细胞性甲状腺炎相关肾病

甲状腺左叶增大,呈弥漫性病变

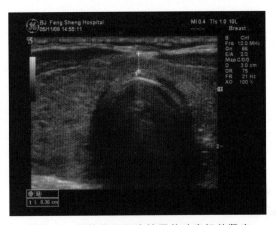

彩图 34　慢性淋巴细胞性甲状腺炎相关肾病

甲状腺峡部增大

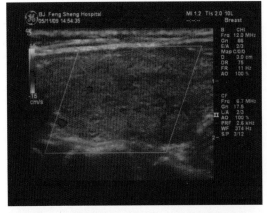

彩图 35　慢性淋巴细胞性甲状腺炎相关肾病

甲状腺左叶血流明显减少(甲状腺功能减退)

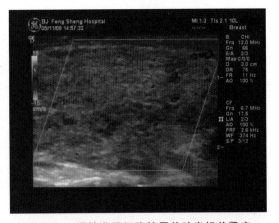

彩图 36　慢性淋巴细胞性甲状腺炎相关肾病

甲状腺右叶血流明显减少(甲状腺功能减退)

(富京山)

主编简介

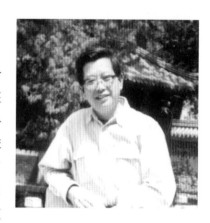

　　富京山　男,1944 年出生,资深 B 超专家,北京大学人民医院原超声科主任、主任医师。1962 年考入北京医学院医疗系,从事内科工作多年。1980 年起从事全身超声诊断临床实践与科研工作,积累了丰富的经验,收集了大量的临床与超声资料,并特别强调理论联系实际、超声诊断结合临床与基础的重要性。擅长全身各个部位,尤其是跨科室疑难疾病的超声诊断,其会诊结论准确率非常高。1980 年以来发表学术论文数十篇,培养各级超声医师数百名,主编《实用腹部超声诊断图谱》《全身超声诊断学》《临床超声鉴别诊断学》和《疑难疾病超声诊断——全身超声显像病例精析》。

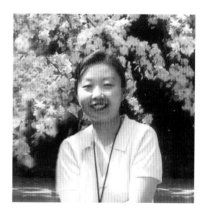

　　富　玮　女,1971 年出生,资深 B 超医师。1992 年开始从事临床超声诊断工作与研究,积累了大量的临床与超声检查资料。先后在北京大学人民医院超声科和北京大学第一医院妇产科进修学习超声诊断技术,并参与多项科研协作课题。在全身超声诊断工作中,强调理论结合临床实践,超声诊断正确率较高。发表超声医学论文多篇,主编《全身超声诊断学》和《疑难疾病超声诊断——全身超声显像病例精析》,并是《实用腹部超声诊断图谱》和《临床超声鉴别诊断学》的副主编。